护士必读

更新·更全·更实用的·护士必读

高玉琪　安传国　主编

NURSE
TEXTBOOK

中国人口出版社
China Population Publishing House
全国百佳出版单位

图书在版编目(CIP)数据

护士必读 / 高玉琪, 安传国主编. -- 北京 : 中国人口出版社, 2019.3

ISBN 978-7-5101-5224-5

Ⅰ. ①护… Ⅱ. ①高… ②安… Ⅲ. ①护理学 – 基本知识 Ⅳ. ①R47

中国版本图书馆CIP数据核字(2017)第179858号

护士必读

高玉琪　　安传国　主编

责任编辑	张宏文	
出版发行	中国人口出版社	
印　　刷	北京中振源印务有限公司	
开　　本	710毫米×1000毫米　1/16	
印　　张	27	
字　　数	460千字	
版　　次	2019年3月第1版	
印　　次	2019年3月第1次印刷	
书　　号	ISBN 978-7-5101-5224-5	
定　　价	39.80元	

社　　长	邱立
网　　址	www.rkcbs.net
电子邮箱	rkcbs@126.com
电　　话	(010)83519390
传　　真	(010)83519401
地　　址	北京市宣武区广安门南街80号中加大厦
邮　　编	100054

前言

随着医疗行业的各种法律、法规的不断建立和健全，为进一步适应我国医疗卫生行业的发展，加快临床护士基础培训步伐，以逐步实现强化基础，提高技术，改善护理，规范护士执业行为，全面提高护士的技术操作水平和综合能力，我们根据临床护理工作的实际需要，以及当前的医疗任务和护理技术的发展，编写了这本《护士必读》，以期成为临床护士的必备手册和工作指南。

全书分为护士基本职业要求、基础护理及专科护理三个部分；以问答的形式，对1700多个护理医学问题进行了详细而又准确的解答；其内容丰富广泛，深入浅出，言简意赅，条理清晰，便于记忆，实用性强，不仅可以帮助临床护士掌握必需的专业知识，而且还可以作为年轻护士、见习护士和临床实习护生快速提高职业素养和专业技能的必备参考用书。与此同时，对于统一护理人员的执业行为，提高广大护理人员理论知识和临床技能、医疗质量和护理水平可起到积极的作用和一定的指导价值。

该书在操作规程上，根据当前医疗护理技术水平、法律、法规的要求、各级医疗机构的基础现状，以及广大患者的需求，尽力做到"统一性、适应性"。

由于我们的能力和水平有限，难免会有些不足和疏漏之处，我们恳请广大读者和同人及时给予批评和指正。

编者

Contents

目录

Contents
目录

Contents 目录

Contents 目录

三、护理技术操作　72

第三部分 专科护理 141

Contents 目录

Contents 目录

三、妇产科 236

Contents 目录

Contents 目录

第一部分　护士基本职业要求

一、职业素质

1. 何谓护士素质?主要包括哪些方面?

答：是指护士应具备的职业修养，是护士通过培养、教育和自我修养、自我锻炼所获得的内在品质和精神面貌。主要包括政治素质、职业素质、科学素质和身体素质。

2. 何谓护士职业素质?

答：护士职业素质是指护士对职业的态度和行为的规范，以及完成工作活动与任务所具备的基本条件与潜在能力。

3. 护士职业素质由哪几方面组成?

答：主要由护士的道德素质、心理素质、业务素质、身体素质及综合能力组成。

(1)道德素质是指护士在医疗护理活动中能以社会道德和医学道德为指导，具有较高的慎独修养及正确的道德行为，自爱、自尊、自强、自律，忠于职守，救死扶伤，实行人道主义。

(2)心理素质是指护士在医疗护理工作中，应具备良好的性格和稳定的情感、敏锐细致的观察力和敏捷的思维能力、坚定的意志力和迅速准确的判断力、良好的人际关系及团结协作能力。

(3)业务素质是指护士对护理学科的基础知识和技能的掌握，以及运用理论知识和专业技能为患者服务的能力。

(4)身体素质是指护士具备健康的体魄、文雅大方的仪表和饱满积极的精神状态。

(5)综合能力是指护士为适应医学模式的转变，应具备运用护理程序为患者提供系统的、整体的护理能力。

4. 护士职业素质的要求有哪些?

答:热爱护理事业,有为人类健康服务的奉献精神,具有高度的责任感和同情心,忠于职守,能专心致志地完成各项护理工作,使患者得到身心的最大满足。

5. 护理道德有哪些基本要求?

答:一是尊重关心。尊重关心是处理护士与患者之间关系的最基本的道德原则。患者不仅希望从护士那里得到技术服务和生活照料,还希望获得精神支持和心理安慰。因此,要尊重患者的尊严、权利和人格,维护患者的利益和安全,为患者保守秘密,满足患者的各种需要;要克服"门难进、脸难看、话难听、事难办"的现象;要严格落实首迎、首问负责制,做到知心话暖人、真诚话感人、说理话服人、鼓励话助人、礼貌话喜人、幽默话引人。

二是平等合作。平等合作是处理护士和医生关系的道德原则。医护目的一致,分工不同,都以治病救人为中心。医生的主要职责是负责医疗,护士主要是执行治疗方案,配合治疗手段进行相应的护理工作,两者缺一不可,没有高低贵贱之分。事实上患者对护士的依赖程度并不低于医生,重医轻护是错误的。双方是平等合作关系,不是领导与被领导的关系,不是发号施令与机械执行的关系。

三是团结协同。团结协同是处理护士与护士之间关系的道德原则。护理队伍中客观存在老中青三代,也有着专业水平、工作能力、社会经历和个人素质的差异,因此协调好护士与护士的关系,对提高护理质量是非常重要的。护士之间是同事,是朋友,应该相互信任、相互合作、团结协同。

6. 在工作时,对护士的言语有哪些基本的要求?

答:由于专业特点的要求,护士言语沟通在工作中具有特殊的意义,其基本要求包括规范性(语言内容要严谨、高尚、符合伦理道德原则)、情感性(将对患者的爱心、同情心和真诚相助的情感融化在语言中)和保密性(护士必须尊重患者的隐私权)。

7. 护士语言美的标准有哪些?

答:护士的语言美要符合医护人员医务道德的准则。语言内容要严肃,讲话要严谨。与患者谈话的内容不应超出诊疗、护理范围,不谈论私事,不谈论患者隐私,不谈论是非。在语言表达时,要体现出对患者的责任与道德之情,说话注意语态、语调、语气和语速。通常语态热情些、语调低沉些、语气柔缓些、语速慢一些，使患者感到悦耳与舒适、温暖与愉快。

8. 何谓护士礼仪？

答：护士礼仪属于职业礼仪的范畴，是指护士在工作岗位上所应当遵守的行为规范，即举止、仪表、服饰、谈吐等方面所应遵守的具体要求。

9. 护士的仪表要求有哪些？

答：仪表包括一个人的修饰及着装等，它向沟通的对方显示其社会地位、职业、身体健康状况、文化等信息。护士的仪表对患者可产生很强的知觉反应，故应保持着装整洁、仪表端庄、举止文雅、稳重大方。使患者产生安全感、信任感，愿意与之沟通。

10. 护士的举止要求包括哪几方面？

答：主要包括手姿、立姿、坐姿及走姿。

(1)护士的手姿应双手持物，行进平稳，保持重心，身体挺拔。

(2)护士的立姿应挺胸、含颌、目视前方，双手自然下垂，相握于胸前，双腿并拢而脚尖稍微分开，头、颈和腰成直线。

(3)护士的坐姿应上身挺直，两肩稍后展，下颌内收，颈要直，背部和大腿呈直角，双膝并拢，双手自然放在腿上，双脚并拢或一前一后。

(4)护士的走姿应脚尖向正前方，脚跟先落地，收腹挺胸，两眼平视，双肩放平略后展。

11. 何谓医务人员执业道德？

答：《医务人员医德规范及实施办法》规定，医务人员的执业道德为：

(1)救死扶伤，实行社会主义的人道主义，时刻为患者着想，千方百计为患者解除痛苦。

(2)尊重患者的人格与权利，对待患者，不分性别、职业、地位、财产状况，都应一视同仁。

(3)文明礼貌服务，举止端庄，语言文明，态度和蔼，同情、关心和体贴患者。

(4)廉洁奉公，自觉遵纪守法，不以医谋私。

(5)为患者保守秘密，实行保护性医疗，不泄露患者隐私与秘密。

(6)互学互尊，团结协作，正确处理同行同事间的关系。

(7)严谨求实，奋发进取，钻研医术，精益求精，不断更新知识，提高技术。

二、常识常规

1．何谓护士？

答：《社会学百科辞典》中对护士做了如下界定：护士是指受过护理专业教育，掌握护理、病房管理的知识和技术，有一般卫生预防工作能力的初、中、高级卫生人员。

2．护士有哪些日常用语？

答：护理日常用语包括招呼用语、介绍用语、电话用语、安慰用语和迎送用语。其中安慰用语应注意：声音温和，表达真诚和关怀，要使患者感到合情合理，听后能获得依靠感和希望。

3．何谓专科护士？

答：专科护士是指除具备一般护理知识、技能外，经特殊岗位的岗前培训和继续教育获得特殊岗位实践能力的护士，其职业范围仍为临床护理工作。

4．执业护士与非执业护士的区别有哪些？

答：执业护士是指已经通过中华人民共和国护士资格考试，并经所在医疗机构申请注册后、能独立承担与完成护理工作的护士。

非执业护士是指在毕业后至未取得护士执业证书期间的护士。此时不能独立上岗，尤其是侵入性操作。只能在注册护士的指导下做一些辅助性的护理工作。

5．何谓护士的职业防护？

答：护士的职业防护是指护士在进行护理技术操作过程中，根据不同的操作及接触的患者，采取一些必要的防护措施，防止有害因素的传染及损伤，达到自我保护的目的。

6．工作中被锐器损伤的处理原则有哪些？

答：工作中若一旦被锐器损伤则必须立即处理：向离心方向挤血，流水冲洗伤口，碘伏消毒包扎，报告护士长或护理部，填写锐器损伤记录表。必要时采血化验跟踪监测。

7．南丁格尔创建世界上第一所正式的护士学校是在什么时候？

答：1860年，南丁格尔在英国伦敦圣多马医院创建了世界上第一所正式的护士学校。

8. 我国建立第一所护士学校是在何时，由谁创办？

答：我国的第一所护士学校是1888年由美国的约翰逊女士在福州创办的。

9. 何谓护理学？

答：护理学是以自然科学和社会科学理论为基础的研究维护、促进、恢复人类健康的护理理论、知识、技能及其发展规律的综合性应用科学。其中包含了自然科学，如生物学、物理学、化学、解剖学、生理学等知识。

10. 护理学有哪几个基本概念？

答：人、环境、健康和护理是护理学的4个基本概念，其中"人"是核心，其他的概念主要也是围绕"人"这一核心进行。

11. 何谓护理？

答：1980年美国护士协会对护理做了如下定义：护理是诊断和治疗人类对现存的或潜在的健康问题的反应。

12. 何谓基础护理？

答：基础护理是专科护理的基础。是实施各科临床护理的基本理论、基本知识和基本技能。其内容包括：病情观察、患者的生活护理、基本诊疗护理技术、危重患者的抢救、预防保健、消毒隔离及病区护理管理等。

13. 何谓专科护理？

答：专科护理是指结合临床各科特点进行护理的理论和技术操作。如神经科、烧伤科、内分泌科等，均有其特殊的理论知识和技术。

14. 何谓临床护理专家？

答：临床护理专家是指在某一特殊或者专门的护理领域具有较高水平和专长的专家型临床护士。他们具有建立在经验、知识和技能基础上的非同一般的临床能力，因此具有相应的专业权威性。

15. 何谓心理护理？

答：心理护理指整个护理过程中，应用心理学知识，通过对患者精神上的安慰、劝解、说明、诱导和调整环境等方法，与患者建立良好的护患关系，影响患

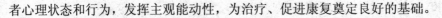

者心理状态和行为，发挥主观能动性，为治疗、促进康复奠定良好的基础。

16．何谓护理安全？

答：护理安全是指在实施护理服务全过程中，患者不发生法律和法定的规章制度允许以外的心理、人体机构或功能上的损害、障碍、缺陷或死亡，它包括了一切护理缺陷和一切不安全的隐患。

17．何谓护理差错？

答：护理差错是指在护理工作中，由于护理人员自身原因或者技术原因而发生的，护理人员未给患者造成不良后果或虽有不良后果但未构成事故的差错。

18．何谓医疗护理风险？

答：医疗护理风险是一种职业风险。是指在医疗护理活动中，医务人员或医疗机构对他人的身体发生医疗侵权行为所负的法律和经济赔偿责任的风险。

19．何谓护理告知？

答：护理告知是指患者在接受护理服务或享用护理产品，从入院到出院或死亡等整个护理过程中，护士向患者及其家属、授权人介绍、说明及讲解护理程序、护理操作的具体注意事项所面临的风险以及对患者在接受护理服务期间遇到的或希望了解的某些问题的解答。

20．护理告知的内容有哪些？

答：(1)实施护理服务时的护理告知。(2)入、出院患者的护理告知。(3)护理操作时的护理告知。(4)留取标本时的护理告知。(5)记录文书或留取影音资料时的护理告知。(6)出现意外时保留相关物证的护理告知。

21．护理告知的注意事项有哪些？

答：(1)了解和把握语言环境。(2)了解护士角色在沟通中的地位和作用。(3)了解服务对象。(4)善于综合运用沟通技巧。(5)合理运用口头告知。

22．何谓诊疗护理规范及常规？

答：诊疗护理规范及常规是指医疗机构及其医务人员在进行诊断、治疗、护理及与医疗活动相关的各项工作过程中所应当遵守的各种标准、工作程序等内容。它主要包括两个方面，一是国家卫生行政部门、全国性行业协(学)会或地方卫生行政部门、地方性行业协(学)会制定的各种标准、规程、规范、制度；二是各医疗机构对本机构医务人员进行医疗活动的各项规范。

23．护理安全管理有哪些制度？

答：(1)严格执行查对制度、差错事故登记报告制度，严重差错当日报告护理部，并设法补救；发生事故应立即组织急救，并立刻报告院部，事后有讨论分析并记录。

(2)毒、麻、限、贵重药品加锁，专人管理，每班有清点交接手续，账物相符，有缺药及时查找原因并追补。外用药和内服药分别存放、保存，不得混淆。

(3)长备、急救药械妥善保管，有明显标记和清点手续，账物相符，保证使用。

(4)小儿、老年人、危重及昏迷患者有预防坠床措施，患者使用的仪器及有伤害性的物品应合理放置，保证安全。

(5)严格执行氧气使用安全管理制度，防止发生意外。

(6)严格执行交接班制度、查对制度、输血制度、差错事故的防范措施及各项技术操作规程，防止差错事故发生。

(7)严格执行消毒隔离及消毒灭菌效果监测制度，确保患者安全。

(8)各类消毒剂定点放置，专人负责。

(9)各部门根据实际情况，制订紧急风险预案，并组织学习及演练。

24．何谓分级护理制度？

答：分级护理是指根据对患者病情的轻、重、缓、急以及自理能力的评估结果，由医生以医嘱形式下达的护理等级。分为特级护理、一级护理、二级护理和三级护理。在临床护理工作中，通常采用红色标志表示特级和一级护理；绿色标志表示二级护理；黄色或无色表示三级护理。

25．什么样的患者需要特级护理？

答：特级护理适应于病情危重、变化快、随时可发生生命危险的患者。其床头牌、患者一览表小卡左上角以红三角标记表示。

26．特级护理的具体要求有哪些？

答：(1)派专人昼夜观察护理，及时制订特别护理计划并实施，严密观察生命体征及病情变化，准确、及时、细致地完成各项治疗、护理，认真填写特护记录、交班报告，明确护理要点。

(2)按要求做好患者的整体护理，预防护理并发症的发生。

(3)检查急救车设备,备齐各种抢救药品、器材,熟练掌握各种抢救技术及抢救仪器的调试应用,观察、处理异常情况,以便随时取用。

27.什么样的患者需要一级护理?

答:一级护理适应于重危、昏迷、高热、大出血、大手术后、特殊治疗及需要严格卧床、生活不能自理的患者以及子痫、惊厥、早产儿、婴幼儿等患者。床头牌、一览表卡片上以红色竖条标志表示。

28.一级护理的具体要求有哪些?

答:(1)严格卧床休息,协助生活,尽量减少会客及谈话。

(2)严密观察病情变化,每1小时巡视患者1次,必要时制订护理计划并实施,交班报告应交代护理重点。

(3)认真做好基础护理和晨、晚间护理。

(4)根据病情2~4小时翻身1次,叩背、按摩皮肤及骨突出部位,预防压疮发生。绝对卧床患者温水擦澡每周1~2次,夏天每日1次,洗头每周1次,洗脚隔日1次,女患者冲洗会阴每日1次。

(5)口腔护理每日2~3次,昏迷患者生理盐水擦拭口腔每日3次。

(6)按常规要求测体温、脉搏、呼吸每日4次,高热及有特殊情况时遵医嘱增加次数。瘫痪、牵引、石膏固定、卧床患者的病情稳定,可每日1次。

(7)准确、及时进行各项治疗护理,严格观察用药效果及反应。

(8)按时送饭、送水、送便器到床边,协助患者洗漱及餐前洗手,保持清洁卫生。不能自行进食者,应协助进饮食。

(9)按医嘱协助和鼓励患者床上活动或做被动性活动。

(10)做好患者的心理护理,使患者身心处于接受治疗的最佳状态。

(11)床头牌及一览表左上角以红色竖条标志表示。

29.什么样的患者需要二级护理?

答:二级护理适应于急、慢性病,生活不能完全自理的患者,大手术后病情稳定、年老体弱不宜多活动或幼儿需要照顾者以及低智能儿童等。床头牌及一览表左上角以蓝色竖条标志表示。

30.二级护理的具体要求有哪些?

答:(1)保证患者卧床休息、在室内或病区适当活动,但不得离开病区。

(2)生活上给予必要的协助及照顾。

(3)注意病情观察，每2小时巡视病房1次。

(4)督促患者每周洗澡1次，夏天每日1次。

(5)进行疾病保健宣传，协助患者进行离床锻炼，促进身心康复。

31．什么样的患者需要三级护理？

答：三级护理适用于生活能够自理、各种疾病和手术后恢复期及慢性患者。床头牌、患者一览表左上角不做标记。

32．三级护理的具体要求有哪些？

答：(1)在护理人员指导下生活自理。

(2)注意病情观察、每日巡视患者不少于3～4次。

(3)督促个人卫生清洁，每周洗澡1次，夏天每日1次。

(4)进行卫生知识教育和康复指导工作。

33．何谓护患关系？

答：护患关系是指护士与患者为了治疗性的共同目标而建立起来的一种特殊的人际关系，其特征为护理人员对患者表达接纳、信任、了解、诚实和同情等。

34．何谓护患沟通？

答：护患沟通是指处理护患之间人际关系的主要内容，是一种以治疗性沟通为重要模式的复杂过程。是护士在从事护理工作的过程中，由于其工作性质、职能范围等方面的特点，需要与患者、患者家属、医疗保健机构医务人员及社区人员，为共同维护健康和促进健康的目的而进行的沟通。

35．护患沟通中有哪些常用语言和体态语言？

答：常用语言有安慰性语言、劝说性语言、积极的暗示性语言、指令性语言及鼓励性语言。体态语言有微笑、眼神、手势及身体动作。

36．护士如何和患者进行有效的沟通？

答：为了保证有效的沟通，护士在倾听过程中，要全神贯注、集中精力、用心倾听；要保持眼神的接触，双方保持的距离以能看清对方表情、说话不费力但能听得清楚为度。与患者位置平持，稍向患者倾斜。要使用能表达信息的举动，如点头、微笑等。

37. 人际交往中的语言和非语言沟通技巧各占多少比例?

答：人与人交往之间，约有35%运用语言性沟通技巧。语言可以反映一个人的文化素质和精神风貌，护士的语言也是护士素质的外在表现。约有65%是运用非语言沟通技巧，如倾听、皮肤接触、面部表情、沉默和人际距离等。

38. 护士与患者在讨论术前准备时应采取何种距离区域?

答：人际距离指的是人与人之间的空间距离。熟人区，适用于老同学、老同事及关系融洽的师生、邻里之间，也就是相对比较熟悉的人。护士与患者讨论术前准备时，护士和患者应该处于彼此较为熟悉的阶段，故应采取"熟人区"。

39. 何谓主观资料?

答：主观资料是指患者的主诉，包括患者的经历、感觉以及他所看到、听到或想到的对于健康状况的主观感觉，如疼痛、麻木、胀痛、瘙痒，或感到软弱无力等。

40. 何谓分诊?

答：分诊是指对到医院急诊就诊患者进行快速、重点的收集资料，并将资料进行分析、判断、分类、分科，同时按照轻、重、缓、急安排就诊顺序，同时登记入册(档)，时间一般应在2~5分钟内完成。

41. 何谓预检分诊?

答：一般患者来到门诊后应首先由有经验的护士询问病史、观察病情后做出初步判断，给予合理的分诊指导和传染病管理，这就是所谓的预检分诊。

42. 护士如何对患者进行评估?

答：护士对患者进行评估时，资料来源分为直接来源(来源于患者本人，通过患者的主诉、对患者的观察及体检获得的资料)和间接来源(除患者外获得的资料，包括来自患者的家庭成员或与患者关系密切的其他人员；来自其他健康保健人员的资料，如医生、理疗师、营养师及其他护理人员；目前病案记录、实验室检查报告、既往的医疗病历、既往健康检查记录、儿童预防接种记录等；医疗和护理的有关文献资料)，不包括护士的主观判断。

43．何谓"三查七对一注意"？

答："三查"是指操作前、操作中、操作后查对；"七对"是指查对床号、姓名、药名、剂量、浓度、时间和用法；"一注意"是指注意观察用药反应。

44．何谓查对制度？

答：查对制度是指医嘱查对；服药、注射、输液查对；输血查对和手术患者查对等。

45．何谓医嘱？

答：医嘱是指医生为患者制订的各种检查、治疗、护理等具体措施，由医护人员共同执行。

46．何谓医嘱执行制度？

答：医嘱是医生根据患者病情的需要，为达到治疗目的而拟定的书面嘱咐，由医护人员共同执行。医嘱执行要及时、准确，认真核对并签字。所执行的医嘱需经第二人认真核对。对可疑医嘱必须查清后方可执行，除抢救或手术中外不得执行口头医嘱。对必须执行的口头医嘱，护士需要复述一遍，并经医生查对药物后执行，同时要求医生在6小时内据实补记口头医嘱。

47．医嘱执行的规定有哪些？

答：(1)凡用于患者的各类检查、操作项目均应下达医嘱，并记入医嘱记录单。

(2)医嘱要求清晰、准确，处理、输录、整理医嘱必须准确、认真，不得修改。

(3)医师在计算机上下达医嘱后，护士先对医嘱进行认真复查，对临时医嘱通知并督促有关人员5分钟内执行，然后打印出医嘱本及治疗单。

(4)长期医嘱在打印出各项治疗单后，以红"√"在打印出的医嘱本上表示，临时医嘱处理后以铅笔"√"表示；医嘱提交到电子病历的医嘱记录单后以蓝"√"表示。医嘱执行后办公护士必须签全名及时间以示负责。

(5)查对制度与原书面医嘱的区别是：查对时是在计算机上调出医嘱启示单与打出的医嘱本、"三大单"进行查对。每周1～2次的大查对，也是从计算机上调出每一个患者的医嘱记录单与打印出的"三大单"进行查对。

(6)非急救情况,护士不执行口头医嘱。如危重抢救过程中,医师下达口头医嘱时,护士应复述一遍,在得到医师确认后方可执行,事后应请医师及时补充下达医嘱。

(7)新下达的长期医嘱的每日3次治疗(如内服药等),当日至少执行2次,每日2次治疗方案当日必须至少执行1次,如有必要应按医嘱执行2次;每日1次方案当日必须执行。临时医嘱须由下一班护士执行的,应向有关人员交代清楚,做好标本容器、特殊检查要求(如禁食、术前用药等)各项准备,并在交班报告中详细交班。

(8)患者手术、分娩后,应及时停止术前或产前医嘱,重新执行术后或产后医嘱。

48．何谓交接班制度?

答:交接班制度是指根据医院工作的特殊性,医务人员通常实行24小时三班制或二班制。值班人员必须坚守岗位,履行职责,保证各项治疗和护理工作准确、及时地进行。每班必须根据交接班制度按时交接班,先是对物品、药品交接清楚并登记,然后是对患者的交接,重点为新入院、大手术后、有处置、病情危重和长期卧床者,并认真进行床头交接。

49．值班、交接班的制度有哪些?

答:接班人必须提前15分钟到岗。按要求进行晨会交班、床旁交班、物品交班及特殊治疗、护理交接班等。

(1)晨间集体交班。

由护士长主持,集体站立交接班,参加人员必须按规定着装,严肃认真,思想集中,交班护士应声音宏亮、口齿清楚,熟练地报告患者流动情况及病情变化。晨会中护士长可安排讲评、提问及讲课,布置当日工作重点及应注意改进的问题,一般不超过15分钟。

(2)患者床旁交接班

①对危重、大手术及病情有特殊变化的患者,交接班人员共同巡视,进行床旁交接。②对瘫痪、长期卧床、大小便失禁、皮肤异常患者,应严格床旁交接班,并进行翻身检查。③对新入院患者检查院规介绍情况,检查处置是否及时、齐全、妥善。

(3)物品器材交接班

对定位、定数放置的毒、麻、剧药品，注射器、体温计、血压计、手电筒等物品当面交清，并登记签名，如数目不符必须查清原因，及时补充。

(4)明确职责

凡在交接班过程中发现的问题由交班者负责，接班后发现的问题由接班者承担。

(5)严格执行交接班制度

各班次要按时参加交接班。交班者对本班没有完成的各项治疗、处置、特殊检查及病情观察必须向接班者交代清楚，并按规定为下一班做好工作准备。

50．何谓健康?

答：世界卫生组织宪章中提出："健康不仅是没有疾病和病痛（或/及身体缺陷），而且是个体在身体上和社会活动上、精神上完全保持健全的状态。"

51．环境污染对健康的危害主要表现在哪些方面?

答：(1)特异性损害：①急性和亚急性中毒；②慢性中毒：主要为环境污染物进入环境后，经过若干年长期作用引起慢性损害；③致癌作用：其中与化学因素有关的占90%，与物理因素有关的占5%，与生物因素(真菌、病毒、寄生虫)有关的占5%；④致畸作用；⑤致突变作用；⑥致敏作用。

(2)非特异性损害：主要表现为一般多发病的发病率增高，机体的抵抗力下降等。

(3)引起的疾病：①传染病；②公害病；③职业病；④食物中毒。

52．何谓健康教育?其目的是什么?

答：健康教育是指通过信息传播和行为干预，帮助患者个人和群体掌握卫生保健知识，树立健康观念，自愿采取有利于健康的行为和生活方式的教育活动与过程。其目的是消除或减轻影响健康的危险因素，预防疾病，促进健康，提高生活质量。

53．健康教育与卫生宣教有什么区别?

答：健康教育是一种建立健康行为，并通过计划的设计、实施、监测评价的教育活动，影响和改变人们的不健康行为，引导人们养成有益健康的习惯，使之达到最佳健康的目的。

卫生宣教是一种卫生知识普及，其操作体系是一般的知识灌输。护士把疾病的病因、治疗、预防知识告诉患者，是一个单向交流的过程。

54．何谓临床死亡？

答：临床死亡是指常温下心跳呼吸停止在4分钟以内，中枢神经系统由于缺血、缺氧受到损害，但神经细胞并未死亡，及时给予生命支持有可能复苏成功。是心肺复苏的主要对象。

55．何谓医学模式？

答：医学模式是指人们对疾病和健康总的特点和本质的概括，它反映了一定时期内医学研究的对象、方法和范围。

56．何谓舒适？

答：舒适是指一种自我感觉，是身心都感到愉快、满足、没有疼痛、没有忧愁的轻松和安宁的状态。

57．何谓康复？

答：康复是指运用医学的、社会的和职业的综合手段帮助生活、心理障碍者尽可能发挥其生理功能的全过程。

三、各级各类护士的职责

1．主任护师的职责有哪些？

答：(1)在护理部主任领导下，指导本科护理业务技术、科研和教学工作。

(2)检查指导本科急、重、疑难患者的计划护理、护理记录、护理会诊及抢救危重患者的护理。

(3)了解国内外本科及以上护理发展动态，并根据本院具体条件努力引进先进技术，提高护理质量，发展护理学科。

(4)主持本科的护理查房，指导主管护师的查房，不断提高护理业务水平。

(5)对本科的护理差错、事故提出技术鉴定意见。

(6)组织在职主管护师、护师及进修护师的业务学习，拟定教学计划，编写教材，并负责讲授。

(7)协助护理部做好主管护师、护师晋级的业务考核工作，承担对高级护理人员的培养。

(8)制订本科的护理科研、技术革新计划，并负责指导实施，参与审定、评价护理论文和科研、技术革新成果。

(9)负责组织本科的护理学术讲座和护理病案讨论。

(10)对全院的护理队伍建设、业务技术管理和组织管理提出意见，协助护理部加强对全院护理工作的领导。副主任护师参照主任护师的职责执行。

2．主管护师的职责有哪些？

答：(1)在科护士长领导下和本科主任护师指导下进行工作。

(2)负责督促检查本科各病房护理工作质量，发现问题，及时解决，把好护理质量关。

(3)解决本科护理业务上的疑难问题，指导重危、疑难患者护理计划的制订及实施，督促、指导、检查护理记录。

(4)负责指导本科的护理查房和护理会诊，对护理业务给予具体指导。

(5)对本科各病房发生的护理差错、事故进行分析、鉴定，并提出防范措施。

(6)组织本科护师、护士进行业务培训拟定培训计划，编写教材，负责讲课。

(7)组织护理专业学生的临床实习，负责讲课和评定成绩。

(8)制订本科护理科研和技术革新计划，并组织实施。指导全科护师、护士开展科研工作。

(9)协助本科护士长做好行政管理和队伍建设工作。

3．护师的职责有哪些？

答：(1)在病房护士长领导下和本科主管护师指导下进行工作。

(2)参加病房的护理临床实践，指导护士正确执行医嘱及各项护理技术操作规程，发现问题，及时解决。

(3)参与病房危重、疑难患者的护理工作及难度较大的护理技术操作，指导护士正确书写护理记录。带领护士完成新业务、新技术的临床实践。

(4)协助护士长拟定病房护理工作计划，参与病房管理工作。

(5)参加本科主任护师、主管护师组织的护理查房、会诊和病例讨论。主持本病房的护理查房。

(6)协助护士长负责病房护士和进修护士的业务培训,制订学习计划,组织编写教材并担任讲课,对护士进行技术考核。

(7)参加护校部分临床教学,带教护生临床实习。

(8)协助护士长制订本病房的科研、技术革新计划,提出科研课题并组织实施。

(9)对病房出现的护理差错、事故进行分析,提出防范措施。

4.病房护士的职责有哪些?

答:(1)在护士长领导和护师指导下进行工作。

(2)认真执行各项护理制度和技术操作规程,正确执行医嘱,准确及时地完成各项护理工作,严格执行查对及交接班制度,防止差错、事故的发生。

(3)做好基础护理和危重患者的护理工作,担任整体护理责任护士,完成住院患者的入院评估及院规介绍,制订危重患者护理计划并组织实施,负责书写护理记录,完成有关护理文书的书写及医嘱的处理工作,经常巡视病房,密切观察病情变化,发现异常及时报告。

(4)认真做好危重患者抢救工作,承担危重、疑难及抢救患者的护理技术操作。

(5)协助医师进行各种诊疗工作,负责采集各种检验标本。

(6)参加护理教学和科研、指导护生和护理员、卫生员的工作。

(7)定期组织患者学习,宣传卫生知识和住院规则,经常征求患者意见,改进护理工作,在出院前做好卫生宣教和出院指导工作。

(8)办理入、出院,转科,转院手续及有关登记工作。

(9)在护士长领导下,做好整体护理、健康教育、病房管理、消毒隔离及物资、药品、材料的保管等工作。

(10)认真书写护理文书,客观、翔实、及时、清晰地书写一般患者和危重患者的护理记录。如有抢救患者,应详细记录抢救经过、用药情况和病请变化。

(11)熟练操作计算机,负责病区医嘱的确认、审查、核对及住院费用的管理工作。

5.急症科护士的职责有哪些?

答:(1)在急症科护士长领导下工作。

(2)做好急诊患者的检诊工作,按病情决定优先就诊,有困难时请示医师决定。

(3)急诊患者来诊,应立即通知值班医师,在医师到来以前,遇特殊危急患者,可行必要的急救处置,随即向医师报告。

(4)准备各项急救用品、器材、敷料，在急救过程中，应迅速而准确地协助医师进行抢救工作并做好抢救记录。

(5)经常巡视观察室患者，了解患者病情、思想和饮食情况，开展整体护理和健康教育工作，及时完成各项治疗及护理，严密观察与记录留观患者的病情变化，认真书写护理记录，发现异常及时报告。

(6)认真执行各项规章制度和技术操作常规，做好查对和交接班工作，努力学习新业务新技术，不断提高分诊业务能力和抢救工作质量，严防差错事故。

(7)准备各项急救所需药品、器材和敷料。

(8)护送危重患者及手术患者到病房或手术室，并与病房和手术室护士严格交接手续。

6. 门诊部护士的职责有哪些？

答：(1)在门诊部护士长的领导下进行工作。

(2)负责器械的消毒和开诊前的准备工作。

(3)协助医师进行检验，按医嘱给患者进行处置。

(4)经常观察候诊患者的病情变化，对较重的患者应提前诊治或送急诊室处理。

(5)负责诊疗室的整洁、安静，维持就诊秩序，做好卫生防病、计划生育以及门诊患者的健康教育工作。

(6)做好消毒隔离工作，防止交叉感染。

(7)认真执行各项规章制度和技术操作常规，严格查对制度，做好交接班，严防差错事故。

(8)按照分工，负责领取、保管药品、器材和其他物品。

7. 手术室护士职责有哪些？

答：(1)在护士长的领导下担任器械或巡回护士等工作，并负责手术前的准备和手术后的整理工作。

(2)认真执行各项规章制度和技术操作规程，督促检查参加手术人员的无菌操作，注意患者安全，严防差错事故。

(3)参加卫生清扫，保持手术室整洁、肃静、调节空气和保持室内适宜的温度。

(4)负责手术后患者的包扎、取暖、护送和手术标本的保管和送检。

(5)按分工做好器械、敷料的打包消毒和药品的保管。做好登记统计工作。

(6)认真做好术前术后的访视工作，了解手术患者的体质、心理情况，明确手术部位，向患者解释手术室的环境，交代手术过程中的注意事项以及了解术后患者的情况。

(7)指导进修、实习护士和卫生员的工作。

8．助产士的职责有哪些?

答：(1)在护士长的领导和医师的指导下进行工作。

(2)负责正常产妇接产工作，协助医师进行难产的接产工作，做好接产准备，注意产程进展和变化，遇产妇发生并发症或婴儿窒息时，应立即采取紧急措施，并报告医师。

(3)经常了解分娩前后的情况，严格执行操作常规，注意保护会阴及妇婴安全，严防差错事故。

(4)经常保持产房的清洁，定期进行消毒。

(5)做好计划内围产期和妇婴卫生的宣传教育工作，并进行技术指导。

(6)负责管理产房和婴儿室的药品器材。

(7)根据需要，负责孕期检查外出接产和产后随访工作，指导母乳喂养。

(8)指导进修、实习人员的接产工作。

9．护理员的职责有哪些?

答：(1)在护士长领导和各级护士指导下进行工作，负责病区卫生物品的清洁消毒、患者生活护理及外送领取工作。

(2)认真履行岗位责任制，对患者热心、耐心、关心，保持病区、病房、走廊、厕所、水池、门窗玻璃、暖气空调器等病区卫生环境的整洁。

(3)协助做好危重患者生活护理，协助洗手、洗头、洗脚、修剪指(趾)甲、打饭、喂饭、送开水，及时送取大小便器。

(4)按要求协助做好危重患者床单位的物品更换，保持整洁及空气新鲜，病室内物品放置规范，无杂物及垃圾堆放。

(5)负责重危及生活不能自理患者特殊检查时的推送及特殊检验标本、单据的送取工作。

(6)及时清除病区、病房内的垃圾，保持室内床头柜、方凳及窗台等处的清洁卫生。

(7)负责患者离院后的终末消毒，床单位用具的洁净、干爽及分类放置，保持垃圾容器的定期清理消毒。

(8)讲究医德，为患者打水、喂饭前及时洗手，同时做好自我保护，下班前认真洗手、更衣。

10．护理助理员的职责有哪些？

答：(1)护理助理员在护理部主任领导下进行工作。

(2)草拟工作计划和季度、半年及全年工作总结，每月统计护理工作量及工作质量。

(3)定期深入科室了解危重患者病情，检查护理工作质量和效率，征求患者意见，向护理部主任汇报，并提出改进建议，当好领导参谋。

(4)将收集的差错事故进行核实分析，向护理部主任汇报，并提出防范措施。

(5)掌握各科室业务学习、技术训练和科研工作情况，安排进修、轮转和实习护士的教学实习工作。

(6)安排院内外学术活动，搞好内外联系。

(7)做好公文、资料的登记、送阅、发放工作，及时传达上级指示，反映科室意见，处理科室提出的问题。

(8)接待来访、来电，做好答询工作及信件处理。

(9)做好机关事务性工作，收集、积累和管理好资料，负责清领办公用品。

(10)了解科室护士长的工作能力、工作姿态、病区护理质量，并给予指导协助，提出改进意见。

(11)组织全院护理人员定期进行学术讲座、论文交流及技术比武，定期检查工作质量。

(12)完成护理部主任交给的临时性任务。

11．ICU护士职责有哪些？

答：(1)严格、认真交接班，做到"五清楚"。①医疗仪器运转情况交接清楚，并做检查登记；②药品、器械使用情况交接清楚，如有缺、损及时补充维修；③患者病情交接清楚，并签名以示负责；④各种登记、表格、文书交接清楚，并登记签名；⑤监护资料共同交接清楚，必要时存档备查。

(2)严格执行等级护理制度及交接班制度，密切观察病情及监护显示，发现异常及时报告并给予应急处理。

(3)负责患者的各项护理操作和治疗，保持动作轻柔、熟练、准确。各项检查及时留取标本送检，结果及时报告医师。

(4)负责患者的全部基础护理，按要求进行卫生整顿，保持患者床单位整洁，无护理并发症。

(5)严格陪护、探视，保持病室内安静无噪声，物品陈设定位，清洁无杂物。

(6)掌握患者心理、饮食等情况，观察治疗反应，协助喂饭、喂水，认真记录交班报告。

(7)按整体护理要求，对患者进行入院评估和院规介绍，做好心理护理、卫生宣教和健康指导。

(8)密切观察病情变化，认真、及时、客观地书写护理记录。

12. CCU护士职责有哪些？

答：(1)在护士长领导下及上级护师的业务指导下进行工作。严格岗位责任制，认真履行各班职责，遵守医德规范，忠于职守，不以任何借口擅离工作岗位。

(2)严格执行各项规章制度和操作规范，严格执行医嘱，严格"三查""七对""一注意"制度及交接班制度，严防差错事故。

(3)密切观察病情变化，按整体护理要求，对患者进行入院评估和院规介绍，做好心理护理、卫生宣教和健康指导。

(4)认真、及时、客观地书写护理记录。严格执行等级护理制度，密切观察病情及监护显示，发现异常及时报告医生，遵医嘱给予应急处理。

(5)负责患者的各项护理操作和治疗，保持动作轻柔、熟练、准确。

(6)各项检查应及时留取标本送检，结果及时报告医师。

(7)负责患者的全部基础护理，按要求保持卫生，保持患者床单位整洁，无护理并发症。

(8)严格陪护、探视，保持病室内安静无噪声，物品陈设定位，清洁无杂物。

(9)掌握患者心理、饮食等情况，观察治疗反应，协助喂饭、喂水，认真记录交班报告。

(10)认真学习专业知识，熟练掌握心电图知识及监护系统的操作，积极参加科研工作，经常总结经验，不断提高监护水平。

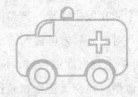

Part 2

第二部分　　基础护理

一、临床基础医学知识

1. 血液由哪几部分组成?

答：血液由血浆及悬浮在其中的血细胞(红细胞、白细胞及血小板)组成。

2. 血清与血浆的主要不同点是什么?

答：血清与血浆的主要区别是血清中没有纤维蛋白原，但增加了少量在凝血过程中血小板释放出来的物质和激活了的凝血因子。

3. 血液中的血浆蛋白包括哪几种?

答：包括清蛋白、球蛋白和纤维蛋白原三种。

4. 成人全身血液大约占体重的多少?

答：正常成人血液量大约相当于自身体重的7%～8%。

5. 同型血为什么要做交叉配血?

答：因血液除按A、B凝集原划为A、B、O血型系统外，还有其他凝集原，如Rh因子及亚型存在，因此输同型血时仍可出现凝集反应，所以必须先做交叉配血，方能保证输血安全。

6. 输血浆时是否要做交叉配血?

答：不需要。因为血浆中不含血细胞，无凝集原，不会发生凝集反应，所以不需要做交叉配血。

7. 输血的目的是什么?

答：(1)补充血容量，增加有效血液循环。

(2)纠正贫血，增加血红蛋白含量，促进携氧功能。

(3)补充血浆蛋白。

(4)补充各种凝血因子和血小板,改善凝血功能。

(5)补充抗体、补体等成分,增加机体抵抗力。

8. 输血前应做哪些准备工作?

答:(1)首先抽取血标本,填写好输血单一并送血库作血型、血交叉配血试验。为了防止发生错误,严禁同时为两人采集血标本;输血前应有两人共同进行"三查八对"之后方可输入。

(2)护士到血库取血时,应与血库人员共同认真核对患者的床号、姓名、住院号、血型、血交叉配血试验结果、血量、采血日期及供血人的姓名,同时须检查血液质量,无误后方可取回。

(3)取血过程中,勿振荡、摇动,以免红细胞破裂而引起溶血。正常库存血上下分层,上层为淡黄色血清,下层为红色血细胞,如果两层界限不清,提示库存血变质,不能使用。血液不能加温,可在室温下放置15~20分钟后再输入。

(4)在输血前,须有两人按上述要求再次核对,确实无误方可输入。

(5)注意输血前后均应滴注无菌等渗盐水,避免与其他液体相混。

9. 大量快速输血应注意哪些事项?

答:大量快速输血常可引起心力衰竭、肺水肿及出血倾向,因此应注意以下几方面:

(1)避免快速输入库存冷血,以免心脏突然降温引起心室颤动。

(2)严格掌握输血量,避免过量导致心力衰竭或因大量输入库存血引起出血倾向。

(3)大量快速输血必须在心电图、中心静脉压或肺毛细血管嵌压监测下进行。

(4)为预防出血倾向,每输入4L库存血,应输入新鲜血浆400mL。

(5)经常做血气分析监测,以了解有无酸碱平衡紊乱。

(6)经常测定血钾及血钙的含量,每输血800mL以上时常规给钙1g,以防低血钙。

(7)加压输血时应专人看守。

10. 为什么大量输血后要补充钙?

答:大量输血可使枸橼酸钠进入体内,如果患者的肝功能受损,枸橼酸钠不能完全氧化和排出,就会与血中的游离钙结合使血钙浓度下降,所以大量输血后要补充钙。

11．何谓溶血反应？

答：溶血反应是指受血者或供血者的红细胞发生异常破坏引起的一系列临床症状。溶血分为血管内溶血和血管外溶血。

12．输血时发生溶血反应的原因有哪些？

答：血管内溶血的原因有：①输血前红细胞已变质溶解；②输入了异型血液或变质的血液；血管外溶血的原因多由Rh系统内的抗体(抗D、抗C、抗E)引起。

13．输血时发生溶血反应的主要症状有哪些？

答：血管内溶血的临床症状可分为三个阶段。

第一阶段由于红细胞凝聚成团，阻塞部分小血管，引起四肢麻本，头部胀痛，面部潮红，恶心、呕吐，心前区压迫感，腰背部剧烈疼痛。

第二阶段由于积聚的红细胞发生溶解，大量血红蛋白散布到血浆中，出现黄疸、血红蛋白尿，同时伴有寒战、高热、呼吸困难、发绀和血压下降。

第三阶段由于大量的血红蛋白从血浆进入肾小管，遇酸性物质而变成结晶体。临床出现急性肾衰竭，致少尿，甚至无尿，严重者可导致死亡。血管外溶血的症状较轻，有轻度的发热并伴乏力、血胆红素升高等。

14．输血时发生溶血反应为什么会出现黄疸和血红蛋白尿？

答：输血过程中出现黄疸和血红蛋白尿，是由于凝集的红细胞发生溶解，大量血红蛋白散布到血浆中，肝脏不能将大量的间接胆红素代谢掉，因而血液中间接胆红素潴留出现黄疸；同时大量血红蛋白自肾脏排出形成血红蛋白尿(尿呈酱油色)。

15．临床上常用的成分输血包括哪些项目？

答：包括血细胞、血小板、血浆、白细胞、凝血制剂和血浆蛋白成分等。

16．新鲜血和库存血有何区别？

答：新鲜血基本上保留了血液的所有成分，可以补充各种血细胞、凝血因子和血小板。库存血虽然含有血液的各种成分，但白细胞、血小板、凝血酶原破坏太多，钾离子含量增多，酸性增高。

17．血钠正常值是多少？

答：血钠正常值是135～145mmol/L。血钠＜130mmol/L为低渗性脱水；血钠

>150mmol/L为高渗性脱水；血钠在130～150mmol/L时为等渗性脱水。

18. 何谓弥散性血管内凝血(DIC)？

答：弥散性血管内凝血（DIC）是指由于血液凝固性增高，在微循环内形成血栓，继而导致凝血因子消耗以及继发性纤维蛋白溶解而产生出血的临床综合征。

19. 何谓电解质？

答：在人体的体液中含有无机盐和一些有机物（如蛋白质），它们多以离子状态存在，带有正电荷（阳离子）或负电荷（阴离子），称其为电解质。

20. 人体内的电解质是什么？

答：细胞外液中的主要阳离子为Na^+，主要阴离子为Cl^-、HCO^-和蛋白质；细胞内液中的主要阳离子为K^+和Mg^{2+}，主要阴离子为HPO_4^{2+}和蛋白质。

21. 何谓二氧化碳结合力？正常值是多少？

答：二氧化碳结合力是指来自HCO_3和H_2CO_3两者所含的CO_2的总量。正常值为22～31mmol/L。

22. 何谓pH？

答：pH是指用来表示溶液酸碱度的指标，或是指溶液中氢离子浓度的负对数。以pH=7.0为中性；<7.0为酸性；>7.0为碱性。正常血浆的pH为7.35～7.45。

23. 体液包括哪些成分？

答：体液包括细胞内液和细胞外液。细胞内液大部分位于骨骼肌内，细胞外液又分为血浆和组织间液两部分。

24. 正常人体液总量占体重的多少？

答：正常男性体液量约占体重的60%，其中细胞内液占体重的40%；细胞外液占体重的20%。而成年女性体液量约占体重的50%。

25. 何谓保养液？其成分是什么？

答：保养液（ACD）是血库中作为血液保藏的抗凝血药。通常每100mL全血中加入保养液25mL，可保存3～4周。其成分为每100mL中含枸橼酸钠2.2g、枸橼酸0.8g、无水葡萄糖2.45g。

26．人体内新陈代谢活动必须保持哪些方面的动态恒定？

答：(1)体液容量和其分布保持恒定；

(2)体液中各种电解质的浓度及比例保持恒定；

(3)体液的渗透压保持恒定；

(4)体液的酸碱度保持恒定(pH为7.35～7.45)。

27．何谓休克？

答：休克是指机体受到强烈的致病因素侵袭后，导致有效循环血量锐减、组织血液灌流不足所引起的以微循环障碍、代谢障碍和细胞受损为特征的病理性综合征，是严重的全身性应激反应。

28．何谓休克指数？正常值为多少？如何评估失血量？

答：脉率与收缩压的比值为休克指数。正常值为0.54±0.02。当休克指数为1时，失血量为800～1200mL(占总血量20%～30%)；指数＞1时，失血量为1200～2000mL（占总血量：30%～50%）。

29．休克分为哪几类？

答：按休克的病因可分为低血容量休克、创伤性休克、感染性休克、心源性休克、神经源性休克和过敏性休克。

30．如何从病史及临床体征上对四种常见休克进行鉴别？

答：如有喉头水肿、哮鸣音以及用药史或虫咬史，应高度怀疑过敏性休克；如有晕厥史且血红蛋白进行性下降应考虑失血性休克；如有明确呕吐、腹泻史，失液量大或有急腹症合并休克者应考虑低血容量性休克；如有颈静脉怒张、心音低、肝大者应考虑心源性休克；如有颈椎损伤、四肢瘫痪，应考虑神经源性休克。

31．什么是治疗休克的关键？

答：休克主要变化基础是有效循环血量锐减，导致组织灌流不足，因此治疗休克最关键的是尽快恢复有效循环血量。

32．休克过程中，微循环改变分为哪几个阶段？

答：可分为三个阶段，即微循环收缩期、微循环扩张期和微循环衰竭期。

33．休克的主要临床表现有哪些？

答：(1)休克前期：患者表现为精神紧张、烦躁不安；面色苍白、四肢湿冷；脉搏增快（<100次/分钟），呼吸增快，血压变化不大，但脉压缩小（<30mmHg）；尿量正常或减少。

（2）休克期：患者表情淡漠、反应迟钝；皮肤黏膜发绀或花斑、四肢冰冷；脉搏细速（>120次/分钟），呼吸浅表，血压进行性下降；尿量减少；浅静脉萎陷、毛细血管充盈时间延长；患者出现代谢性酸中毒的症状。

（3）休克晚期：患者意识模糊或昏迷；全身皮肤、黏膜明显发绀，甚至出现淤点、淤斑、四肢厥冷；脉搏微弱，血压测不出、呼吸微弱或不规则、体温不升；无尿；并发DIC者，可出现鼻腔、牙龈、内脏出血等。

34．临床上对休克患者观察的要点是什么？

答：（1）定时监测患者的脉搏、呼吸、血压及CVP（中心静脉压）变化，并观察意识、面唇色泽、肢端皮肤颜色、温度及尿量变化。

（2）患者意识变化可反映脑组织灌注情况，若患者从烦躁转为平静，淡漠迟钝转为对答自如，提示病情好转。

（3）皮肤色泽、温度可反映体表灌流情况，若患者唇色红润、肢体转暖，则提示休克好转。

35．严重休克患者为什么无尿？

答：休克时儿茶酚胺、血管升压素和醛固酮分泌增加，引起肾血管收缩、肾血流量减少和肾滤过率降低，导致水、钠潴留，尿量减少，甚至无尿。

36．休克患者为什么要观察尿量？

答：尿量是反映肾血流灌注情况的重要指标之一。若尿量<25mL/小时，表明血容量不足；尿量>30mL/小时，表明休克有改善。

37．各类休克共同的病理生理基础是什么？

答：各类休克共同的病理生理基础是有效循环血量锐减和组织灌注不足及由此导致的微循环、代谢改变及内脏器官继发性损害。

38．哪些征象表明休克患者有效循环血量已基本恢复？

答：（1）神志转清，平静合作，应答自如。

（2）肢体转暖，皮肤红润，毛细血管充盈迅速。

（3）脉搏减慢而有力，收缩压接近正常，维持在10.7～12.0kPa（80～90mmHg），脉压大于4.0kPa（30mmHg）。

（4）呼吸频率、节律及深浅度逐渐恢复正常。

(5)中心静脉压恢复正常范围。

(6)尿量每小时30mL以上。

39．在抗休克过程中应用血管扩张剂前必须先补充什么？

答：血管扩张剂必须在充分补足血容量的基础上才能使用，否则可使血压急剧下降。

40．急性腹膜炎患者发生休克的主要原因是什么？

答：急性腹膜炎时，患者的腹膜会渗出大量液体以稀释毒素，减轻刺激，若液体渗出过多，患者可有血容量减少。腹膜有较强的吸收功能，可吸收大量渗液、血液、空气和毒素。但若急性腹膜炎患者病情严重，细菌产生的毒素超过了腹膜的吸收能力，患者可能出现感染中毒性休克。所以造成急性腹膜炎发生休克的主要原因就是细菌产生的毒素超过了腹膜自身的吸收能力。

41．如何正确监护休克患者的补液量？

答：为了正确控制休克患者的补液量，应动态监测患者的中心静脉压，最好能测定肺动脉楔压。若中心静脉压或肺动脉楔压低于正常，说明补液不足，反之若超过正常，则说明补液过多，应当立即停止补液，严密观察病情并采取相应措施。如果没有测中心静脉压或肺动脉楔压的条件，应动态地观察颈静脉充盈程度、尿量、血压、脉搏等，作为监护输液的尺度，特别是尿量是很重要的简易实用指标。

42．休克患者应用血管活性药需注意什么？

答：(1)根据血压调整滴速。

(2)防止药物外渗，以免引起局部组织坏死。

(3)注意保护血管，每24小时更换输液管，输液肢体适当制动。

43．何谓抗原和抗体？各具有什么性能以及它们有何关系？

答：抗原是指一种能刺激人或动物机体产生抗体或致敏淋巴细胞，并能与这些产物在体内或体外发生特异性反应的物质。抗体是指机体在抗原物质刺激下，由B细胞分化成的浆细胞所产生的，可与相应抗原发生特异性结合反应的免疫球蛋白。

抗原具有两种性能：一种是免疫原性，即能刺激机体产生免疫物质——特异性抗体和致敏淋巴细胞；另一种是反应原性，即能与机体内相应的抗体和致敏淋巴细胞发生反应。

抗体同样具有特异性，但只能和相应的抗原发生反应。

抗原与抗体是一对矛盾，矛盾的双方是互相依存的。没有抗原的刺激，抗体就不会产生；有了抗体而没有抗原，抗体也就不起作用了。

44．何谓乙肝的三大抗原抗体系统？

答：在乙肝病毒感染过程中，至少出现三种不同的抗原，而机体感染病毒后能产生相应的三种抗体，从而形成乙肝的三大抗原抗体系统。即：

(1)表面抗原-抗体系统。表面抗原(HBsAg)，表面抗体(抗-HBs)；

(2)核心抗原-抗体系统。核心抗原(HBcAg)，核心抗体(抗-HBc)；

(3)e抗原-e抗体系统。e抗原(HBeAg)，e抗体(抗-HBe)。

45．血液检查乙型肝炎表面抗原-抗体有什么临床意义？

答：(1)乙型肝炎表面抗原阳性的临床意义：协助乙肝的早期诊断；协助乙肝的鉴别诊断；有助于乙肝的预后估计；筛选供血员及各种血制品；为研究乙肝的流行病学提供依据。(2)乙型肝炎表面抗体阳性的临床意义：表明曾感染过HBV，是已恢复的标志；对HBV有中和作用。

46．血液检查核心-抗体有什么临床意义？

答：HBcAg(+)常表示有乙肝病毒颗粒存在，有传染性。而HBcAg阳性预后差，HBcAg阴性预后好。抗-HBc是反映HBV感染流行水平的指标，是乙肝病毒核心抗原的总抗体。

47．血液检查e抗原-抗体有什么临床意义？

答：(1)e抗原阳性的临床意义：急性或慢性乙肝患者体内可查出e抗原，说明乙肝病毒在体内复制活跃，传染性强。(2)e抗体阳性的临床意义：表明患者的传染性降低，病毒复制降低或缓解，但也有个别人e抗体阳性，病情迁延不愈，多为感染了变异的乙肝病毒所致。

48．抽血检查"乙肝五项"是指哪些内容？

答：即抽血查表面抗原(HBsAg)、表面抗体(抗-HBs/HBsAb)、e抗原(HBeAg)、e抗体(抗-HBe/HBeAb)、核心抗体(抗-HBc/HBcAb)。

49．何谓"三阳"?它说明什么?

答：三阳分为"大三阳"和"小三阳"。

大三阳为表面抗原(HBsAg)阳性、e抗原(HBeAg)阳性、核心抗体(抗-HBc)阳性，这种情况通常反映病毒复制是比较活跃的，为急慢性乙型肝炎，具有较强的传染性。

小三阳为表面抗原(HBsAg)阳性、e抗体(抗-HBe)阳性、核心抗体(抗-HBc)阳性，此时还应该进行DNA检测，如果是阳性，就反映病毒的复制是活跃的；如果检测为阴性，就反映病毒受到抑制，病毒复制是不活跃的，但仍具有一定传染性，患者处于病情相对稳定期。

50．何谓变态反应?

答：变态反应又称超敏反应，是指人体受同一抗原物质再次刺激后产生的一种异常或病理性的免疫反应。其结果表现为机体组织损伤或功能紊乱。例如，注射青霉素发生哮喘或过敏性休克，服某些药物后引起血细胞减少，都属变态反应。

51．何谓免疫?包括哪几种功能?

答：免疫是指机体接受抗原性异物刺激后产生的一种特异性应答过程。其作用是识别和排除非己抗原性异物，以维持内部环境平衡和稳定。功能包括：防御、自身稳定、免疫监视三种功能。

52．何谓体液免疫?

答：人体接受病原微生物等抗原物质的刺激后，使体内具有免疫功能的淋巴细胞转化、增生成为浆细胞，浆细胞可产生特异性免疫球蛋白，称之为抗体。抗体分布于体液内，有特异性的免疫作用，这种由于体液内抗体产生而引起的免疫就叫做体液免疫。

53．何谓细胞免疫?

答：细胞免疫是指在病原微生物等抗原物质的刺激下，人体内一些具有免疫功能的淋巴细胞可被抗原致敏，并发生转化、增生形成致敏淋巴细胞。这些致敏淋巴细胞遇到曾经使它致敏的抗原物质时，就能释放出多种淋巴因子，产生特异性细胞免疫作用。

54. 何谓免疫抑制剂?

答:免疫抑制剂是指对免疫有抑制作用的药物,不同的具体药物分别作用于免疫反应及调节的不同环节。多数免疫抑制剂对机体免疫系统的作用缺乏特异性和选择性,既可抑制免疫病理反应,又干扰正常应答反应;既抑制体液免疫,又抑制细胞免疫。

55. 何谓人工被动免疫?

答:人工被动免疫是指未接受主动免疫的易感者在接触传染病后,尽快给予相应的抗体,如受伤后注射破伤风抗毒素。

56. 何谓疫苗?

答:疫苗是指将病原微生物(如细菌、立克次氏体、病毒等)及其代谢产物,经过人工减毒、灭活或利用基因工程等方法制成的、用于预防传染病的自动免疫制剂。

57. 何谓酶原?

答:酶原是指某些酶刚产生出来时没有活性,需要被其他物质激活才可以成为有活性的酶。如胃液中胃蛋白酶原,没有酶的活性,但被胃酸激活后,就成为有活性的胃蛋白酶。

58. 何谓酶和辅酶?两者有何关系?

答:酶是一种蛋白质,是人体组织细胞制造的一种生物催化剂。有的酶除有蛋白质部分外还有非蛋白质部分,前者称为酶蛋白,后者称为辅酶。酶蛋白与辅酶单独存在时均无活性,只有当两者结合在一起,构成全酶后才有催化活性。

59. 病理情况下浆膜腔内渗出液与漏出液形成的机制有何不同?

答:人体的体腔(胸腔、腹腔和心包腔等)在生理状态时含有少量液体,借以润滑浆膜,减少摩擦。在病理情况下,可产生大量液体,按其性质的不同,可分为渗出液和漏出液两种。

渗出液主要是由于感染或理化刺激造成浆膜组织的血管通透性增高,使血管内的液体和细胞成分等向外渗出而形成。例如在结核性胸(腹)膜炎、化脓性胸(腹)膜炎和癌转移的早期及胶原结缔组织病,可见半透明的带黏稠性黄色的浆液性渗出液。

漏出液是由于浆膜组织的血管内外压力平衡失调,造成血液中水分、电解质及少量蛋白质漏入浆膜腔而形成的。如肝硬化时门静脉压增高，腹腔脏器血液回流受阻，加之淋巴回流受阻，使水分、电解质等向腹腔内漏出，形成腹水。

60．何谓缺氧？

答：机体组织器官的正常生理活动，必须由氧化过程供给能量。当组织得不到充分的氧气或不能充分利用氧，以进行正常的代谢活动时，就叫作缺氧。

61．何谓发绀？产生的原因是什么？

答：发绀又称紫绀或青紫，常为缺氧的一种临床表现。发生紫绀时，可在皮肤较薄、色素较少、血流较为丰富的部位(如口唇、耳垂、鼻尖、指或趾的甲床)观察到紫蓝色改变。产生的原因大多是由于缺氧，红血球中还原血红蛋白浓度增高所致。少数是由于血液中含有异常血红蛋白衍化物造成。

62．何谓酸中毒和碱中毒？

答：正常人血浆的pH为7.35～7.45。当pH低于7.35时为酸中毒；当pH高于7.45时为碱中毒。

63．代谢性酸中毒的临床表现有哪些？

答：轻者症状可被原发病掩盖。重者可有乏力、眩晕、嗜睡、感觉迟钝或烦躁不安、呼吸深快、呼出气体有酮味；患者面色潮红、心率加快、血压偏低。严重者可昏迷、神志不清，伴对称性肌张力、腱反射减弱或消失。患者常有不同程度的缺水症状。

64．何谓胸内负压？

答：胸内负压是指胸膜腔内的压力在正常状态下无论吸气或呼气，胸内压总低于大气压。

65．何谓机体代偿？

答：在疾病过程中，有些组织或器官受到损害而发生结构和功能的失常，但机体可通过调动健存的组织，以补偿功能的不足，这个过程就叫机体代偿。

66．何谓CT？CT与X线摄影有何不同？

答：CT是电子计算机X线横断体层摄影的英文缩写。普通X线成像是把主体的三维结构摄成平面的二维图像，影像相互重叠。虽然体层摄片可解决影像重叠问题，但影像的分辨率不高，一些器官和组织，特别是由软组织构成的器官仍不能显影。CT图像为重建的体层面图像，不含有体层面外结构组织的干扰；密度分辨率高，可分辨出常规X线技术所不能分辨或难于分辨的人体组织的细微密度差；灵敏度高，能以数学形式做定量分析，并能充分有效地利用X线信息。

67．常用的心电图导联有哪些?

答：常用的心电图导联有三种：

(1)标准导联：有Ⅰ、Ⅱ、Ⅲ导联；

(2)加压单极肢体导联：有aVR、aVL、aVF；

(3)单极胸导联：$V_1 \sim V_6$导联。

68．正常的心电图包括哪几个波形?各波形的意义是什么?

答：正常心电图是由P、Q、R、S、T等各波组成。此外，尚有U波与P-R段，S-T段等。

P波：是反映左、右两心房除极过程中电位变化的波形。

P-R段：由P波终了至Q波起始的一段平线。这段时间反映激动由心房传至心室的过程。

ORS波群：是反映左、右心室除极过程中电位变化的综合波形。典型的QRS波群包括三个紧密相连的波：第一个向下的波叫"Q"波；第二个向上的波叫"R"波；与R波相衔接的又一个向下的波叫"S"波。因这三个波紧密相连，总时间不超过0.1秒，故总称为QRS波群。

S-T段：由S波终了至T波起始的一段平线。S-T段代表左、右心室除极完毕之后到复极，再度在体表产生电位差之前的一段时间。

T波：是反映心室肌复极过程中电位变化的波形。T波在S-T段之后发生，波形较低而占时较长。

U波：T波之后有时可看到一个很小的与T波方向一致的波形，它可能代表心肌激动的"激后电位"。

69．何谓高压氧治疗?其特点是什么?

答：高压氧治疗是指患者在高于一个大气压的环境里吸入100%的氧治疗疾病的过程。其特点是提高血氧分压、增加组织内氧气的有效弥散能力、增加组织的氧含量和氧储存量。

70．泌尿系统由哪几部分组成?上、下泌尿道如何划分?

答：泌尿系统由左右两侧肾脏、输尿管、膀胱、尿道及有关的血管、神经等组成。肾脏和输尿管成为上尿路；膀胱和尿道成为下尿路。

71．尿是如何生成的?

答：尿是通过：(1)肾小球的滤过作用；

(2)肾小管与集合管的重吸收作用；

(3)肾小管和集合管的分泌作用和排泄作用而生成的。

72．肾脏通过排尿完成了哪些功能?

答：(1)肾脏的主要生理功能是排泄代谢产物；

(2)调节水与电解质的平衡；

(3)保持酸碱平衡，维持机体的内环境。

73．正常人24小时尿量是多少?日夜尿量的比例是多少?

答：正常人24小时尿量为1000～2000mL，平均为1500mL左右。日夜尿量的比例为（3～5）:1。

74．何谓多尿、少尿和无尿?

答：多尿是指24小时尿量超过2500mL以上。少尿是指尿量＜400mL/24小时或＜17mL/小时。无尿是指尿量＜100mL/24小时或12小时内无尿液产生。

75．少尿常见于哪些疾病?发病的原因是什么?

答：常见于心脏、肾脏、肝脏功能衰竭的患者。其原因是由于发热、液体摄入过少、休克等使患者体内血液循环不足所致。

76．留取12～24小时尿标本时，为避免尿液变质需加何种防腐剂?其性能和用法如何?

答：常用防腐剂有：甲醛、浓盐酸、甲苯。甲醛的作用是防腐和固定尿中有机成分，用法是每30mL尿液加40%甲醛液1滴。浓盐酸作用是保持尿液在酸性环境中，防止尿中激素被氧化，用法是24小时尿中共加5～10mL。甲苯作用是保持尿液中的化学成分不变，用法是第一次尿液倒入后，每100mL尿液加0.5%～1%甲苯2mL，使之形成薄膜覆盖于尿液表面，防止细菌污染，如果测定尿中钠、钾、氯、肌酐、肌酸等则需加10mL。

77. 为什么要求在清晨留取尿标本？

答：因清晨排出的尿，尿量及各种成分的含量比较稳定，尿浓度较高，且没有受饮食影响，pH最低，有利于保持有形成分（如细胞、管型等）的完整，因此所得的检验结果较准确。

78. 在治疗脱水过程中为什么要见尿补钾？

答：因钾是由肾脏排泄的，生理情况下是保钠排钾的。如果肾脏功能不好，没有排尿，补钾会造成高血钾症，其后果不易纠正。

79. 静脉补钾的原则以及目的是什么？

答：静脉补钾的原则是"四不宜"：(1)不宜过浓：一般用0.15%～0.3%的氯化钾液静脉输入较为适宜；(2)不宜过快：通常以每小时不超过1g的速度滴入；(3)不宜过多：一般以每日不超过6g为宜；(4)不宜过早：肾功能不全未纠正前，不要过早补钾，通常的原则是"见尿补钾"。

目的：防止在纠正低血钾时引起高血钾。

80. 什么是低血钾症常见的原因？

答：低血钾症的常见原因是钾离子长期摄入不足。

81. 低血钾症有哪些临床表现？

答：(1)神经肌肉兴奋性降低：如精神萎靡，反应低下、全身乏力，腱反射减弱或消失，腹胀，肠鸣音减弱或消失。

(2)心脏损害：如心率增快、心肌收缩无力、心音低钝、血压降低、心脏扩大、心律失常等，心电图显示ST段下降，T波低平、双向或倒置，出现U波等。

(3)肾脏损害：多尿、夜尿、口渴、多饮等。

82. 高血钾症的临床表现有哪些？

答：临床表现有神志淡漠、感觉异常、乏力、四肢软瘫、腹胀和腹泻等。严重者有微循环障碍的表现，如皮肤苍白、湿冷、青紫、低血压等。亦可有心动过缓、心律不齐，甚至心搏骤停于舒张期。

83. 静脉滴注补钾为什么浓度不可过高，速度不可过快？

答：因为滴入细胞外液的钾进入细胞内的速度很慢，需15个小时才能达到平衡。如果滴注的速度过快或浓度过高，会引起细胞外液钾浓度过高，引起恶心、呕吐、无力、肌张力降低、反射消失和心律紊乱等严重后果。

84．为什么静脉补钾一般情况下氯化钾浓度不超过0.3%？

答：因为静脉补钾浓度太高、输入速度过快，可造成心脏收缩无力、心律不齐，甚至心脏停搏。

85．何谓反射？

答：反射是指人体内部或外部的各种感受器受到不同的内外环境变化的刺激，通过神经系统（特别是中枢神经系统）的功能而发生的反应。

86．何谓感受器和效应器？

答：感受器是指能将感受的各种刺激能量转换为电信号(神经冲动)，沿传入神经传向中枢；效应器是指可在指令作用下完成反射动作。

87．何谓血脑屏障？

答：脑组织内的毛细血管内皮细胞紧密相连，内皮细胞之间无间隙，且毛细血管外皮面几乎均为星形胶质细胞包围，这种特殊结构形成了血浆与脑脊液之间的屏障。此屏障能阻碍许多大分子、水溶性或解离型药物通过，只有脂溶性高的药物才能以简单扩散的方式通过。

88．何谓刺激和兴奋？

答：刺激是指能为人体感受而产生反应的环境变化。兴奋是指刺激引起机体由相对静止状态转为活动状态或活动状态加强。

89．何谓意识障碍？一般分为哪几种？

答：意识障碍是大脑高级神经中枢功能活动失调，个体对外界环境刺激缺乏正常反应的一种精神状态。意识障碍一般可分为嗜睡、意识模糊、昏睡、昏迷，表现为脑功能受抑制的临床表现。同时意识障碍也可出现对刺激反应增强的临床表现，如幻想、幻听、躁动不安等，即谵妄。

90．何谓嗜睡？

答：嗜睡是指患者在足够睡眠时间之后，仍处于睡眠状态，但能被语言或轻度刺激唤醒，醒后能正确、简单而缓慢地回答问题，但反应迟钝，刺激去除后又很快入睡。

91. 何谓意识朦胧?

答:意识朦胧是指其程度较嗜睡深,表现为思维和语言不连贯,对时间、地点、人物的定向力完全或部分发生障碍,可有幻觉、错觉、躁动不安、谵语和精神错乱。

92. 何谓昏迷?

答:昏迷是指最为严重的意识障碍,分为浅昏迷和深昏迷。浅昏迷是指意识大部分丧失,无主动运动,对声、光刺激物有反应,对疼痛刺激可有痛苦表情及躲避反应;深昏迷是指意识完全丧失,对各种刺激均无反应。

93. 感觉包括哪几个方面?

答:感觉包括特殊感觉(如视觉、听觉、嗅觉等)与一般感觉,一般感觉分为浅感觉和深感觉。浅感觉,如痛觉、温度觉和触觉,是皮肤、黏膜感受的外部感觉;深感觉,如位置觉、振动觉、平衡觉,主要来自肌腱、肌肉、骨膜、关节;另外还有复合感觉,如两点辨别觉、质量觉、重量觉、形态觉等。

94. 何谓惊厥?有哪些表现?

答:惊厥俗称"惊风"或"抽风"。它是由中枢神经系统运动功能紊乱而引起的全身或部分躯体的强直性和阵挛性抽搐,并引起关节运动,常为全身性、对称性,伴有意识丧失。

惊厥的表现有两种:一种是强直性惊厥,即伸肌和屈肌都处于高度紧张状态,但以伸肌占优势,因而出现角弓反张,它的发生主要与皮质下中枢的过度兴奋有关;另一种是阵挛性惊厥,为各肌群同时有节奏地收缩和弛缓,其发生可能与大脑皮质运动代表区的兴奋有关。

95. 何谓惊厥的危重型?

答:惊厥时间超过30分钟或两次发作间歇期意识不能完全恢复称惊厥持续状态,为惊厥的危重型。

96. 何谓右旋糖酐?

答:右旋糖酐是指天然加工合成的高分子物质制成的胶体溶液。

97. 右旋糖酐为什么有扩容作用?

答:因为右旋糖酐是由许多葡萄糖分子脱水聚合而成的,其分子量近似血浆蛋白，故不能透过毛细血管，也不易从肾脏排泄，在血管内停留时间较长，起到提高胶体渗透压的作用，从而扩充血容量。

98．低分子右旋糖酐的作用是什么?临床上有哪些应用?

答：作用是在体内停留时间较短，易从尿中排出，故扩充血容量的作用较短暂。因易由肾脏排泄，有发挥渗透性利尿的作用，并有改善微循环的作用，防止弥散性血管内凝血。

临床上主要用于休克、脑血栓、心肌梗死等病症。

99．中分子右旋糖酐的作用是什么?临床上有哪些应用?

答：作用是能提高血浆渗透压，增加血浆容积，维持血压12小时左右。

临床上主要用于低血容量性休克，输血准备阶段以代替血浆。

100．何谓输液泵?常见故障有哪些?

答：输液泵是指机械或电子的输液控制装置，它通过作用于输液导管达到控制输液速度的目的。常见故障有气泡、输液管阻塞、泵门未关、电池殆尽和输液结束等。

101．何谓注射泵?具备哪些报警功能?

答：注射泵是指机械或电子的输液控制装置通过作用注射器达到控制注射速度的目的。具备的报警功能有注射接近结束时的报警、阻塞报警、安装不良报警、内置电池容量不足报警、注射完毕报警和注入量设定后的操作遗忘报警等。

102．血糖正常值是多少?

答：血糖正常值是3.9～6.0mmol/L。

103．测试血糖的次数以多少为宜?

答：测试血糖次数的多少，一般由医护人员按照患者的年龄、所患糖尿病的类别、所使用的药物及患者的身体健康情况而决定。通常病情稳定、坚持血糖试纸监测的患者，可每2～3个月定期复查糖化血红蛋白A1(GHbA1c)或每3周复查空腹血糖(FA)。

104．哌替啶(杜冷丁)的药理作用有哪些?

答：具有镇痛、安眠、解除平滑肌痉挛的作用。但对心肌收缩力有抑制作用，可引起血压下降和心排血量降低；有轻度抑制呼吸作用，用药后可有欣快感，并有成瘾性。

105．吗啡的药理作用有哪些?常用剂量为多少?

答：吗啡为麻醉性镇痛药，作用于大脑边缘系统可消除紧张和焦虑，并引起欣快感，有成瘾性；能提高痛阈，解除疼痛。对呼吸中枢有明显抑制作用，并有组胺释放作用而引起支气管痉挛。吗啡能使小动脉和静脉扩张、外周阻力下降及回心血量减少，引起血压降低，但对心肌无明显抑制作用。成人用量为5～10mg，皮下或肌内注射。

106．肾上腺皮质激素的药理作用有哪些?

答：肾上腺皮质激素分为糖皮质激素和盐皮质激素：(1)糖皮质激素的药理作用：①影响代谢：增加肝、肌糖原含量，升高血糖；加速蛋白质分解；使脂肪重新分布形成向心性肥胖；利尿作用。②允许作用。③抗炎作用。④免疫抑制和抗过敏作用。⑤抗休克作用。⑥其他：退热作用，刺激骨髓造血功能，提高中枢的兴奋性，抑制骨细胞的活力可致骨质疏松。

(2)盐皮质激素的药理作用：潴Na^+排K^+作用。

107．使用肾上腺皮质激素时可产生哪些不良反应?

答：(1)消化系统并发症：可诱发或加剧胃、十二指肠溃疡甚至造成消化道出血或穿孔，对少数患者可诱发胰腺炎或脂肪肝。

(2)诱发或加重感染；医源性肾上腺皮质功能亢进。

(3)心血管系统并发症：高血压、动脉硬化。

(4)骨质疏松、肌肉萎缩、伤口愈合迟缓。

(5)长期用药因中枢兴奋作用而失眠、易激动。

108．尼可刹米(可拉明)的药理作用有哪些?

答：尼可刹米对呼吸中枢有直接兴奋作用，可供呼吸加深加快。此药作用温和，安全范围也较大，故常用。剂量过大也可引起惊厥。

109．阿拉明(间羟胺)的药理作用有哪些?

答：阿拉明为拟肾上腺素药物，升压效果较去甲肾上腺素稍弱，但作用持久，有中度加强心肌收缩的作用，使休克患者的心输出量增加，但不致引起心律不齐，对肾动脉的收缩作用弱于去甲肾上腺素。由于升压作用可靠，维持时间较长，临床常用于周围循环衰竭的患者。

110. 去甲肾上腺素(正肾上腺素)的药理作用有哪些?

答:去甲肾上腺素为肾上腺素能神经末梢释放的主要递质,具有很强的血管收缩作用,使全身小动脉与小静脉都收缩(冠状血管扩张),外周阻力增高,血压上升。兴奋心脏及抑制平滑肌的作用比肾上腺素弱。临床上主要利用其升压作用,应用于各种休克,以提高血压,保证重要器官的血液供应。

111. 肾上腺素(副肾素)的药理作用有哪些?

答:使心肌收缩力加强,心率加快,心肌耗氧量增加,使皮肤、黏膜及内脏小血管收缩,但冠状血管和骨骼肌血管则扩张。还有松弛支气管和胃肠道平滑肌的作用。由于本品具有兴奋心肌、升高血压、松弛支气管等作用,故临床上常用于抢救过敏性休克。

112. 山梗菜碱的药理作用有哪些?

答:山梗菜碱是反射性兴奋呼吸中枢药,它可刺激颈动脉体的化学感受器,反射性的兴奋呼吸中枢。

113. 阿托品的药理作用有哪些?

答:(1)抑制腺体分泌;(2)缓解平滑肌痉挛(解痉、止疼);(3)扩张血管;能解除迷走神经对心脏的抑制,使心率加快;(4)散瞳;(5)兴奋中枢神经系统。

114. 硫酸镁的不同给药途径所致的药理作用有何不同?

答:(1)口服给药:有泻下和利胆作用。(2)外用:消炎去肿。(3)注射给药:抑制中枢及外周神经系统,使骨骼肌、心肌、血管平滑肌松弛,从而发挥肌松作用和降压作用;抑制子宫平滑肌收缩,防止早产和妊娠高血压综合征及子痫发作。

115. 硫酸镁快速静脉推注会产生什么后果?如何急救?

答:可抑制延髓呼吸中枢和血管运动中枢,引起呼吸抑制、血压骤降和心搏骤停。中毒时应立即进行人工呼吸,并缓慢注射氯化钙和葡萄糖酸钙加以对抗。

116. 给20%甘露醇时,为什么要静脉快速输入?

答:20%甘露醇为脱水利尿剂(小晶体高渗液),只有快速进入血液循环,才能在血液内形成一个高渗环境,提高血浆的晶体渗透压,增加血脑之间的渗透压差,使脑组织内的水分移向血液循环内,从而降低颅内压,减轻脑水肿。如果输入速度慢，就不能明显提高血浆渗透压，失去组织脱水作用。

117. 为什么静脉注射氨茶碱必须稀释后缓慢注入?

答：因为注射过快，浓度过高可引起头晕、心悸、血压骤降等严重反应。所以在注射前，要用50%葡萄糖20mL稀释后缓慢推入，一般需要5分钟以上注完，以免血中茶碱浓度迅速升高。

118. 连续输液时为什么要先输入生理盐水?

答：连续输液时先输入生理盐水，是为了防止不同药物在输液器内混合，发生反应。

119. 人体缺乏核黄素时主要临床表现是什么?

答：一般表现为疲劳、工作能力下降、伤口难以愈合等。特征性症状为阴囊炎、舌炎、唇炎及口角炎。

120. 生物制品应如何保存?

答：生物制品的主要成分是蛋白质，其中有一些是活的微生物，因此，大都有怕热、怕光的特点，在保存时应做到以下几点:

(1)放在2～10℃的冰箱中，或放在同样温度的干暗处保存。温度过低时，某些生物制品会引起蛋白质的冻结变性，融化后发生溶菌，影响效果，发生不良反应。

(2)少数生物制品如疫苗、脊髓灰质炎糖丸活疫苗及干燥制品如黄热病、鼠疫疫苗，可以在0℃以下干燥处保存。

(3)有的生物制品如精制抗破伤风毒素、斑疹伤寒疫苗等，虽也要求在2～10℃范围保存，但由于它们对热比较稳定，也可在室温25℃以下暗处保存。

121. 复方氯化钠溶液包括哪些成分?

答：内含氯化钠0.85%、氯化钾0.03%和氯化钙0.033%。

122. 为什么在输血前后不能用复方氯化钠溶液冲洗输液器?

答：因为复方氯化钠溶液内含钙剂，可致血液凝固，故输血前后不能用其作冲洗液。

123. 何谓纵膈?

答：纵隔不是单个器官，而是两肺之间许多器官结构以及结缔组织的总称。其前界为胸骨，后界为脊柱，两侧以纵隔胸膜为界，上方达胸廓上口，下方至膈肌。

124．何谓胸膜腔？

答：胸膜腔是指胸膜脏、壁两层相互移行，形成左右两个完全密闭的膜性囊腔。因肺凸入膜性囊，正常脏、壁两层间仅有潜在间隙，此间隙即为胸膜腔。

125．何谓牵涉痛？

答：牵涉痛是指由内脏疾病引起同一神经节段支配的体表皮肤疼痛或痛觉过敏，也叫放射痛。

126．何谓菌群失调症？

答：由于长期使用抗生素后，机体某一部位的正常菌群中各细菌比例关系发生改变，称为菌群失调，由于菌群失调而导致的疾病称为菌群失调症。

127．何谓心肌的前负荷和后负荷，对心肌收缩各有何影响？

答：心肌的前负荷是指心肌收缩之前所遇到的阻力或负荷。因此，心室舒张末期的容积或压力就是心室肌的前负荷。它与静脉回流量有关，在一定范围内，静脉回流量增加，前负荷增加。二尖瓣或主动脉瓣关闭不全时，左心室舒张末期的容积或压力增大，前负荷也增加。

心肌的后负荷是指心肌收缩之后所遇到的阻力或负荷，又称压力负荷。主动脉压和及肺动脉压就是左、右心室的后负荷。高血压和动脉瓣狭窄常使心室肌的后负荷增加，心脏负担加重，临床对某些心力衰竭患者用扩血管药降低后负荷以减轻心脏负担。

128．强心苷的主要临床作用是什么？

答：强心苷在临床上主要用于治疗心功能不全和某些心律失常。

(1)慢性心功能不全，包括多种疾患如高血压、心瓣膜病、心肌缺血、先天性心脏病、各种心肌炎、严重贫血等引起的慢性心功能不全。强心苷能有效地改善动脉系统缺血、静脉系统淤血症状，使心功能不全的各种复杂症状得以消失。

(2)某些心律失常。如心房颤动：强心苷是心房颤动的首选药物，它能减慢房室传导，降低心室率。心房扑动：强心苷是治疗心房扑动最常用的药物。阵发性室上性心动过速：强心苷通过减慢房室传导作用而达到疗效。

129．人体的维生素D主要来自哪里？

答：机体维生素D来源有两个方面，即内源性途径和外源性途径。人和动物皮肤中的7-脱氢胆固醇经日光中紫外线照射后转变为胆骨化醇即内源性维生素

D_3，是人体维生素D的主要来源。外源性维生素D通过食物和药物制剂获得，食物主要包括肝、蛋、乳类食品等。

130．何谓局麻药毒性反应，有哪些预防措施？

答：局部麻醉时若单位时间内血中局麻药浓度超过机体的耐受力而出现一系列中毒表现，则为局麻药毒性反应。其预防措施包括麻醉前使用巴比妥类、地西泮、抗组胺类药物，可预防或减轻毒性反应；一次使用量不要过大；注药前回抽血，避免药物直接注入血管；在普鲁卡因中加入少量肾上腺素，以减慢药物吸收，减少毒性反应，并延长麻醉时间。如果出现局麻药毒性反应应立即停药，并对症处理。

131．局部麻醉时为什么要在局麻药中加入肾上腺素？

答：局部麻醉时，常在局麻药中加入1：20万肾上腺素，作用是收缩局部血管，延缓局麻药吸收，延长麻醉时间，减少局麻药的毒性反应，消除局麻药引起的血管扩展作用，减少手术创面渗血。

132．什么样的麻醉药在使用前必须做皮肤过敏试验？

答：由于酯类麻醉药物（包括普鲁卡因、氯普鲁卡因、丁卡因和可卡因等）。在血浆内水解或被胆碱酯酶所分解，产生的代谢产物可成为半抗原，是引起少数患者发生过敏反应的过敏原，因此使用前必须做过敏试验。

133．与静脉麻醉相比，吸入麻醉的优点是什么？

答：静脉麻醉的优点为诱导迅速、对呼吸道无刺激、操作方便和药物安全无爆炸性等。但多数镇痛效果不强，肌肉松弛效果较差，且麻醉深度较难控制。与其相比，吸入麻醉安全有效，可使肌肉松弛，镇痛效果好，且更容易调节麻醉深度，所以在临床上得到了广泛的应用。

134．吸入性麻醉前为了减少呼吸道分泌物，应给患者使用什么样的药物？

答：抗胆碱药能抑制腺体分泌，有利于呼吸道通畅，还能抑制迷走神经兴奋，避免术中心动过缓或心搏骤停，是全身麻醉和椎管内麻醉前不可缺少的药物，常用的有阿托品、东莨菪碱等。

135．为什么全麻术后未清醒的患者要采用去枕仰卧？

答：全身麻醉后患者可能出现呕吐，采用去枕仰卧位可使声门高于食管入口，防止呕吐物流入气管引起窒息。

136．为什么在化疗前需要准确测量患者的体重？

答：因为化疗药物在使用时，需要根据患者的情况掌握用药剂量(如需要了解患者体重、体表面积等)以免剂量过小，达不到效果；而剂量过大，则会增加其毒性作用。

137．什么是容易造成营养性缺铁性贫血的原因？

答：铁的摄入量不足是导致缺铁性贫血的主要原因。人奶和牛奶含铁量均低($<0.21mg/dL$)，如不及时添加含铁较多的辅食，则易发生营养性缺铁性贫血。

138．治疗再生障碍性贫血有哪些方法？

答：注射雄激素、脾切除、输新鲜血和骨髓移植都是治疗再生障碍性贫血患者可采用的方法。

139．何谓镜下血尿？

答：正常人尿内无或偶见红细胞，如果离心沉淀后的尿沉渣在每高倍视野中平均见到3个以上红细胞，称镜下血尿。

140．X线钡餐检查胃溃疡的主要诊断依据是什么？

答：胃溃疡多发生在胃窦、胃小弯和幽门前区，X线钡餐检查可见到溃疡凹陷部被钡剂充盈而呈现龛影。

141．为什么要保护急性白血病患者的静脉？

答：因为急性白血病患者往往要长期接受化疗，而化疗药有局部刺激作用，多次静脉注射可引起静脉炎，要注意轮换血管，以利于长期静脉注射。

142．什么是特发性血小板减少性紫癜的原因？有何临床表现？

答：特发性血小板减少性紫癜是由于外周血液中出现抗血小板自身抗体，导致血小板免疫性破坏过多及其寿命缩短，造成的血小板减少性出血性疾病。临床主要表现为皮肤、黏膜、内脏出血，血小板减少。

143．何谓隐形黄疸？轻度黄疸？中度黄疸？重度黄疸？

答：血清总胆红素在17.1～34.2mol/L为隐性黄疸；34.2～171mol/L为轻度黄疸；171～342mol/L为中度黄疸；＞342mol/L为重度黄疸。

144．间歇热有哪些表现？

答：间歇热表现为高热与正常体温交替有规律地反复出现，发热时体温骤升达39℃以上，持续数小时或几天不等，然后很快下降至正常，经数小时、数天的间歇后，又再次发作。

145．通气过度和通气不足有哪些表现？

答：通气过度和通气不足是自主呼吸与呼吸机不同步的表现，当通气过度时患者可出现肢体抽搐等碱中毒症状；通气量不足时患者可出现烦躁不安、多汗、皮肤潮红、血压升高、脉搏加速。通气量适宜患者安静，呼吸合拍，血压、脉搏正常。

146．应用破伤风抗毒素的目的是什么？

答：目的是中和游离的毒素，防止毒素与神经结合。若毒素已与神经结合，则难以起效，不能杀灭破伤风杆菌，或抑制其生长，因而也不能消除毒素来源。

147．长期应用链霉素会出现哪些毒性反应？

答：长期或大量应用链霉素会损伤第Ⅷ对脑神经，引起眩晕、恶心、呕吐、耳鸣、听力减退以致耳聋、全身麻木、抽搐、肌肉无力等症状。也可出现口唇、面部、指端麻木、皮疹、口腔炎、舌炎、尿中偶见蛋白及管型。

148．何谓脉率、脉律、速脉、缓脉、间歇脉和脉搏短绌？

答：(1)脉率：每分钟脉搏搏动的次数(频率)。正常值为60～100次/分钟。

(2)脉律：是指脉搏的节律性。

(3)速脉：成人脉率超过100次/分钟，也称为心动过速。

(4)缓脉：成人脉率少于60次/分钟，也称为心动过缓。

(5)间歇脉：在一系列正常规律的脉搏中，出现一次提前而较弱的脉搏，其后有一个正常延长的间歇，称为间歇脉。

(6)脉搏短绌：在单位时间内脉率少于心率，称为脉搏短绌。其特点是心律完全不规则、心率快慢不一、心音强弱不等。

149．何谓洪脉、细脉或丝脉、交替脉、水冲脉、重搏脉和奇脉？

答：(1)洪脉：心排血量增加、周围动脉阻力较小，动脉充盈度和脉压较大时，脉搏强而大，称为洪脉。

(2)细脉或丝脉：心排血量减少，周围动脉阻力较大，动脉充盈度降低，则脉搏弱而小，称为细脉。

(3)交替脉：指节律正常，而强弱交替出现的脉搏。主要是因为心室收缩强弱交替出现，是心肌损害的一种表现。

(4)水冲脉：脉搏骤起骤降，急促有力。主要是脉压增大所致。

(5)重搏脉：正常脉搏波在其下降期有一重复上升的脉搏波，但较第一波低，不能触及。在某些病理情况下，此波增高可触及。称为重搏脉。

(6)奇脉：吸气时脉搏明显减弱或消失，称为奇脉。

150．影响动脉压的因素有哪些？

答：(1)心排血量。(2)循环血容量。(3)周围血管阻力。(4)血管壁的弹性。(5)血液黏滞度。

151．何谓中心静脉压？

答：中心静脉压是指胸腔内上下腔静脉的压力。

152．中心静脉压的正常值是多少？

答：中心静脉压的正常值是0.49～1.18kPa。＜0.49～1.18kPa表示右心充盈不佳或血容量不足，＞1.18～1.96kPa表示右心功能不良。

153．中心静脉压监测的适应证有哪些？

答：(1)各类大中型手术，尤其是心血管、颅脑和胸部大而复杂的手术。(2)各种类型的休克。(3)脱水、失血和血容量不足。(4)右心功能不全。(5)大量静脉输血、输液。

154．中心静脉压监测的并发症有哪些？

答：(1)感染。(2)出血和血肿。(3)其他，包括气胸、血胸、气栓、血栓、神经和淋巴管损伤等。

155．什么是胆道疾病首选的诊断方法？

答：B超目前已作为常规检查，方法安全、简便、经济。在胆道结石、胆囊炎、胆道肿瘤、胆道蛔虫、胆道畸形、肿瘤和囊性病变等胆道病的诊断以及阻塞性黄疸的鉴别诊断方面，被认为是首选诊断方法。

156．什么是胆固醇结石形成的最主要的原因？

答：胆汁中有3种重要的成分：胆汁酸、胆固醇和卵磷脂，其中胆固醇可以溶解在胆汁酸和卵磷脂所组成的微胶粒中，若胆汁酸减少或胆固醇增加，可导致胆固醇呈过饱和状态而形成胆固醇结石。

157. 继发性腹膜炎最常见的致病菌是什么？

答：引起继发性腹膜炎的原因多为腹内脏器穿孔、破裂以及腹内脏器缺血和炎症扩散，主要的致病菌是胃肠道的常驻菌，其中大肠埃希菌是最常见的。

158. 腹膜炎引起的肠梗阻属于什么肠梗阻？

答：腹膜炎时腹腔内会有大量的细菌和毒素，导致肠管麻痹，使肠内容物不能有效排出，潴留在肠管内，引起麻痹性肠梗阻。

159. 腹膜炎患者为何宜取半卧位？

答：腹膜炎患者取半卧位是因为：①利于积液引流，防止膈下脓肿。②减少毒素的吸收，促使炎症局限。③改善呼吸和循环功能。④降低腹壁张力，减轻伤口疼痛，使患者舒适，因此腹膜炎患者如无休克表现均宜取半卧位。

160. 原发性腹膜炎与继发性腹膜炎的明显区别是什么？

答：原发性腹膜炎腹腔内无原发病灶，病菌由血液、生殖道、透壁性感染等途径进入腹腔。继发性腹膜炎有明确的腹腔原发灶，如内脏破裂、穿孔等。

161. 临终患者一般会经历哪几个心理反应阶段？

答：临终患者通常经历五个心理反应阶段，即否认期、愤怒期、协议期、忧郁期、接受期。随着病情的恶化，患者清楚地看到自己正接近死亡，产生很强的失落感，甚至有轻生念头。此期为忧郁期，患者可能开始交代后事，并希望有亲属陪伴在身边。

162. 目前医学界对死亡的判断依据是什么？

答：心跳、呼吸停止是判断死亡的传统标准，但随着医学的发展，心、肺功能停止者可用药物和机器来支持。医学界目前主张以脑死亡作为死亡的诊断依据，认为不可逆的脑死亡是生命活动结束的象征。

163. 最早出现的尸体现象是什么？

答：生物学死亡期会相继出现尸冷、尸斑、尸僵、尸体腐败等尸体现象，其中最早出现的是尸冷。

二、临床护理

1. 病室内最适宜的温度是多少?室温过高或过低对患者有何影响?

答：病室内最适宜的温度是18～22℃。

影响：(1)室温过高不利于体热散发，影响消化及呼吸功能，不利于患者体力的恢复。(2)室温过低容易使患者在诊疗或护理时受凉。

2. 何谓相对湿度?

答：湿度是空气中含水分的程度。相对湿度就是在一定温度下空气中所含水蒸气的量与其达到饱和量的百分比。如实际含量为饱和量的一半，则相对湿度就是50%。

3. 病室的相对湿度以多少为宜?湿度过高或过低对患者有何影响?

答：病室的相对湿度以50%～60%为宜。

影响：(1)湿度过高时，体内水分蒸发慢，可抑制出汗，使患者感到潮湿、气闷，尿量增加，加重患者的肾脏负担。(2)湿度过低，造成空气干燥，大量水分蒸发，引起口干舌燥，烦渴，咽喉痛，对呼吸道疾患和气管切开患者尤为不利。

4. 病室内为什么要常通风?

答：(1)通风可保证室内的空气新鲜，变换室内的温度和湿度，从而刺激皮肤血液循环，促进汗液蒸发及散热，增加患者舒适感。

(2)通风可降低室内空气污染和空气中微生物的密度，降低呼吸道疾病的传播与发病。

(3)通风可防止氧气不足，避免因氧气不足给患者带来烦躁、倦怠、头晕、食欲缺乏等不良反应，妨碍患者养病。

5. 病室内为什么要保持安静?护士要做到哪"四轻"?

答：人患病时，对噪声的适应能力降低，噪声会使患者感到疲倦、不安，影响其睡眠与休息。有效地降低和减少噪声的产生，保持病室的安静，有利于患者的康复。

护士要做到的四轻是：(1)说话轻(语调温柔，吐字清晰)；(2)走路轻(脚步轻巧，穿软底鞋)；(3)操作轻(动作轻稳，避免器械碰撞，推车轮轴应经常滴润滑油);(4)关门轻(病室的椅脚应钉橡胶垫,门窗要轻开轻关)。

6. 正常人每日每千克体重需蛋白质、糖、脂肪各多少克?各产生多少热量?

答:蛋白质:是构成人体的主要原料。成人每日每千克体重需要1.5g,每1g蛋白质产热4.1kcal。

糖:为供给体内热能的主要来源。成人每日每千克体重需要10~12g,每1g糖产热4.1kcal。

脂肪:也为热量的主要来源,可保持体温,保护脏器,为构成组织细胞的重要成分。成人每日每千克体重需要1g,每1g脂肪产热9kcal。

7. 何谓饮食疗法?它在治疗上有哪些作用?

答:通过合理的饮食调配,对疾病起主导或辅助作用的称之为饮食疗法。它是综合疗法中的一个组成部分。根据患者的需要和消化能力以及疾病的特点,配制适合于患者的饮食,使其得到合理的营养,增强机体抵抗力,减轻患病器官的负担,防止合并症的发生,有利于病体的康复。

8. 医院饮食分为哪几类?

答:医院饮食可分为基本饮食、治疗饮食和试验饮食。基本饮食适用于一般患者的饮食需要,对营养素的摄入量和种类未作调整,包括普通饮食、软质饮食、半流质饮食和流质饮食。

9. 临床上采用的试验饮食有哪几种?

答:有潜血试验饮食、胆囊造影饮食、肌酐试验饮食、尿浓缩试验饮食、甲状腺[131]I试验饮食。

10. 潜血试验饮食的目的是什么?有哪些注意事项?

答:目的是用于大便隐血试验的准备,协助诊断消化道有无出血性疾患。

注意事项:须在试验前3天起禁食易造成隐血试验假阳性结果的食物,禁用肉类、动物肝类、动物血、含铁丰富的药物或食物及绿色蔬菜,以免影响对结果的判断。可食用牛奶、豆类、非绿色蔬菜,如土豆、冬瓜等。

11. 何谓管饲饮食?临床上有几种?常用于何种患者?

答:不能经口进食的患者,为保证其能摄入足够的蛋白质和热量,通过导管供给其营养丰富的流质饮食或营养液，此种方法称为管饲饮食。

临床种类：根据导管插入途径，分为口胃管、鼻胃管、鼻肠管、胃造瘘管、空肠造瘘管。

管饲饮食适用两类患者：意识障碍不能进食者，如昏迷患者；无法正常经口进食水的患者，如食管狭窄、口腔和喉部手术等。其他患者：早产儿；病情危重、拒绝进食者；不能张口患者，如破伤风患者。

12．何谓要素饮食?其特点与作用是什么?

答：要素饮食是一组化学组成明确的精制食品，含有人体所必需的易于消化吸收的营养成分，包括游离氨基酸、单糖、主要脂肪酸、维生素、无机盐、微量元素，与水混合后可以形成溶液或较为稳定的悬浮液。

其特点是：营养价值高，营养成分全面而平衡，成分明确，无渣滓，不含纤维素。有压缩性，排便少，携带方便，易保存。主要特点为无须经过消化即可被肠道直接吸收利用。

作用是保证危重患者的能量及氨基酸等营养素的摄入，促进伤口的愈合，改善患者的营养状况，以达到治疗和辅助治疗的目的。

13．何谓营养支持?

答：营养支持是近代医学治疗手段的重大进展之一，目的是维持机体组织、器官的结构和功能，维护细胞代谢，参与生理功能调控与组织修复，促进患者康复。营养支持途径包括肠内营养与肠外营养，肠内营养是经胃肠道用管饲来提供营养基质及各种营养素；肠外营养是通过静脉途径提供营养物质。

14．低盐饮食适用于哪些患者?每日应摄入多少克?

答：适用于心脏病、急慢性肾炎、肝硬化腹水、高血压、冠心病等患者。食盐<2g/天，禁用咸菜、火腿、咸蛋，不包括食物内自然存在的氯化钠。

15．低脂肪饮食适用于哪些患者? 每日应摄入多少克?

答：适用于肝胆胰疾患、高脂血症、动脉硬化、冠心病、肥胖症及腹泻等患者。脂肪含量<50g/天，肝胆胰病患者<40g/天，禁食油炸食物，限制动物脂肪的摄入，如肥肉、蛋黄、奶油等。

16．低蛋白饮食适用于哪些患者?每日应摄入多少克?

答：适用于限制蛋白摄入者，如急性肾炎、尿毒症、肝性脑病等患者。成人饮食中蛋白质含量<40g/天，视病情可减至20～30g/天。肝脏患者以植物性蛋白为主，肾脏患者以动物性蛋白为主，多补充蔬菜和含糖高的食物。

17. 高蛋白饮食适用于哪些患者?每日应摄入多少克?

答：适用于高代谢性疾病，如烧伤、结核、恶性肿瘤、贫血、甲状腺功能亢进、大手术后等患者；低蛋白血症患者；孕妇、乳母等。总量<120g/天，总热能10.46～12.55MJ/天(2500～3000kcal/天)，蛋白供给1.5～2.0g/(kg·d)，增加含蛋白丰富的食物，如肉、鱼、蛋、奶。

18. 低胆固醇饮食适用于哪些患者?每日应摄入多少克?

答：适用于高胆固醇血症、高脂血症、动脉硬化、高血压、冠心病等患者。胆固醇<300mg/天，禁食胆固醇高的食物，如动物内脏、肥肉、蛋黄、鱼子等。

19. 高热量饮食适用于哪些患者?每日需供给多少热量?

答：适用于热能消耗较高的患者，如甲状腺功能亢进、结核、大面积烧伤、肝炎、胆道疾患、体重不足及产妇等。总热量约12.55MJ/天(3000kcal/天)，进食含热量多的食物，如牛奶、蛋糕。

20. 肝昏迷患者限制蛋白质摄入的目的是什么?

答：肝昏迷的主要原因是血氨增高。氨主要是食物中的蛋白质被肠道细菌所分泌的氨基酸氧化酶分解而产生(蛋白质代谢产物)。肝功能严重损害时，肝脏不能通过鸟氨酸循环将氨转变成尿素，然后经肾脏排出体外。故肝昏迷患者要限制蛋白质摄入，目的是为减少氨的产生和吸收，避免或减轻发生肝性脑病，有利于肝细胞再生与恢复。

21. 为什么肾衰竭少尿期要给予低蛋白饮食?

答：过多地摄入蛋白质会加重肾脏负担，而蛋白质量摄入不足又不能维持正常的生理需要。故只能给低蛋白饮食。

22. 糖尿病饮食的原则是什么?

答：主要原则是适当限制每日总热量和糖类的进食量，以减轻胰岛负担。

(1)少食含糖类高的食物，如土豆、藕、芋头等。多食含糖类低的食物，如青菜、黄瓜、冬瓜等。

(2)按活动量及体重计算每日的总热量，糖含量应占总热量的50%～60%，蛋白质、脂肪各占20%～25%。

23．高热患者为什么要补充营养和水分？

答：高热时由于迷走神经兴奋性减低，使胃肠蠕动减弱，消化液生成和分泌减少而影响消化吸收。另一方面分解代谢增加，蛋白质、糖类、脂肪和维生素等物质大量消耗，导致机体消瘦、衰弱和营养不良。高热可致水分大量丧失。因此高热患者必须补充高营养易消化的食物，提高机体抵抗力，补充高热消耗的能量及大量水分，促进毒素和代谢产物的排出。

24．对高热患者有哪些护理常规？

答：发热是人体对致病因子产生的一种全身反应，表现为体温升高。发热是一种症状而非独立的疾病，对发热患者除症状护理外，重要的是协助医师积极寻找病因，进行治疗。

(1)安排患者卧床休息，密切观察体温、脉搏、呼吸变化，应每4小时测试体温1次，体温在38℃以下，晚上11点和凌晨3点酌情免测。体温正常后连测3次，再改常规测试。

(2)注意观察发热规律、特点及伴随症状，体温超过39℃，给予物理降温或遵医嘱。出现抽搐及时处理。在患者大量出汗、退热时，应密切观察有无虚脱现象。

(3)根据医嘱给予高热量半流质饮食，保证足够热量，一般情况下8364～12546kJ/天(2000～3000kcal/天)，鼓励患者多进食、多吃水果、多饮水；保持大便通畅，保证每日液体摄入量达3000mL。

(4)加强口腔护理，酌情每日2～3次，饮食前后漱口，注意保持皮肤清洁、干燥。

(5)认真观察病情变化，详细记录体温变化情况以及降温处理后的效果，注意患者心理变化，及时疏导，保持患者心情愉快，处于接受治疗护理的最佳状态。

(6)保持室内空气新鲜，定时开窗通风，但注意勿使患者着凉。

25．急性胰腺炎患者禁食的目的是什么？

答：禁食可减少胃酸分泌，进而减少胰液分泌，减轻腹痛和腹胀。目的是为避免进食时酸性食糜进入十二指肠，促使胰腺分泌旺盛，胰管内压增高，加重胰腺病变。

26. 急性胰腺炎患者饮食护理措施有哪些?

答:(1)急性期禁食禁饮1～3天,患者口渴时可含漱或湿润口唇。(2)病情允许进食时应注意饮食卫生,养成规律的进食习惯,避免暴饮暴食。(3)腹痛缓解后从少量低脂、低糖饮食开始逐渐恢复正常饮食。(4)避免刺激性强、产气多、高脂肪和高蛋白食物。(5)戒烟戒酒。

27. 何谓急性胰腺炎?有哪些临床表现?

答:急性胰腺炎是指胰腺分泌的消化酶引起胰腺组织自身消化的化学性炎症,临床主要表现为急性上腹痛、发热、恶心、呕吐、血和尿淀粉酶增高,严重者出现腹膜炎、休克等并发症。

28. 什么是急性胰腺炎发病的原因?

答:胆道疾病是急性胰腺炎最常见的病因,约占50%,其中主要为胆总管梗阻;酒精中毒和饮食不当(如暴饮暴食)约占我国急性胰腺炎发病的30%;而外伤、手术创伤、病毒性感染,如腮腺炎病毒、肝炎病毒等,也可引起急性胰腺炎的发生。

29. 急性胰腺炎腹痛的特点是什么?

答:(1)以腹痛为首发症状者约占90%。常在胆石症发作不久、暴饮暴食或酗酒后突然发生。

(2)疼痛剧烈而持续,多呈刀割样,可有阵发性加剧。

(3)进食后疼痛加重,且不易被解痉剂缓解。

(4)腹痛常位于中上腹,向腰背部呈带状放射,取弯腰抱膝位可减轻疼痛,一般胃肠解痉药无效。

30. 如何区别急性水肿型胰腺炎与出血坏死型胰腺炎?

答:急性水肿型胰腺炎与出血坏死型胰腺炎均会出现发热、恶心呕吐、剧烈腹痛和电解质紊乱,但休克仅见于出血坏死型胰腺炎患者。可在起病数小时突然出现,提示胰腺有大片坏死。也可逐渐出现,或在有并发症时发生。这与胰蛋白酶激活各种血管活性物质(如缓激肽)有关。所以应从患者是否出现休克来区别急性水肿型胰腺炎与出血坏死型胰腺炎。

31. 应用药物疗法时应掌握的原则有哪些?

答:(1)应根据医嘱给药,在用药过程中,密切观察用药反应(给药错误及时报告处理)。

(2)给药过程中，须做到"三查七对一注意五准确"。

"三查"：操作前、操作中、操作后查。

"七对"：对床号、姓名、药名、浓度、剂量、方法、时间。

"一注意"：注意用药后反应，给药错误及时报告处理。

"五准确"：准确的药物、准确的剂量、准确的途径、准确的时间、准确的患者。

(3)给药时间要准确，由于各种药物吸收和排泄速度不同，为了使药物能达到应有疗效，必须做到准时给药。

(4)给药剂量和浓度要准确，如果剂量不足，达不到治疗目的；剂量过大，则可引起中毒。

(5)给药途径要准确，因为采取不同给药途径，是根据治疗目的的不同而确定的。

(6)安全正确用药：合理掌握正确给药的时间、方法；及时分发；做好解释；对易引起过敏反应的药物使用前了解过敏史，做过敏试验。

32．根据药物的不同性能，如何正确地指导患者服药？

答：为提高疗效、减少不良反应，在服用不同性能的药物时要提醒患者注意：

(1)需吞服的药物通常用40～60℃温开水送下，不要用茶水服药。

(2)对牙齿有腐蚀作用或可使牙齿染色的药物，如酸类、铁剂，服用时为避免与牙齿接触，可将药液由饮水管吸入，服药后漱口。

(3)止咳糖浆对呼吸道黏膜起安抚作用，服后不宜饮水，以免冲淡药物，降低疗效，应15分钟后饮水。如同时服用多种药物，则应最后服止咳糖浆。

(4)助消化的药物、对胃黏膜有刺激的药物，如阿司匹林应饭后服用，以便使药物与食物均匀混合，减少对胃壁的刺激；刺激食欲的健胃药在饭前服用，因其刺激舌味感受器，使胃液大量分泌，可以增进食欲；催眠药在睡前服用；驱虫药在空腹或半空腹时服用；缓释片、肠溶片、胶囊吞服时不可嚼碎服用。

(5)磺胺类药与发汗药，服后宜多饮水。前者防止尿中出现磺胺结晶，后者起发汗降温增强药物疗效的作用。

(6)舌下含片应放于舌下或两颊黏膜与牙齿之间待其溶化。

(7)强心甙类发药前测脉率，如脉率低于60次/分钟或出现不曾出现的心律不齐，暂停发药并报告医生。

(8)有相互作用的药物不宜同时或短时间内服用。

(9)服用某些特殊药物，应密切观察病情及疗效，如服用毛地黄、奎尼丁时尤需测量心率变化以防中毒；对长期服用苯巴比妥等催眠药物的患者应防止成瘾；某些药物服用后可产生药物热或皮疹，如发现异常变化，须报告医生给予及时处理。

33．对休克患者进行护理时，临床应从哪些方面简单地判断出患者的血容量是否不足？

答：(1)颈静脉是否充盈，四肢血管是否充盈。

(2)肝脏是否肿大，有无压痛，肝颈静脉回流征阳性表示血容量已补足。

(3)当患者采取半卧位或半坐卧位时，心率及血压有无明显改变，若有改变表示血容量已补足。

(4)让患者平卧将下肢抬高90°，若血压上升表示血容量不足。

(5)收缩压与脉率的差值在-10以下，表示血容量不足。

34．试述青霉素过敏性休克的机制及防治原则。

答：青霉素系半抗原，无变应原作用，因此大多数人用青霉素无不良反应，但有极少数人用青霉素后可发生过敏性休克，甚至死亡，其机理是属Ⅰ型超敏反应的全身表现。为防止该现象的发生，在应用青霉素前应首先仔细询问过敏史，无青霉素过敏史者，在使用青霉素前必须做过敏性皮内试验，皮试阳性者禁用。注射青霉素时还必须准备抗过敏性休克的药物，如肾上腺素及抢救设施等，以防万一。个别人在皮试时亦可发生过敏性休克。因此要做好各种抢救准备工作，以便于及时进行抢救。

35．对休克患者有哪些护理常规？

答：休克是人体受到各种有害因素侵袭后，迅速出现以循环系统为主的功能急剧降低的临床综合征。表现为有效循环血量骤减，组织器官血液灌注不足，病情复杂，变化快。

(1)根据不同的病因，置患者于头低足高或中凹体位，做好急救处理，如对过敏性休克患者，应立即给予肌内注射0.1%肾上腺素0.5～1mL；对失血性休克者，应迅速建立静脉通路，抽血做血交叉，争分夺秒的给予输血等。

(2)患者宜安排于单人病室，保持环境安静，避免不必要的搬动。

(3)认真做好护理记录，按医嘱及时测量血压、脉搏、呼吸或用监护仪观察并记录，密切注意患者神志、面色、皮肤、指(趾)端血液充盈情况，创伤者观察伤口出血等情况。

(4)保持呼吸道畅通，给予氧气吸入，气管切开者按气管切开常规护理。

(5)合理安排输液顺序和正确调整补液速度，密切观察记录尿量，必要时测尿比重。使用升压药者，遵医嘱正确给药。

(6)注意保暖，根据病情变化及时调整体位，防止压疮。神志淡漠或昏迷者，按昏迷常规护理。

(7)保持静脉通路畅通，24小时输液维持者每日更换输液器。长期使用升压药者，防止脉管炎发生。采用深静脉穿刺者按常规护理。

(8)备齐抢救用品，病情变化及时报告医师予以立即处理。

36．做口腔护理时测定pH的意义是什么？

答：口腔pH的变化与口腔感染的病原有一定关系。做口护前如能测得pH，对口护时药物的选用有指导意义，可大大提高护理效果。经临床观察证明，pH高(偏碱)时易发生细菌感染，可选用2%～3%硼酸溶液(属酸性防腐剂)擦洗，改变细菌的酸碱度起抑菌作用；pH低(偏酸)时易发生真菌感染，可选用2%碳酸氢钠(属碱性药物)擦洗，对适应在酸性环境下生长的细菌有抑菌作用，也可选用1%～3%过氧化氢，因其遇有机物能放出氧分子而起防腐防臭作用；pH中性时可用0.02%呋喃西林起广谱抗菌作用；0.1%醋酸对绿脓菌感染有效。

37．哪些患者需做特殊的口腔护理？

答：鼻饲、禁食、术后、高热、昏迷、口腔疾患、危重以及生活不能自理的患者都需做特殊的口腔护理。

38．为什么高热患者必须做口腔护理？

答：正常人唾液中含有溶菌酶，具有杀菌作用。高热时患者唾液分泌量减少，舌、口腔内黏膜干燥，抵抗力下降，进食、饮水及刷牙等活动减少，而使致病菌在口腔内容易大量繁殖，同时口腔内的食物残渣发酵等，均有利于细菌繁殖而引起舌炎、齿龈炎等。因此高热患者必须做好口腔护理，以防止合并症的发生。

39．为什么鼻饲患者必须做口腔护理？

答：鼻饲患者由于自身抵抗力下降，进食和饮水障碍，使口腔内大量细菌繁殖，导致口腔卫生不洁而出现健康问题，所以必须做口腔护理。

40．为昏迷患者做口腔护理时应注意什么？

答：为昏迷的患者做口腔护理时，禁忌漱口，棉球不可以潮湿，防止误吸。护理口腔内部需使用压舌板和开口器配合操作时，注意开口器应在臼齿处打开。

41．如何指导患者做好义齿的清洁与护理？

答：(1)白天佩戴，晚上取下。(2)取下后放于有标记的冷水杯中，每日换水一次。(3)义齿不可放于热水中和乙醇等消毒剂中。(4)义齿在餐后取下刷洗，取下义齿后用温水漱口。

42．去除口臭应选用哪种漱口液？为什么？

答：应选用朵贝尔漱口液，因为朵贝尔漱口液有抑菌、除臭的功能。

43．患者常用的卧位有几种？

答：共有9种卧位。

(1)仰卧位：①普通仰卧位(适用于任何无禁忌证的患者)。②去枕仰卧位(适用于全麻未醒、昏迷的患者，防止误吸；椎管内麻醉和脊髓穿刺的患者，防止颅内压降低头痛)。③中凹卧位或休克卧位(头胸抬高10°～20°，下肢抬高20°～30°。适用于休克患者，抬高头胸可以促进通气，抬高下肢可以增加回心血量)。④屈膝仰卧位(常见于腹部检查，可放松腹肌；女性患者导尿等)。

(2)侧卧位：常用于变换体位、交替使用、压疮；适用于灌肠、胃镜、肠镜等检查以及肌内注射等。

(3)半坐卧位：床头抬高30°～50°。下肢屈膝，防止身体下滑。适用：①心肺功能不好的患者，可使膈肌下降，增大胸腔容积，增加肺活量；减少回心血量，减轻心肺负担。②腹、盆腔术后患者，可松弛腹肌，减轻疼痛；促进炎症引流、吸收，防止出现膈下脓肿；使盆腔感染局限化，减少中毒反应。③头面颈部手术者，减少出血。④恢复期患者改变体位的需要。

(4)端坐卧位：床头抬高70°～80°，膝下支架15°～20°。常用于极度呼吸困难的患者，如心衰、心包积液、哮喘等，其目的同半卧位。

(5)俯卧位：适用于腰背部有手术伤口、腰背部检查和胃肠胀气等。

(6)头低足高位：床尾抬高15～30cm。适用于体位引流(肺部、十二指肠引流)；胎膜早破，防止脐带脱垂；下肢骨折牵引，利用反牵引力等。

(7)头高足低位：床头抬高15～30cm。适用于颅骨牵引；脑水肿、脑出血、颅内手术，以降低颅内压等。

(8)膝胸卧位：适用于肛门检查及镜检、胎位不正及子宫后倾、产后子宫复原等。

(9)截石位：适用于会阴肛门手术检查、分娩等。

44．正确卧位在临床上有何重要意义?

答：正确的卧位，不但能使患者感到舒适，减轻疲劳感，而且能减轻某些患者的症状，对于疾病的治疗及手术、并发症的预防以及各种检查能够起到良好的作用。

45．半坐卧位有何临床意义?

答：面部及肩颈部手术后，取半坐卧位，可减少局部出血。心肺疾病引起呼吸困难的患者，取半坐卧位，可减轻肺淤血和心脏负担，利于气体交换，使呼吸困难症状得到改善。腹腔、盆腔手术后或有炎症的患者，取半坐卧位，可促使炎症局限。疾病恢复期体质虚弱的患者，取半坐卧位，可增加舒适度，减少疲劳。

46．什么样的患者应采取被动体位?

答：昏迷患者由于意识丧失，无自主运动，全身肌肉松弛，肢体呈松弛状态，对各种刺激均无反应，所以应采取被动体位。

47．急性肺水肿的患者应取什么卧位?为什么?

答：取端坐位，双腿下垂。因为这样可以减少下肢静脉的回流，减轻心脏的负担。

48．脊髓穿刺后患者应采取什么卧位?为什么?

答：应采取平卧去枕6小时，这样可防止脑压减低，引起头痛或形成脑疝。

49．在做甲状腺大部分切除手术前应指导患者练习的体位是什么?

答：为了术中充分暴露甲状腺，便于手术操作，术前应指导患者练习头颈过伸位。

50．如何护理腰椎穿刺术后的患者？

答：(1)嘱患者术后去枕平卧4～6小时，不可抬高头部(可适当转动身体)，以防穿刺后发生不良反应，如头痛、恶心、呕吐、眩晕等。

(2)密切观察病情，观察患者有无头痛、腰背痛，有无脑疝及感染等穿刺后并发症。

(3)穿刺后头痛最多见，多发生在穿刺后1～7天，可能为脑脊液量放出较多等致颅内压降低，应嘱患者多饮水或静脉滴注生理盐水，并延长卧床休息时间。

(4)保持穿刺部位的纱布干燥，观察有无渗液、渗血。

51．何谓动静脉内瘘？

答：动静脉内瘘是指血液透析患者将其肢体邻近的动静脉通过外科手术吻合，使之成为血液通道，经过这个通道的动脉血可以转流至静脉。

52．如何护理动静脉内瘘的患者？

答：(1)通常动静脉吻合术术后4～6周方可使用，应经常检查血管是否通畅，静脉侧应能触到震颤，听到杂音。

(2)禁止在内瘘侧血管上进行非透析性采血、注射，以及用内瘘的肢体测血压、拎重物等。

(3)穿刺时应距瘘吻合口5cm以上，两针间的距离8～10cm以上，力求一针见血，并在条件许可下以绳梯式穿刺使血管受力均匀，避免产生假性动脉瘤。

(4)穿刺时要严格执行无菌操作，动作应熟练、轻巧，尽量减少患者的疼痛。

(5)透析结束拔除穿刺针时，止血方法要正确有效以免形成血肿而堵塞瘘管。

(6)保持局部清洁、干燥，预防感染，每天外涂喜疗妥等消炎膏并软化血管。

53．颈内(股)静脉插管患者的护理措施有哪些？

答：(1)保持局部清洁、干燥，每天更换敷料，预防感染发生。

(2)固定妥善，活动适量，防止脱落。

(3)保持管路通畅，每次用药开始前，应用注射器抽吸出肝素盐水及可能形成的凝血块，以保证有充分的血流量。

(4)每次用药结束后要用肝素盐水封管，以抗凝防管路堵塞。

54．发生压疮的原因是什么？

答：(1)力学因素：引起压疮最基本、最重要的因素，主要是压力、摩擦力和剪切力。(2)局部经常受潮湿或排泄物刺激，出汗、大小便失禁等。(3)全身营养不良或水肿，皮肤较薄，抵抗力弱，皮下脂肪少。(4)石膏绷带和夹板使用不当等。(5)年龄：老年人皮肤松弛、干燥，皮下脂肪少。

55．机体的哪些部位好发压疮?

答：易发生在受压和缺乏脂肪组织保护、无肌肉包裹或肌层包裹或肌层较薄的骨隆突处。卧位不同，好发部位亦有所不同。(1)仰卧位：枕骨粗隆、肩胛部、肘部、脊椎体隆突处、骶尾部、足跟部。(2)侧卧位：耳廓、肩峰、肘部、髋部、膝关节内外侧、内外踝。(3)俯卧位：面颊部、耳廓、肩部、女性乳房、男性生殖器、髂嵴、膝部、脚趾。(4)坐位：坐骨结节。

56．如何判别Ⅰ期压疮?发生时应如何处理?

答：Ⅰ期压疮也叫淤血红润期，表现为局部皮肤潮红、肿胀、发热、麻木或有触痛，解除压力30分钟局部不能恢复正常。

处理方法：去除危险因素，如增加翻身次数；避免摩擦、潮湿和排泄物的刺激；改善局部血液循环，采用湿热敷、红外线或紫外线照射；保护局部皮肤，应用保护贴等。

57．如何判别Ⅱ期压疮?发生时应如何处理?

答：Ⅱ期压疮也叫炎性浸润期，表现为局部静脉淤血，局部红肿向外浸润、扩大、变硬；皮肤转为紫红，压之不褪色，表皮常有水泡、疼痛。

处理方法：加强皮肤的保护，防止发生感染。未破水泡防止破裂，促进水泡自行吸收；较大水泡，应在无菌操作下用注射器将泡内液体抽出，注意保留表皮，局部消毒后用无菌敷料包扎；酌情给予紫外线或红外线照射治疗或皮肤保护贴。

58．预防压疮应做到哪"六勤"?

答：勤观察、勤翻身、勤按摩、勤擦洗、勤整理、勤更换。

59．应用冷疗的目的是什么?其原理分别是什么?

答：目的是：(1)减轻局部充血或出血。原理：冷疗使局部毛细血管收缩，毛细血管通透性降低，减轻局部充血；同时使血流减慢，黏稠度增加，有利于血液凝固控制出血。

(2)减轻疼痛。原理：冷疗可抑制细胞的活动，减慢神经冲动的传导，降低神经末梢的敏感性而减轻疼痛；同时使血管收缩，毛细血管通透性降低，渗出减少，从而减轻由于组织肿胀压迫神经末梢所引起的疼痛。

(3)控制炎症扩散。原理：冷疗可使局部血管收缩，血流减少，细胞的新陈代谢和细菌的活力降低，从而限制炎症扩散。

(4)降低体温。原理：通过传导与蒸发的物理作用，使体温降低。

60．全身哪些部位禁用冷疗?其原因是什么?

答：枕后、耳廓、阴囊处：用冷疗易引起冻伤。腹部：用冷疗易引起腹泻。心前区：用冷疗可导致反射性心率减慢、心房纤颤或心室纤颤及房室传导阻滞。足底：用冷疗可导致反射性末梢血管收缩影响散热或引起一过性冠状动脉收缩。

61．乙醇擦浴的原理是什么?其浓度及温度各是多少?

答：乙醇是一种挥发性液体，可在皮肤上迅速蒸发，带走和吸收机体大量的热量，而且乙醇又具有刺激皮肤血管扩张的作用，可增加散热。其浓度为25%～35%，温度为30℃。

62．应用热疗的目的是什么?其原理分别是什么?

答：目的是：(1)促进炎症的消散和局限。原理：热疗使局部血管扩张，血液循环速度加快，促进组织中毒素、废物的排出；同时血量增多，白细胞数量增多，吞噬能力增强和新陈代谢增加，使机体局部或全身的抵抗力和修复力增强。因而炎症早期用热，可促进炎症渗出物的吸收与消散；炎症后期用热，可促进白细胞释放蛋白溶解酶，使炎症局限。

(2)减轻疼痛。原理：热疗可降低痛觉神经兴奋性，又可改善血液循环，加速致痛物质排出和炎症渗出物吸收，解除对神经梢的刺激和压迫，因而可减轻疼痛。同时热疗可使肌肉松弛，增强结缔组织伸展性，增加关节的活动范围，减轻肌肉痉挛、僵硬，关节强直所致的疼痛。

(3)减轻深部组织的充血。原理：热疗使皮肤血管扩张，使平时大量呈闭锁状态的动静脉吻合支开放，皮肤血流量增加。由于全身循环血量的重新分布，减轻深部组织的充血。

(4)保暖与舒适。原理：热疗可使局部血管扩张，促进血液循环，将热带至全身，使体温升高，并使患者感到舒适。适用于年老、体弱、早产、危重、末梢循环不良患者。

63．为什么急性细菌性结膜炎不能做热敷?

答：因为局部温度过高，有利于细菌繁殖及分泌物增多从而使病情加重。

64．为什么急腹症患者诊断未确定前不能做热敷?

答：因为热敷虽能暂时减轻疼痛，但易掩盖病情真相，延误病情及诊断，并有引发腹膜炎的危险。

65．为什么消化道出血患者腹痛时不能热敷?

答：因为热敷可使血管扩张，血流增多而加重出血。

66．为什么面部鼻唇沟处疖肿不能做热敷?

答：因为面部三角区血管丰富，面部静脉无静脉瓣，与颅内海绵窦相通，热敷可使血管扩张，血流增多，导致细菌和毒素进入血液循环，促进炎症扩散，造成严重的颅内感染和败血症。

67．病情不同的患者，应如何掌握热水袋的温度?

答：成人应用热水袋的温度为60～70℃；昏迷、感觉迟钝、循环不良等患者，以及患病的老年人、婴幼儿，应用热水袋的温度应低于50℃。

68．体温是怎样产生的?产热的主要因素有哪些?

答：体温是由细胞的新陈代谢产生的。人体以化学方式产热，所以体温反映了细胞代谢水平。代谢旺盛的器官，如肝脏温度较高，约38℃。产热的主要因素：食物氧化、肌肉运动、交感神经兴奋、甲状腺激素分泌增多、体温升高。

69．正常平均体温的值是多少?摄氏温度(℃)和华氏温度(℉)如何换算?

答：(1)正常平均体温

①口温37℃(36.3～37.2℃)。②肛温37.5℃(36.5～37.7℃)。③腋温36.7℃(36.0～37℃)。正常情况下比平均温度增减0.3～0.6℃。

(2)温度以摄氏温度(℃)和华氏温度(℉)来表示，其换算公式如下：①℉=℃×9/5+32。℃=(℉−32)×5/9。

70．体温生理性波动的影响因素有哪些?波动范围是多少?

答：昼夜变化：清晨2～6时最低，下午1～6时最高。

年龄：婴幼儿体温比成年人略高，老年人比成年人略低。

性别：女性比男性平均高0.3℃，而且女性的基础体温随月经周期出现规律性变化，即排卵后体温上升。

肌肉活动：肌肉收缩增加产热、体温升高，所以在安静状态下测体温。

药物：麻醉药物可抑制体温调节中枢或影响传入途径的活动并扩张血管，增加散热，所以，麻醉患者要注意保暖。

其他：情绪激动、紧张、进食、环境都会对体温造成影响，所以测量体温时要加以考虑。但是波动范围很小，一般为0.1～1.0℃。

71．体温调节中枢位于人体的哪个部位？

答：位于人体的视前区-下丘脑前部(PO/AH)。

72．热型分哪几种？其特点是什么？常见于何种疾病？

答：热型分为四种：稽留热：体温持续在39～40℃，可达数天或数周，24小时波动范围不超过1℃。见于伤寒、肺炎球菌肺炎等。弛张热：体温在39℃以上，24小时内温差达1℃以上，但体温最低时仍高于正常水平。见于败血症、风湿热、化脓性疾病等。间歇热：体温骤然升高至39℃以上，持续数小时或更长，然后下降至正常或正常水平以下，经过一个间歇，体温又升高，并反复发作，高热期和低热期交替出现。见于疟疾。不规则热：发热无一定规律，且持续时间不定。见于流行性感冒、癌性发热等。

73．机体通过哪些方式散热？

答：机体通过辐射、传导、对流和蒸发来散热。

74．影响体温测量准确性的因素有哪些？

答：运动、进食、冷热饮、冷热敷、洗澡、坐浴和灌肠均可影响测量体温的准确性。

75．为什么要注意观察高热患者的降温效果？

答：高热患者表现为面色潮红、皮肤灼热、口唇干燥、呼吸脉搏加快、头痛头晕、食欲减退、全身不适、软弱无力等，对身体损伤特别大，所以要加强降温，观察降温效果，必要时调整降温措施，保证降温的有效性。

76．如何观察异常脉搏？

答：(1)脉率异常：①速脉：常见甲亢、发热、心力衰竭等。一般体温升高1℃，成人脉率增加10，儿童增加15。②缓脉：常见颅内压增高、甲减等。

(2)节律异常：①间歇脉：常见于各种器质性心脏病，是心脏异位起搏点过早地发生冲动而引起的心脏搏动提早出现。②脉搏短绌：常见于心房纤颤患者。

（3）强弱异常：①洪脉：常见于高热、甲亢、主动脉瓣关闭不全。②细脉或丝脉：常见于心功能不全、休克等。③交替脉：常见于冠心病、高血压心脏病。④水冲脉：常见于主动脉瓣关闭不全、甲亢。⑤重搏脉：常见于伤寒、肥厚性梗阻性心肌病。⑥奇脉：常见于心包积液和缩窄性心包炎，是心包填塞的重要体征。

77. 呼吸中枢位于人体的哪个部位？

答：呼吸中枢分布在大脑皮层、间脑、脑桥、延髓和脊髓等各部位，其中基本呼吸中枢位于延髓。

78. 潮式呼吸的特点及其机制是什么？

答：（1）特点：呼吸由浅慢逐渐变为深快，然后再由深快转为浅慢，再经一段呼吸暂停（5～20秒）后，又开始重复以上过程的周期性变化，其形态犹如潮水起伏。潮式呼吸的周期可长达0.5～2分钟。

（2）产生机制：由于呼吸中枢的兴奋性降低，只有当缺氧严重，二氧化碳积聚到一定程度，才能刺激呼吸中枢，使呼吸恢复或加强，当积聚的二氧化碳呼出后，呼吸中枢又失去有效的兴奋，呼吸又再次减弱继而暂停，从而产生周期性变化。

79. 何谓库氏呼吸？常见于哪些疾病？

答：库氏呼吸是指一种深而规则的大呼吸，常见于糖尿病酮症酸中毒和尿毒症酸中毒等。

80. 如何观察异常呼吸？

答：（1）频率异常：①呼吸增快：呼吸频率超过24次/分钟，常见于发热、疼痛。呼吸频率增加3～4次/分钟。②呼吸减慢：呼吸频率低于10次/分钟，常见于安眠药中毒、颅内压增高。

（2）深度异常：①深度呼吸：是一种深而规则的大呼吸，见于糖尿病酮症酸中毒和尿毒症酸中毒。②浅快呼吸：是一种浅表而不规则的呼吸，又是呈叹息样。见于呼吸肌麻痹、某些肺或胸膜疾病、濒死患者。

（3）节律异常：①潮式呼吸：常见于中枢神经系统疾病，如脑炎、颅内压增高。②间断呼吸：又称比奥呼吸，常于临终前发生。

（4）声音异常：①蝉鸣样：吸气时出现，由于声带附近梗阻，常见于喉头水肿、喉头异物。②鼾声：由于气管或支气管内较多分泌物蓄积，多见于昏迷患者。

(5)形态异常：①胸式呼吸减弱、腹式呼吸增强：由于肺、胸膜、胸壁的疾病，如肺炎、胸膜炎、肋骨骨折。②腹式呼吸减弱，胸式呼吸增强：多见于腹膜炎、腹水、肝脾肿大，使膈肌下降受限。

81. 临床常见的异常呼吸类型有哪些?

答：(1)哮喘性呼吸。(2)紧促式呼吸。(3)深浅不规则的呼吸。(4)叹息式呼吸。(5)蝉鸣性呼吸。(6)鼾音呼吸。(7)点头呼吸。(8)潮式呼吸。

82. 何谓呼吸困难?

答：呼吸困难是一种常见的症状及体征，是指患者主观上感到空气不足，客观上表现为呼吸费力，可出现发绀、鼻翼翕动、端坐呼吸，辅助呼吸肌参与呼吸活动，造成呼吸频率、深度、节律的异常。

83. 呼吸困难分哪几种类型?常见于哪些疾病?

答：呼吸困难分三种类型。(1)吸气性呼吸困难，常见于气管阻塞、气管异物、喉头水肿等。(2)呼气性呼吸困难：常见于支气管哮喘、阻塞性肺气肿。(3)混合性呼吸困难：常见于重症肺炎、广泛性肺纤维化、大面积肺不张、大量胸腔积液等。

84. 呼吸困难时，患者出现三凹征，指的是什么?

答：呼吸困难出现三凹征，是指胸骨上窝、锁骨上窝和肋间软组织凹陷。

85. 一般择期手术患者的术前呼吸道应做好哪些准备措施?

答：一般择期手术患者术前应进行的呼吸道准备包括戒烟2周，深呼吸，咳嗽、咳痰练习。

86. 使用人工呼吸器的适应证有哪些?

答：可用于各种原因(疾病、中毒、外伤等)所致的呼吸停止或呼吸衰竭的抢救，以及麻醉期间的呼吸管理。

87. 哪些患者禁用呼吸器?

答：张力性气胸、肺大泡、低血容量性休克、肺纤维化等患者禁用呼吸器。

88. 为什么低血容量性休克患者禁用呼吸器?

答：使用呼吸器后，胸腔成为正压，造成回心血量减少，使有效循环血量减少，血压下降。低血容量休克患者有效循环血量不足，血压下降，若再应用呼吸器，使患者有效循环血量更趋减少，休克更加严重。

89．为什么肺大泡患者禁用呼吸器？

答：慢性气管炎、肺气肿等疾患，由于肺泡壁营养不良，肺泡壁破裂形成肺大泡。使用呼吸器时肺内压力增高，有引起肺大泡破裂而形成气胸的危险。

90．张力性气胸患者做闭式引流前为什么不能使用呼吸器？

答：自发性气胸是肺泡及脏层胸膜破裂，空气经过破口进入胸腔造成的。张力性气胸时，破口呈活瓣状，空气只能随吸气进入胸腔，不能自胸腔排出而压迫肺脏。此时若使用呼吸器，会将更多的气体吹入胸腔，使气胸加剧，闭式引流术可将胸腔内的气体不断排出，保持胸腔内负压，故此时再使用呼吸器则可避免上述弊病。

91．肺纤维化患者为什么禁用呼吸器？

答：肺纤维化时，肺正常组织被纤维组织所代替，失去正常气体交换功能，为无功能肺。此时使用呼吸器，非但无效，反而因机械地扩张肺组织，易使肺泡损伤。

92．超声雾化吸入的原理是什么？

答：当超声波发生器输出高频电能时，使水槽底部的晶体换能器发生超声能，作用于雾化罐内的液体，破坏了药液的表面张力和惯性，使其成为微细的雾滴，通过导管输送给患者。

93．对气管切开术后的患者有哪些护理常规？

答：(1)取平卧或半卧位。

(2)保持呼吸道湿润、通畅。按医嘱给予湿化、给药、雾化吸入等。套管口处覆盖1～2层湿纱布，及时吸除气道分泌物。吸痰管保持无菌，插入深度适宜，吸痰时应边吸边提边转动吸管，将痰液吸净。

(3)每4小时放气囊1次，每次20分钟，或遵医嘱。每隔2～4小时取出内套管清洗煮沸消毒1次，可更换新的一次性内套管。取出内套管时间不宜超过半小时，防止外套管被分泌物堵塞。

(4)气管套管固定应牢固，松紧以固定带与皮肤间能伸进一指为宜。每周更换切口处敷料，每日换药，如有污染及时更换。

(5)使用呼吸机者按呼吸机护理常规。

(6)患者床边备有气管切开包、氧气及急救物品。

(7)根据病情，鼓励患者进食，并做好口腔护理。

(8)密切观察病情变化，认真做好记录。

(9)注意事项：①套管口防止异物落入，注入药液时，务必取下针头，再沿管壁缓缓注入；②防止外套管脱落，一旦发生，迅速报告医师，重新插管。

94．为什么慢性肺心病患者要采用持续低流量给氧？

答：慢性肺心病患者，因长期动脉二氧化碳分压增高，呼吸中枢对二氧化碳刺激的敏感性降低，主要依靠缺氧刺激主动脉体和颈动脉窦的化学感受器，通过反射维持呼吸。此时给患者大流量氧气，使血氧分压骤然增高，而缺氧解除，通过颈动脉体反射性刺激呼吸的作用减弱或消失，致使呼吸暂停或变浅，反而加重二氧化碳潴留和呼吸性酸中毒，所以要低流量持续给氧。

95．氧疗的适应证是什么？

答：氧疗适用于低张性缺氧、血液性缺氧、循环性缺氧和组织性缺氧；也适用于心功能不全、心排血量严重下降、大量失血、严重贫血及一氧化碳中毒治疗。

96．氧气筒上压力表读数的意义是什么？

答：压力表可测知氧气桶内的压力，以$MPa(kg/cm^2)$表示。

97．氧气装置上的流量表有什么作用？读数表示什么？

答：流量表的作用是用来测量每分钟氧气的流量。流量表内有浮标，从浮标上端平面所指的刻度可知每分钟氧气的流出量。所以，读数表示的是每分钟氧气的流出量。

98．鼻导管给氧，其吸氧浓度如何计算？

答：吸氧浓度(%)=21+4×氧流量(L/分钟)

99．氧气吸入时应如何调节流量？为什么？

答：应先将吸氧管取下，调好氧流量再接上。以免因开关出错或调节不当，使大量氧气进入呼吸道而损伤肺组织。

100．为什么主张患者要各用一套氧气吸入装置？

答：每位患者各用一套氧气吸入装置是防止交叉感染，保证氧流量的准确性。

101．使用氧气时有哪些注意事项？

答：(1)用氧前，检查氧气装置有无漏气，是否通畅。(2)严格遵守操作规程，注意用氧安全，切实做好"四防"：防震、防火、防热、防油。(3)在患者吸氧过程中，需要调节氧流量时，应当先将患者鼻导管取下，调节好氧流量后，再与患者连接。停止吸氧后，先取下鼻导管，再关流量表。(4)常用湿化液有冷开水、蒸馏水，急性肺水肿用20%～30%乙醇。(5)氧气桶内氧勿用尽，压力表至少要保留0.5MPa(kg/cm²)，以免灰尘进入桶内，再充气时引起爆炸。(6)对未用完或已用尽的氧气桶，应分别悬挂"满"或"空"的标志。(7)用氧过程中应观察评估患者的吸氧效果。

102．温水坐浴有哪些好处？

答：温水坐浴可松弛肛门括约肌，减轻疼痛，改善局部血液循环，促进炎症吸收，清洁局部创面，以利愈合。一般用43～46℃温水或1：5000高锰酸钾溶液坐浴，每日2～3次，每次20～30分钟。

103．手部感染有哪些处理措施？

答：感染早期可局部湿敷和热敷，并根据病情应用抗生素，一般多可治愈。脓肿形成后应及时切开减压引流。手术时可采用区域神经阻滞。除极表浅的脓肿外，一般不宜用局部浸润麻醉，以免感染扩散。麻醉药中不宜加用肾上腺素，以免引起血管收缩，影响手指血运和诱发感染扩散。对感染严重者，应根据细菌培养和药物敏感试验选用抗生素。

104．如何护理痰液过多且无力咳嗽的患者？

答：应积极采取措施保持患者的气道通畅，对于大量痰液又无力咳出者，尤应注意痰液堵塞气道，在给患者翻身前应吸痰。

105．手术后患者咳嗽痰黏稠，不能咳出，主要护理措施是什么？

答：手术后患者咳嗽痰黏稠，不能咳出时应稀释痰液，主要的护理措施是给患者进行超声雾化吸入。

106．如何护理做过下肢曲张静脉剥脱术的患者？

答：下肢曲张静脉剥脱术后一般患肢抬高30°，同时作足背伸屈运动，以促进静脉血液回流。弹力绷带一般需维持2周，但若无异常情况，术后24～48小时即应鼓励患者下床活动。下肢深静脉血栓形成者严禁做患肢按摩，以免血栓脱落造成血管栓塞。

107. 铺麻醉床的目的是什么？

答：铺麻醉床的目的是为了便于接收和护理麻醉手术后的患者，使其安全、舒适，预防并发症，保护被褥不被呕吐物或血液污染。

108. 两人如何搬运患者？

答：搬运患者时要注意保护患者，保证患者的安全。因此需要特别注意保护头颈部，并且在可能的情况下有较多的支撑点，这样可以增加搬运时的安全性。因此，在两人搬运时，应一人托颈、肩、腰部，一人托臀、腋窝处。

109. 膀胱结石有哪些典型症状？

答：膀胱结石在排尿过程中会随尿液一起到达膀胱三角区，刺激膀胱三角区的黏膜引起患者疼痛，并且堵塞尿道内口使患者出现尿流中断，患者在改变体位后又可排尿。

110. 术后急性胃扩张最重要的处理措施是什么？

答：术后急性胃扩张患者由于大量气体和液体积聚而引起的胃和十二指肠上段高度扩张，出现腹痛、呕吐等，应及时给予胃肠减压以缓解症状。

111. 预防长期卧床患者肌肉挛缩有哪些护理措施？

答：协助患者进行被动肢体运动，可以增加肌肉张力，恢复功能，预防肌腱及韧带退化、肌肉萎缩、关节僵直和足下垂等情况的发生。

112. 如何护理便秘的患者？

答：(1)为预防便秘，生活要有规律，养成定时排便的习惯。

(2)病情许可要给予富含纤维素的食物，并多饮水，适当增加运动量，以促进肠蠕动。

(3)按结肠的解剖位置做腹部环形按摩，以利排便。

(4)超过3天未排便者要施行针灸、药物及简易通便法或灌肠帮助排便，必要时用手抠出大便，以解除患者的痛苦。

113. 如何护理尿潴留患者？

答：膀胱内充满大量尿液，而不能自行排出称尿潴留。

对尿潴留的患者首先应查明原因，若非由于尿路阻塞引起者，应做如下护理：

(1)使患者卧位舒适，在病情允许的情况下，可协助患者坐起或下地排尿。

(2)用热水袋热敷下腹部或轻轻按摩下腹部，以刺激膀胱肌收缩，促进排尿。

(3)利用已形成的条件反射，让患者听流水声或用温水冲洗会阴，以引起排尿反射。

(4)以上处理无效时，应采取导尿术。

114. 严重腹泻患者的护理措施有哪些？

答：(1)卧床休息，严密监测生命体征的变化和失水的征象。(2)观察和记录大便的性状、次数和量、气味及颜色。(3)准确测量和记录每天的出入液量。(4)非禁食者应多饮水，饮食以少渣、易消化食物为主，避免生冷、刺激性食物；禁食或发生水电解质紊乱时，应静脉输液纠正水电解质失衡。(5)做好肛周皮肤的护理。

115. 对昏迷患者有哪些护理常规？

答：昏迷是因脑功能严重障碍引起，以意识丧失、运动感觉和反射消失为主的一系列临床表现，是大脑皮质和网状结构发生高度抑制的一种状态，其病情重而复杂，变化快，随时都有危及生命的可能。因此，必须予以严密全面的观察和护理。

(1)有条件者可设专人护理，严密观察生命体征、病情变化和治疗结果，按要求记好特别护理记录及出入量统计。

(2)按医嘱定时观察血压、脉搏、呼吸、瞳孔、对光反应，经常呼唤患者了解意识情况，发现变化及时报告医师。

(3)预防意外损伤。躁动不安者，加用床栏或保护带，以防坠床。牙关紧闭、抽搐者，应用牙垫于上下磨牙之间，以防舌咬伤；如有活动假牙应取下，以防误入气管。经常修剪指甲以免抓伤，室内光线宜暗，医护人员操作时动作宜轻，避免外界刺激。

(4)保持呼吸道通畅。头部转向一侧，及时吸出口、鼻、喉中分泌物及痰液，痰液黏稠时给予超声雾化吸入，气管切开者按气管切开护理。

(5)预防肺部感染。每2～3小时翻身叩背1次，并刺激患者咳嗽，及时吸痰。注意保暖，避免受凉，使用热水袋水温不得超过50%。

(6)预防口腔感染。每日口腔护理2～3次，为防止口腔干燥，张口呼吸的患者可用生理盐水纱布覆盖。

(7)预防角膜损伤。患者眼睑不能闭合时，应涂抗生素眼膏加盖纱布，保持湿润和清洁。

(8)预防压疮发生。可使用气垫床，或海绵床垫，保持床铺柔软、清洁、平整。建立翻身卡，每2～3小时翻身1次；骨突处，做定时按摩，定时协助患者作被动性肢体运动，并保持功能位。

(9)观察及护理大小便情况。如发生尿潴留，先采用帮助患者排尿的方法，以减轻患者痛苦，必要时遵医嘱留置导尿。做好会阴护理，防止泌尿道感染。大便干结者，按摩腹部或遵医嘱使用缓泻剂。

(10)鼻饲者，药物应研碎调成糊状注入。随时准备好急救用品，以便及时抢救。

116. 对瘫痪患者有哪些护理常规？

答：任何原因压迫了脊髓或马尾，使之发生不同程度的损伤，受伤脊髓横切面以下，肢体感觉运动反射完全消失，膀胱、肛门括约肌松弛，称完全性截瘫；有部分功能存在，称不完全性截瘫；颈段脊髓损伤时，双上肢及双下肢神经活动障碍，称四肢瘫。

(1)心理护理。根据疾病的不同时期的患者的不同心理，应因人实施，给予安慰、善于疏导，使患者能够保持良好的心理状态，接受各种治疗和护理。

(2)认真做好压疮的防治工作（见"昏迷患者护理"）。

(3)预防泌尿系感染。每日清洗外阴和肛门，保持清洁干燥；排尿困难者，定时按摩膀胱但不可重压。尿潴留者，应在严格无菌操作下导尿，必要时做留置导尿(按留置导尿常规护理)，并鼓励患者多饮水。

(4)预防肺部感染。助翻身拍背，鼓励患者咳痰，保持呼吸道畅通，冬天要注意保暖。

(5)预防肠胀气及便秘。鼓励患者多吃水果蔬菜，少食胀气食物，如乳类、糖类等。便秘者按医嘱给缓泻剂(隔2～3天甘油灌肠)或使用开塞露通便1次。

(6)预防跌伤、烫伤、冻伤。瘫痪伴神志不清者，加用床栏，应用热水袋时水温不可超过50℃，并加套使用。寒冬季节及时采取保暖措施。

(7)预防肢体畸形、挛缩，促进功能恢复。瘫痪肢体要保持功能位置，防止足下垂，可用护足架或枕头撑足掌。按摩肢体，协助作被动性功能锻炼，每日1～2次，活动量逐渐增加。运动功能开始恢复时，应鼓励患者早期作肢体及躯干的功能锻炼，并积极提供方便。

(8)认真记录肢体功能锻炼及功能恢复情况，注意总结经验，促进康复。

117. 对抽搐患者有哪些护理常规?

答：抽搐是多种原因引发的突然、短暂、反复发作的脑功能紊乱，临床表现为突然意识丧失、呼吸暂停、瞳孔散大、对光反应消失、四肢强直、双手握拳等症状。

(1)抽搐发作时应有专人守护，迅速解开衣扣，用包好的压舌板放入上下臼齿之间，以防舌咬伤，必要时加用床档，防止坠床。

(2)保持呼吸道畅通，将患者头转向一侧，如有呕吐，须及时清理干净，抽搐时禁饮食。

(3)抽搐时避免对患者任何刺激，一切动作要轻，保持安静，避免强光刺激等。

(4)密切观察抽搐发作情况，并详细记录全过程，应特别注意神志与瞳孔的变化，以及抽搐部位的持续时间、间隔时间等，并及时与医师联系。

(5)备好急救用品，如吸引器、开口器、拉舌钳等。

(6)抽搐后应让患者安静休息，室内光线应暗、安静，伴高热、昏迷者，按相应的常规护理进行护理。

118. 对临终患者有哪些护理常规?

答：临终护理，又称终末护理、安息护理。患者进入终末阶段，处于极度衰竭状态，护士应诚恳地提供周到、全面的护理，设法解除其生理上痛苦、缓和其心理上对死亡的恐惧与不安，保持人的尊严。

(1)护理人员必须尊重患者的意愿，尽力满足患者的合理要求。

(2)患者处于极度衰竭状况下，护士应体贴入微地做好一切基础护理工作，尽量减少对患者的搬动和刺激。避免在患者身旁谈论病情，操作动作应稳练。

(3)保持室内空气新鲜，环境安静，有条件时可将患者移至抢救室。若在大病室，应用屏风遮挡，使患者安适。

(4)患者终末阶段，其家属精神上的痛苦不低于患者肉体上的痛苦。护士应同时做好家属的工作，给予理解、同情、给予各种方式的帮助，促进家属的心理适应，帮助患者渡过其人生的最后阶段。

(5)密切观察病情变化，及时掌握患者病情变化，认真做好记录。

三、护理技术操作

1. 臀大肌注射有哪两种定位方法?

答:(1)十字法:从臀裂顶点向左或右一侧划一水平线,然后从髂嵴最高点上作一垂直平分线,在外上方1/4处为注射部位。

(2)联线法:从髂前上棘至尾骨尖作一联线,在外上1/3处为注射部位。

2. 臀部肌内注射时为了使局部肌肉放松,可取哪些卧位?

答:(1)侧卧位:上腿伸直,下腿稍弯曲。

(2)俯卧位:足尖相对,足跟分开,头偏向一侧。

(3)仰卧位:注射时自然平卧,嘱患者肌肉放松,勿紧张。

(4)坐位:嘱患者坐正,放松局部肌肉。

3. 为什么青霉素注射液要现用现配?

答:青霉素水溶液在室温下易产生过敏物质,引起过敏反应;同时还能使药效降低,影响治疗效果。因此,青霉素注射液要现用现配。

4. 青霉素过敏反应的原因是什么?

答:青霉素本身不具有免疫源性,其制剂中所含有的高分子聚合物及其降解产物作为半抗原进入人体后,可与蛋白质、多糖及多肽类结合成为全抗原,引起过敏反应。

5. 青霉素过敏反应主要有哪些临床表现?

答:(1)过敏性休克:发生于用药数秒钟或数分钟内或半小时后,一般在注射后及试验过程中呈闪电式发生。①呼吸道阻塞:喉头水肿和肺水肿引起胸闷、气促。②循环衰竭:周围血管扩张引起面色苍白、冷汗、发绀、血压下降。③中枢神经系统:脑缺氧头晕眼花、意识丧失。

(2)血清病型反应:用药后7~12天出现发热、关节肿痛、荨麻疹、腹痛等。

(3)器官组织过敏反应:①皮肤过敏:瘙痒、荨麻疹。②呼吸道过敏:哮喘。③消化系统过敏:过敏性紫癜、腹痛便血。

6. 对应用大剂量青霉素治疗的患者应注意观察什么?

答:使用大剂量青霉素可干扰凝血机制而造成出血,偶然因大量青霉素进入中枢神经而引起中毒，可产生抽搐、神经根炎、大小便失禁，甚至瘫痪等"青霉素脑病"。故应注意观察患者有无上述表现。

7．如何预防青霉素过敏反应？

答：(1)用药前详细询问用药史、过敏史及家族史，凡有过敏史者禁做过敏试验；对已接受青霉素治疗者，如停药3天再用或使用中更换批号，应重新做过敏试验。

(2)正确实施过敏试验，准确判断试验结果。过敏试验阳性者禁用。

(3)做过敏试验及用药过程中，严格观察、备好抢救药物。

(4)青霉素应现用现配，配置试验液和稀释青霉素的生理盐水专用。

(5)青霉素皮试阳性反应者，应在病历上做特殊标记，并告知患者及其家属。

8．青霉素、链霉素、破伤风抗毒素、细胞色素C皮试液浓度各是多少？

答：青霉素：200～500U/mL；

链霉素：2500U/mL；

破伤风抗毒素：150U/mL；

细胞色素C：0.75mg/mL。

9．精制破伤风抗毒素做皮肤试验时应注意什么？

答：应详细询问既往过敏史。凡本人及其直系亲属曾有支气管哮喘、花粉症、湿疹或血管神经性水肿等病史，或对某种物质过敏，或本人过去曾注射马血清制剂者，均需特别提防过敏反应的发生。

10．常用的碘过敏试验法有几种？

答：(1)口服法：口服5%～10%碘化钾5mL，每日3次，连服3天。

(2)口含法：10%碘化钾5mL口含，5分钟后观察反应。

(3)皮内注射法：取碘造影剂0.1mL做皮内注射，15～20分钟后观察反应。

(4)结膜试验：取碘造影剂一滴点眼，1分钟后观察反应。

(5)静脉注射法：取造影剂1mL加等渗盐水至2mL静脉注射，10～30分钟后观察反应。

11．如何观察碘过敏反应？

答：(1)口含或口服试验：有口麻、心慌、恶心、荨麻疹等症状为阳性。

(2)皮内试验：局部红肿、硬块，直径超过1cm为阳性。

(3)结膜试验：结膜充血、水肿为阳性。

(4)静脉注射试验：观察有无反应，如血压、脉搏、呼吸、面色等情况有无改变为阳性。少数患者过敏试验阴性，但在造影时发生过敏反应，故造影时需备急救药物。

12．何谓真空采血?其作用是什么?

答：真空采血技术是通过双向针头利用压力差将患者的血液由静脉直接导入密闭的真空试管内的采血方式。采用真空采血，不仅能大幅度提高标本质量，保证检验结果的准确性，而且能提高工作效率，减轻患者的痛苦。

13．胃管插入的长度应为多少?昏迷患者应如何插鼻饲管?

答：一般成人插入长度是45～55cm。昏迷患者插鼻饲管时，左手将患者的头托起，使下颌靠近胸骨柄，可以增加咽喉通道的弧度，便于插管，当插到大约15cm会厌部时头向后仰，缓缓插入胃管至预定长度。

14．如何判断胃管已插入或已在胃内?

答：有三种方法。

(1)将听诊器放于患者胃部，快速经胃管向胃内注入10mL空气，听气过水声。

(2)在胃管末端连接注射器抽吸，能抽出胃液。

(3)将胃管末端放于盛水的治疗碗中，无气泡逸出。

15．导尿的目的是什么?

答：(1)为尿潴留患者引出尿液，减轻痛苦。

(2)留取尿培养，测量膀胱残余尿量、容量和压力。

(3)为膀胱肿瘤患者进行膀胱化疗。

(4)术中留置导尿，防止误伤膀胱。

16．成年男性和女性尿道的长度各是多少？插入的尿管深度各是多少?

答：成年男性尿道长18～20cm；女性尿道长3～5cm。插入长度成年男性20～22cm，见尿后再插1～2cm；成年女性4～6cm，见尿后再插1cm。

17. 为急性尿潴留、膀胱过度膨胀的患者首次导尿时应注意什么？

答：应注意首次放尿不得超过1000mL，因为大量放尿可使腹腔内压急剧下降，血液大量滞留在腹腔内，导致血压下降而虚脱；另外膀胱内压突然降低，还可导致膀胱黏膜急剧充血，发生血尿。

18. 何谓气囊式导尿管？

答：气囊式导尿管又称Foley式导尿管，全长40cm。有双腔管及三腔管之分。双腔有两个腔，一为引流腔，其头端有两个侧孔，借以导出膀胱内尿液；另一为注气腔，注气管道通向距头端约4cm处的气囊，可注入气体或液体，起到膀胱内固定的作用，也可用于前列腺切除术后压迫创面止血。三腔气囊尿管较双腔多一引流腔，可用于冲洗膀胱。气囊尿管具有免贴胶布、引流通畅、不易阻塞、间断或持续冲洗膀胱方便等优点，在临床上已广泛应用。

19. 气囊式导尿管与橡胶导尿管有何区别？

答：(1)材质不同：气囊式导尿管是硅胶管可留置时间比橡胶管长；与组织有较好的相容性，刺激性小。

(2)固定方式不同：气囊固定方便，安全、不易脱管，不伤皮肤。

20. 拔出气囊式导尿管时应注意什么？

答：确定拔管后，先用注射器将气囊内的水抽尽，使气囊呈扁形负压状方可拔管，以防止损伤尿道。

21. 哪些患者不宜做大量不保留灌肠？

答：妊娠早期、急腹症、严重心血管疾病、伤寒患者等。

22. 影响灌肠效果的因素有哪些？

答：灌肠液的种类、浓度、量与温度，灌肠桶的高度、流速、压力和患者卧位等均可影响灌肠效果。

23. 如何正确采集血培养标本？

答：血培养标本采集的目的是用于查找血液中的病原菌。一般应在抗生素使用前采集，如果已经使用抗生素，应在下次用药之前采集，以减少药物对病原菌的影响；整个操作过程中应严格按无菌原则进行，防止污染标本，影响检查结果；培养瓶中应有足够量的培养液，瓶塞应保持干燥。

24．何谓血压、收缩压和舒张压?其正常值各是多少?

答：血压是指血管内流动的血液对单位面积血管壁的压力。收缩压是指在心室收缩时，动脉血压上升达到的最高值。其正常值为90～139mmHg。舒张压是指在心室舒张末期，动脉血压下降达到的最低值。其正常值为60～89mmHg。

25．影响血压的因素有哪些?

答：血压=心输出量×血管内血流的总抗力或末梢血管的阻力。影响因素：每搏输出量、心率、外周阻力、主动脉和大动脉管壁的弹性、循环血量和血管容积。

26．血管外周阻力的增加对血压有何影响?

答：如果心输出量不变而外周阻力加大，则心舒期内血液向外周流动的速度减慢，心舒期末存留在主动脉中的血量增多，故舒张压升高。在心缩期，由于动脉血压升高使血流速度加快，因此收缩压的升高不如舒张压的升高明显，脉压也就相应减少。反之，当外周阻力减少时，舒张压的降低比收缩压的降低明显，故脉压加大。

27．血压生理性变动的影响因素有哪些?

答：(1)年龄：血压随年龄的增长而增高，收缩压的升高比舒张压的升高更明显。(2)性别：女性在更年期前，血压低于男性，在更年期后，血压升高，差别较小。(3)昼夜和睡眠：傍晚高于清晨；睡眠不佳血压可稍升高。(4)环境：寒冷血压稍高，高温血压稍降。(5)体形：高大肥胖者血压较高。(6)体位：立位＞坐位＞卧位。(7)身体不同部位：一般右上肢高于左上肢10～20mmHg；下肢高于上肢20～40mmHg。(8)其他：情绪紧张、兴奋、运动、吸烟可使血压升高。饮酒、摄盐过多、药物对其也有影响。

28．用同一血压计分别测出腘动脉及肱动脉的血压数值有何不同?

答：腘动脉的血压数值比肱动脉的血压数值高20～40mmHg。

29．成人血压计袖带的宽窄和长度各是多少?袖带太宽或太窄对血压有什么影响?

答：其宽度为13～15cm，其长度为30～35cm。袖带太宽测量值偏低，袖带太窄测量值偏高。

30．患者应采取什么体位测量血压?为什么?

答：坐位：血压计平第4肋；卧位：血压计平腋中线；保持手臂位置（肱动脉）与心脏同一水平。肱动脉高于心脏水平，测量值偏低；肱动脉低于心脏水平，测量值偏高。

31．测量血压时要做到哪"四定"?为什么?

答：定时间、定部位、定体位、定血压计。因血压有正常的生理变化，做到"四定"有利于测量的准确性和对照的可比性。

32．测量血压的注意事项有哪些?

答：(1)测量前应检查血压计的压力表有无破损，汞柱是否保持在"0"点处，水银量是否充足，橡胶管和气球是否漏气。

(2)袖带的宽度要符合规定的标准，过窄可使测得的数值偏高，过宽测的数值可偏低，小儿最合适的袖带宽度是上臂直径的$1/2\sim2/3$。

(3)测量前应使患者保持安静。劳累或情绪紧张者，应休息20分钟后再测。

(4)若发现血压听不清或异常时，应重复测量，先将袖带内空气驱尽。使水银降至"0"点，稍待片刻再进行测量，直到听准为止。

(5)对要求密切观察血压的患者，应尽量做到"四定"即：定时间、定部位、定体位和定血压计。

(6)对偏瘫的患者，应测量健侧手臂的血压，因患侧血液循环有障碍，不能反映机体血压的真实情况。若衣袖过紧或衣服太多时，应当脱掉衣服，以免影响测量结果。

(7)血压计要定期检查，保持性能良好。放置时要平稳，不可倒置。袖带需保持清洁，用后空气要放尽，卷平，放于盒内固定处。用毕关闭水银槽开关，轻关盒盖，避免玻璃管被压碎。

33．测量体温的注意事项有哪些?

答：(1)测量体温前后，应清点体温计的数量，并检查有无破损。定期检查体温计的准确性。

(2)精神异常、昏迷及小儿不可测口腔温度，以防口温计失落或折断。对不合作者、口鼻手术后或呼吸困难者，不宜测口腔温度。进食、沐浴或面颊部作冷、热敷者，应隔30分钟后方可测口腔温度。给婴幼儿、意识不清或不合作者测量体温时，护理人员应当守候在身旁。

(3)腹泻，直肠或肛门手术患者不宜由直肠测温。坐浴或灌肠后，须间隔30分钟方可直肠测温。

(4)若发现体温与病情不相符合时，要寻找原因，予以复查。

(5)若患者不慎咬破口温计误吞水银时，可立即口服大量蛋白水(或鸡蛋清)或牛奶，使蛋白与汞结合，延缓汞的吸收，直至排出体外。另外蛋白水可黏附于胃黏膜上，起到保护作用。在病情许可的情况下，可服大量粗纤维食物，使水银被包裹而减少吸收。同时粗纤维食物能增加肠蠕动，加速汞的排出。

(6)极度消瘦者不宜测腋温。

34．测量脉搏的注意事项有哪些？

答：(1)测量前应使患者保持安静，如有剧烈活动、情绪紧张或哭闹等情况，应先休息20分钟后再测。

(2)不可用拇指诊脉，因拇指小动脉搏动易与患者的脉搏相混淆。

(3)如发现有脉搏短绌，应由两人同时测量脉率及心率1分钟。

35．测量呼吸的注意事项有哪些？

答：(1)呼吸的速率会受到意识的影响，测量时不必告诉患者。

(2)如患者有紧张、剧烈运动、哭闹等，需稳定后再测量。

(3)呼吸不规则的患者及婴儿应当测量1分钟。

36．如何帮助患者换药？

答：换药的目的是为患者更换伤口下敷料，保持伤口清洁，预防、控制伤口感染，保持引流通畅，促进肉芽组织健康生长，以利于伤口愈合。在进行换药前，要询问、了解患者的身体状况，观察、了解伤口局部情况，区分伤口类型，决定换药方式。

(1)准备

①用物：托盘一个，内盛无菌换药碗3个(其中一个盛无菌敷料，一个盛2500～5000mg/L碘伏或75%乙醇棉球，一个盛无菌生理盐水棉球)、无菌镊子两把置乙醇棉球容器内，用无菌巾覆盖。另备胶布、弯盘。必要时备无菌油纱条、剪刀及探针等。若为烧伤患者换药时，需准备无菌手套两副。

②操作者。着装整洁，洗手，戴口罩。查对医嘱，抄写处置卡。将用物放于治疗车上层，推车至患者床旁。

(2)操作步骤

①查对患者床号、姓名，向患者解释目的，取得合作。

②协助患者取舒适卧位，暴露伤口。

③用一把镊子揭去原伤口的敷料，用另一把镊子取碘伏棉球，放在伤口处，用已污染的镊子持棉球由内向外消毒伤口周围皮肤，再用生理盐水棉球清洗伤口的分泌物。必要时用剪刀去除过度生长的肉芽组织，再用碘伏棉球消毒创面，覆盖无菌纱布，用胶布固定。若伤口与敷料粘连时，可先用生理盐水棉球浸湿，片刻后再慢慢揭去敷料。若创面肉芽组织过高或不健康时，可用刮匙或剪刀清除后用碘伏棉球消毒。

(3)指导要点：告知患者换药的目的及配合事项，指导患者注意保持伤口敷料清洁、干燥，若发生敷料污染时应及时换药。

(4)注意事项

①严格执行无菌技术操作原则。

②包扎伤口时要保持良好的血液循环，不可固定太紧，包扎肢体时应从身体远端到近端，促进静脉血回流。

③若为清洁伤口或肉芽组织健康的慢性伤口，创面处理完毕后，可先覆盖无刺激性的油膏或凡士林纱布，以减轻伤口张力及敷料的粘连。

④若感染伤口，可用大量生理盐水或消毒液彻底冲洗伤口，清除分泌物，再用碘伏棉球消毒。若为烧伤创面，应严格执行无菌技术操作，操作者应戴手套，以保护创面不被污染。

37. 如何妥善管理不同性质的药物？

答：(1)受热易破坏的生物制品、生化制品，如疫苗、免疫球蛋白等应冷藏2～10℃保存。

(2)遇光变质易氧化的药物，如维生素C、氨茶碱应装入有色瓶中，或放入黑纸遮光的盒中。

(3)易挥发、潮解或风化的药物，如乙醇、过氧乙酸应装瓶盖拧紧。

(4)易燃易爆的药物，如乙醚、无水乙醇应放于阴凉低温处，远离火源。

(5)中药应放于阴凉干燥处，芳香性药物应放于密盖的器皿中。

(6)患者专用药应单独放置并注明床号、姓名。

(7)对有期限性药物，应按有效日期先后次序，有计划使用。

38. 皮内注射技术的操作步骤和注意事项有哪些?

答:(1)操作步骤

①查对床号、姓名,询问、了解患者身体状况、有无药物过敏史。向患者解释注射目的,取得合作。观察患者拟注射部位的皮肤状况。

②向患者详细询问过敏史,注射史。有青霉素过敏史者,禁止做此试验。

③选择注射部位(前臂掌面下1/3尺侧)。

④以75%乙醇棉签消毒注射部位,消毒范围直径为5~6cm,消毒后自然晾干。

⑤取已备药液的注射器,再次排尽注射器内空气,留药液至刻度整数。左手绷紧注射部位皮肤,右手持注射器,使针头斜面向上与皮肤呈5°～10°,刺入表皮与真皮之间。待针头斜面完全刺入皮内后,左手拇指固定针栓,右手拇指推活塞柄,缓缓注入药液0.1mL,表皮隆起直径约0.5cm的皮丘。注射完毕,迅速拔出针头,勿按压针眼。

⑥嘱患者勿揉擦及覆盖注射部位,勿用手摸或用嘴吹。

⑦整理用物,向患者交代注意事项,洗手。

⑧在注射卡上记录注射时间。

⑨回护士站在医嘱本上签名,记录注射时间

⑩待20分钟后,由两名护士观察试验结果。阴性:皮丘无改变,周围无红肿,无自觉症状。阳性:局部皮丘隆起,并出现红润硬块,直径大于1cm,或红润周围有伪足、痒感。严重者出现全身反应,甚至过敏性休克。并将结果记录于医嘱本上。若阴性反应则用蓝笔记录(-),阳性反应则用红笔记录(+),阳性者向患者及家属交代并在床头卡、一览表、病历夹、体温单、门诊病历的相应位置用红笔醒目地注明。同时报告医师。

(2)注意事项

①严格无菌操作及查对制度。

②注射前备好盐酸肾上腺素、氧气等急救药物与器材。

③勿用碘酊消毒皮肤,以免影响观察反应。

④注射后应观察患者无不良反应后方可离去。如患者有恶心、呕吐、呼吸困难、红疹等现象应立即告知医师处理。

⑤20分钟后注射部位皮丘红肿超过1cm,或伴有伪足、局部或全身不适为阳性,小于1cm为阴性。

⑥如果皮丘超过1cm，但无红肿，无伪足，局部或全身无不适感，需要做对照试验时，须在另一前臂相同部位注入0.1mL生理盐水，20分钟后由两名护士观察对照反应。

⑦皮试液要现用现配，剂量必须准确。每次稀释应充分混匀后再弃去多余的部分。

39．皮下注射技术的操作步骤和注意事项有哪些？

答：(1)操作步骤

①查对床号、姓名，询问、了解患者身体状况、有无药物过敏史、评估注射部位情况。向患者解释注射目的，取得合作。

②选择注射部位(常用上臂外侧三角肌下缘)。协助患者取舒适体位。

③以碘伏消毒皮肤两遍，消毒范围直径为5～6cm。

④取一根干无菌棉签夹于左手食指与中指之间。

⑤取已备药液的注射器，再次排气，待碘伏半干后，左手绷紧注射部位的皮肤，右手持注射器，食指固定针栓，使针头斜面向上与皮肤呈30°～40°，迅速刺入皮下。回抽活塞确定无回血，慢慢注入药液。注射完毕以无菌干棉签按压针眼处，快速拔针。

⑥按压针眼片刻，向患者交代注意事项。

⑦整理用物。回护士站洗手、在医嘱上签名及执行时间。

指导患者：向患者解释操作目的、配合及注意事项。皮下注射胰岛素时，告知患者注射后15分钟开始进食，以免因注射时间过长而造成患者低血糖。

⑧回护士站，在医嘱单相应的位置签名，记录执行时间。

(2)注意事项

①针头刺入角度不宜超过45°，以免刺入肌层，影响吸收。

②注射时应避开瘢痕、肿块、硬结、破溃、炎症等部位，以防药物吸收不良。

③若为胰岛素治疗者，可采用循环区域注射，每次更换注射部位。

④凡对组织刺激性强的药物，不可用作皮下注射。

40．肌内注射技术的操作步骤和注意事项有哪些？

答：(1)操作步骤

①查对床号、姓名，询问、了解患者身体状况，向患者解释注射目的，取得合作。用屏风遮挡患者。根据药物使用的注意事项，选择合适的注射部位。

②协助患者取侧卧位，上腿伸直，下腿稍弯曲。臀大肌注射法定位有两种，一为十字法：从臀裂顶点向左或向右划一水平线，再从髂嵴最高点做一垂直平分线，将臀部分为四个象限，其外上1/4象限避开内下角，即为注射部位。二为连线法：从髂前上棘到尾骨连线的外上1/3处为注射部位。

③用无菌棉签蘸碘伏消毒液，由注射点中心向周围环行消毒注射部位皮肤两遍，直径为5~6cm，取一根无菌干棉签夹于左手食指与中指之间，取已抽好药的注射器，再次查对患者姓名，排尽空气。

④左手拇指、中指和环指固定皮肤，右手持注射器用手臂带动腕部的力量，将针头快速垂直刺入皮下2~3cm(消瘦者及小儿酌减)，左手放松皮肤，固定注射器及针栓，右手回抽活塞，确定无回血时即可慢慢推注药液。边注射边观察患者的反应。

⑤注射完毕，以无菌棉球轻压针眼处，迅速拔出针头，按压针眼片刻。

⑥协助患者卧于舒适卧位，整理床单位，交代注意事项，清理用物，观察片刻，无不良反应时方可离开。

指导要点：告知患者注射时勿紧张，肌肉放松，使药液顺利进入肌肉组织，利于药液的吸收。告知患者所注射的药物及注意事项。

⑦回护士站，洗手，在医嘱单上签名及记录执行时间。

(2)注意事项

①切勿把针梗全部刺入，以防针头从根部折断。

②需长期做肌内注射的患者，注射部位应交替更换，并用细长针头，尽量避免或减少硬结的发生。

③需两种药物同时注射时，需注意配伍禁忌。

④两岁以下的婴幼儿不宜选用臀大肌注射，以免损伤坐骨神经，可选用臀中肌、臀小肌处注射(臀中肌、臀小肌定位法：髂前上棘外侧5cm处，小儿以自己手指三横指宽度为标准)。

⑤注射时应避开瘢痕、硬结、压痛点及炎症等部位。

⑥若针头刺入后，回抽有回血时，应立即拔出针头，按压片刻，更换注射部位，重新注射。

41. 静脉注射技术的操作步骤和注意事项有哪些?

答：(1)操作步骤

①查对床号、姓名，询问患者的身体状况，向患者解释注射目的，取得合作。协助患者取舒适体位，评估患者注射部位的皮肤及静脉充盈情况。

②选择注射血管（常用头静脉、贵要静脉、肘正中静脉及前臂内侧静脉，小儿可用头皮静脉）。

③在穿刺部位肢体下放以垫巾及止血带。

④取带有棉片的胶帖放于垫巾上，扎止血带，选择血管，选好后放松止血带。先用5000mg/L碘伏涂擦消毒穿刺部位皮肤两遍，待半干后，再用75%乙醇擦拭一遍，擦净残余碘，消毒范围直径＞5cm，待干后。扎止血带于穿刺部位上约10cm处，嘱患者握拳。

⑤检查头皮针有效期及包装质量，取出头皮针衔接到抽好药物的注射器上，排尽空气，左手指绷紧穿刺部位下端皮肤，右手持针头斜面向上，与皮肤呈20°角刺入，见回血后，松开止血带，嘱患者松拳。一手固定针头，另一手缓慢注入药液。若注射药量较大，则用胶贴固定针头，双手推注。注射过程中，注意观察患者局部和全身反应，若有不适，应减慢速度，必要时停止注射。

⑥注射完毕，以带有棉片的胶帖按压针眼处，迅速拔针，按压针眼处片刻。

⑦为患者整理衣袖，整理床单位。清理用物，交代注意事项。

⑧回护士站，洗手，在医嘱单上签名，记录执行时间。

指导要点：向患者解释注射的目的及注意事项，告知患者可能发生的反应，如有不适应及时告诉医护人员。

(2)注意事项

①穿刺后必须有畅通的回血后方可推药，推药开始应缓慢，边推边观察局部有无肿胀，患者有无疼痛，如有异常，应停止注射，必要时重新穿刺。

②推药过程中，应根据药物的性质掌握速度，注意观察病情，询问患者感觉，如患者主诉不适或病情出现异常变化，应立即停止注射，进行处理。

③注意掌握不同患者的静脉情况，准确穿刺。如需长期静脉给药者，为了保护血管，应从远端静脉开始。

④对有强烈刺激性的药物，需另备一副盛有生理盐水的注射器先做静脉穿刺，成功后注入少量生理盐水后，再注射药物。药物注射完毕，注射少量生理盐水后再拔针。可减少对静脉的损伤。同时注意防止药物外渗而发生组织坏死。

42. 静脉输液法的操作步骤和注意事项有哪些？

答：(1)操作步骤

①查对床号、姓名，询问、了解患者的身体状况，向患者解释目的，取得合作。嘱患者排便，协助患者取舒适卧位。评估患者穿刺部位的皮肤、静脉血管状况。

②选择穿刺部位，在穿刺肢体下放垫巾及止血带，在穿刺点上部扎止血带，选择血管，松开止血带。

③固定输液架位置，将液体挂于输液架上。

④再次查对床号、姓名。

⑤右手拿输液器软管末端，左手抬起莫非氏滴管下端，使滴管倒置，液体流入滴管内，当滴管内液面至1/2时，拇指折曲压紧滴管下端软管，迅速使滴管复原，右手抬高，液体流入输液管下端，慢慢放下右手，使头皮针针头保持向下，排出管内的所有气体后关闭调节夹，将针头放于袋内，置于垫巾上。

⑥打开胶帖包装，取出1帖于垫巾上。先用5000mmHg碘伏涂擦消毒穿刺部位皮肤两遍，待半干后，再用75%乙醇擦拭1遍，擦净残余碘，消毒范围直径＞5cm，待干后。扎止血带于穿刺部位上约10cm处，嘱患者握拳。

⑦取出头皮针，取下保护套，打开调节夹，再次检查输液管内有无气泡后，关闭调节夹。左手绷紧穿刺部位下端皮肤，右手持头皮针针翼，使针头斜面向上与皮肤呈20°，迅速刺入皮下，沿静脉走向刺入血管内，见回血后松开止血带，嘱患者松拳，打开调节夹，观察滴管内液体流畅后，用四条胶帖固定（其中一帖固定针翼，带棉片的一帖遮盖针眼，一帖交叉固定针座，另一帖固定胶管）。

⑧根据医嘱和病情调节滴速。成人一般为40～60滴/分钟，小儿一般为20～40滴/分钟。严重脱水及休克患者应快滴，心、肾疾患及年老体弱者应慢滴。

⑨再次核对姓名、液体与输液卡后，在输液卡上签名和记录执行时间。取出垫巾及止血带，将止血带放入治疗车下层盛有效氯消毒液筒内。

⑩为患者整理衣服，盖好被子，协助患者取舒适卧位，将呼叫器置于患者可及位置，并交代注意事项，清理用物。观察患者情况及有无输液反应。回护士站在医嘱单上签名，记录执行时间。

指导要点：告知患者所输的药物及输液过程中的注意事项。

(2)注意事项

①严格执行无菌操作及查对制度。

②注意药物的配伍禁忌，刺激性强及特殊药物应在穿刺成功后再加入液体内。

③根据病情需要和治疗原则，应有计划地安排输液顺序，使尽快达到治疗

效果。

④长期输液者应注意保护和使用静脉，一般从远端小静脉开始（抢救情况例外）。

⑤根据患者年龄、病情、药物性质调节滴速，对小儿及昏迷等不合作患者应选择适当血管，局部肢体需用夹板固定。

⑥输液过程中，应加强巡视，严密观察输液情况，如滴速是否适宜，有无渗漏，针头是否在血管内，局部是否疼痛、肿胀等，如有上述情况须及时处理。

⑦输液前要排尽空气，输液过程中要及时更换或添加溶液，特别是加压输液时，一定要严密观察，以免空气进入静脉形成栓塞。

⑧连续输液24小时以上者，须每天更换输液器。

⑨若患者发生输液反应时，应当立即更换另一组液体或关闭调节器，及时报告医师处理。

43. 密闭式静脉输血技术的操作步骤和注意事项有哪些？

答：(1)操作步骤

①由二人共同核对患者床号、姓名及血型，询问、了解患者有无输血史及不良反应，向患者解释目的，取得合作。嘱患者排便，协助患者取舒适卧位。评估静脉，选择适宜的输注部位。

②按输液法进行静脉穿刺，输入生理盐水。

③再次查对后，打开储血袋导管下端的塑料小帽，关闭输血器调节器，将输血器针头从生理盐水瓶中拔出，插入血袋。将血袋挂于输液架上，打开调节器，调节血液流速，观察3~5分钟。开始15分钟速度宜慢，以后可根据需要调节合适的滴速。协助患者取舒适体位，将呼叫器放于患者可及位置。再次核对血型，观察患者有无输血反应，询问患者有无不适症状。用碘伏棉球压住生理盐水瓶口。

指导要点：向患者解释输血的目的及所输入血液制品的种类，向患者讲解常见输血反应的临床表现，告诉患者若有不适时应及时告诉医护人员。

④整理床单位，清理用物。

⑤回护士站，在医嘱单上签名，记录执行时间。

⑥输血完毕，输入生理盐水，冲静输血器内的血液。关闭调节器，拔出针头，按压针眼片刻。

⑦将交叉配血报告单贴在病历中，保留储血袋至少24小时，备查。

(2)注意事项

①从血库取回的血液应两人核对血型、交叉配血结果、供血者姓名、受血者姓名、患者住院号、输血量，并严格检查血液质量。

②因故不能及时使用的血液，应将其放于4℃恒温冰箱内保存。

③从血库取出的冷藏血，应置于室温下15分钟后再输入。切勿振荡、加温，避免血液成分破坏引起不良反应。

④输血时，血液内不得随意加入药物，以防止血液凝集或溶血。

⑤输血开始速度宜慢，观察15分钟，若无不良反应，可将流速调节至要求的速度。在整个输血过程中，应密切观察病情，若患者出现寒战、发热、荨麻疹反应时，应减慢输入速度，立即报告医师进行处理。如出现严重反应时，应立即停止输入，并将血液进行检验分析。

⑥凡输入两个以上供血者的血液时，中间应输入少量生理盐水。

⑦血液输完后，应将血袋低温保存24小时，以备查验。

44．何谓可来福输液接头？

答：可来福输液接头全称为可来福无针密闭输液接头，是美国ICU公司生产的专利产品。它是主要用于留置针和静脉、动脉插管输液的一种接头。

45．何谓封管液？有哪几种？

答：封管液是指为了防止静脉留置针堵塞而在输液完毕后向静脉内注入一定量的液体。封管液是保持输液通畅的关键，主要包含肝素钠、保养液、生理盐水三种封管液。

46．应用封管液时应注意什么？

答：封管时要采用正压封管，即用注射器取生理盐水或稀释的肝素钠5～10mL或2～5mL，在静脉留置针接头处边推边向外拔出，以使留置针的软管内充满封管液而不是血液。

47．输液速度与静脉炎有什么关系？

答：传统观点认为，对静脉壁有刺激性的药物，降低输液速度可以减少药物对输液静脉的刺激作用。临床研究也证明，加快有刺激性溶液的输液速度，可以降低输液性静脉炎发生率。但是专家研究表明，较快输液速度(60滴/分钟)滴注的患者其静脉炎的发生率比慢输液速度(30滴/分钟)的患者静脉炎的发生率低，这一研究结果与国外的研究结果一致。调整溶液的pH到中性或者短时间内快速给药，是降低静脉炎发生率的简单可行的办法。

48．输液中发生急性肺水肿的原因是什么?如何预防和治疗?

答：输液中发生急性肺水肿的原因是：①输液速度过快，短时间内输入过多液体，使循环血量急剧增加，心脏负荷过重；②患者原有心肺功能不良，多见于急性左心功能不全患者。

预防输液时发生急性肺水肿要做到：①输液过程中，密切观察患者的情况，控制输液速度及输液量。②对心肺功能不全、老年人、儿童更应注意。

治疗输液过程中发生急性肺水肿时要：①立即停止输液，通知医生。病情允许，协助患者取端坐位，双腿下垂，减少下肢静脉回流，减轻心脏负担。②给予高流量氧气吸入，一般6～8L/分钟，湿化瓶内加20%～30%的乙醇溶液。③遵医嘱给予镇静、平喘、强心、利尿和扩血管药物。④必要时进行四肢轮扎。每5～10分钟放松一个肢体，可以有效减少回心血量。⑤静脉放血200～300mL也是一种有效减少回心血量的直接方法，但要慎用，贫血者应禁用。

49．输液中发生空气栓塞的原因是什么?如何预防和治疗?

答：输液中发生空气栓塞的原因是：①输液导管内空气未排尽，导管连接不紧，有漏气。②拔出较粗的、近胸腔的深静脉导管后，穿刺点封闭不严密。③加压输液时无人守护；液体输完未及时更换或拔针。

预防输液时发生空气栓塞要做到：①输液前检查输液器的质量，排尽导管内的气体。②加强巡视，加压输液时有专人看护。③拔出较粗的、近胸腔的深静脉导管后，必须立即严密封闭穿刺点。

治疗输液过程中发生空气栓塞时要：①立即给予左侧卧位，并保持头低足高位。②给予高流量吸氧，纠正缺氧状态。③有条件时可使用中心静脉导管抽出空气。④严密观察病情变化，给予对症处理。

50．为什么输液补钾不能从茂菲试管中滴入?

答：不宜过浓、不宜过快、不宜过多、不宜过早是静脉补钾的"四不宜"原则，其目的在于防止纠正低血钾而致高血钾。因为K^+进入细胞内慢，而且输液补钾从茂菲试管中滴入的浓度过高，会突然造成血钾升高，故而不能从茂菲试管中滴入。

51. 在做胸腔穿刺时，应如何指导患者摆好正确的体位？

答：应指导患者反坐靠背椅上，双臂平放于椅背上缘；危重者可取半坐卧位，用上臂支撑头颈部，使肋间隙增宽，胸腔积液的穿刺点在肩胛下第7～9肋间隙或腋中线第6～7肋间隙。气胸者取患侧锁骨中线第2肋间隙进针。以便更好地进行穿刺。

52. 在做腰椎穿刺时，应指导患者采取什么卧位？

答：指导患者取侧卧位，背部接近床沿，头部垫枕，头部极度俯屈，两髋、膝均尽量屈曲近腹。从而使脊背弯成弓形使椎间隙增大，便于穿刺。

53. 静脉穿刺置管术的注意事项有哪些？

答：(1)穿刺部位必须严格消毒，不得选择有感染的部位穿刺。

(2)避免反复多次穿刺，以免形成血肿。

(3)严格无菌操作，如疑有导管源性感染，应做导管头培养。

(4)防止血液在导管内凝集，经常用肝素液冲管。

54. 静脉穿刺采血或输液时，为防止血污染的扩散或交叉感染，应采取哪些防范措施？

答：(1)严格采用一人一针一穿刺，两人或多人同时操作要做到一人一洗手；

(2)穿刺针要用特殊容器存放；

(3)对于有血液传染病的患者要做到严格的消毒隔离；

(4)操作过程中要戴手套。

55. 如何确定股静脉穿刺部位？

答：患者取仰卧位，下肢伸直略外展外旋，操作者左手食指于患者腹股沟扪及股动脉搏动最明显处并固定，其内侧0.5cm处即为股静脉穿刺部位。

56. 动脉穿刺置管术的注意事项有哪些？

答：(1)严格遵循无菌原则，局部严格消毒，以防感染。

(2)严格掌握适应证，动脉穿刺及注射术仅于必要时使用。

(3)准确判断刺点。穿刺点选择动脉搏动最明显处。

(4)置管时间原则上不超过4天，预防导管源性感染。

(5)留置导管用肝素液持续冲洗，保证导管通畅，避免局部血栓形成和远端栓塞。

57．为什么静脉注射硫酸镁时应备用葡萄糖酸钙?

答：因为葡萄糖酸钙可以解救因静脉注射硫酸镁时，因血液中镁离子浓度过高而引起的血压下降、肢体瘫痪及呼吸麻痹。

58．何谓留置针?其优点是什么?

答：留置针又称套管针，由先进的生物材料制成。作为头皮针的换代产品，因其进入机体血管后漂浮在血管中，减少了机械性摩擦及对血管内损伤。具有减少血管穿刺次数，留置时间长，对血管的刺激性小，有利于临床用药和紧急抢救，减轻护士工作量等优点。是目前临床输液治疗的主要工具。

59．留置针和头皮针有何不同?

答：①留置时间：头皮针24小时，留置针72小时，甚至更长。②血管损伤：留置针可以减少穿刺的次数，减少对血管的损伤，留置针材质好对血管损伤小；留置针针尖不易穿破血管，降低了输液过程中外渗的发生率。③成本：留置针成本要比头皮针高许多。

60．留置针穿刺失败的原因有哪些?

答：(1)心理状态：操作者良好的心理状态是提高静脉穿刺成功的关键。

(2)技术水平：静脉穿刺能力是衡量护理人员技术水平的指标之一，穿刺见到回血后担心刺破血管而不再进针便将针芯后退，此时套管口可能未进入血管；或只少许进入血管，致使套管推进困难；前端卷曲，也可因固定不妥而导致套管扭曲、滑脱等所致静脉穿刺失败。

(3)血管状况：①血管生理性特点：年老消瘦的患者血管弹性差、脆性大且易滑动；肥胖患者血管不隆出皮肤，看不清晰；患儿血管管径细且哭闹不合作，穿刺难度大。②血管病理性特点：创伤、失血性休克患者外周血管萎陷、弹性差，呈条索状不易见回血；高血压患者血管弹性差、脆性大；水肿患者血管不易看见或触及；长期使用对血管有较强刺激性药物的患者血管硬化、萎缩。③血管选择：血管的粗细、是否弯曲、有无静脉瓣、走向是否清晰等因素均可影响穿刺的成功，血管细且弯曲、进针的部位偏上或偏下或在活动的关节处，都可导致针尖不能完全进位，偏上或偏下或在活动的关节处，都可导致针尖不能完全进入血管或套管在血管内折叠。

（4）此外，还与患者的配合程度及留置针使用方法错误等有关。

61. 静脉留置针技术的操作步骤和注意事项有哪些?

答：（1）操作步骤

①查对床号、姓名，询问、了解患者的身体状况，向患者解释目的，取得合作。嘱患者排便，协助患者取舒适卧位。评估患者穿刺部位的皮肤、静脉血管状况（选择粗、直、富有弹性的血管，避开静脉瓣）。

②选择穿刺部位，在穿刺肢体下放垫巾及止血带，在穿刺点上部扎止血带，选择血管，松开止血带。

③固定输液架位置，将液体挂于输液架上。

④再次查对床号、姓名。

⑤右手拿输液器软管末端，左手抬起莫非氏滴管下端，使滴管倒置，液体流入滴管内，当滴管内液面至1/2时，拇指折曲压紧滴管下端软管，迅速使滴管复原，右手抬高，液体流入输液管下端，慢慢放下右手，使头皮针针头保持向下，排出管内的所有气体后关闭调节夹，将针头放于袋内，置于垫巾上。

⑥先用5000mg/L碘伏涂擦消毒穿刺部位皮肤两遍，待半干后，再用75%乙醇擦拭一遍，擦净残余碘，消毒范围直径＞8cm，待干。

⑦取出留置针，准备无菌透明敷贴及正压肝素帽，戴手套，扎止血带于穿刺部位上约10cm处，嘱患者握拳。右手拇指、中指和食指持针，左手绷紧皮肤，以35°～45°的角度直刺血管，进针速度不宜过快，见回血后降低角度至约10°～15°，或贴近患者皮肤，送针0.2～0.5cm，用右手食指将软管推入血管，此时可见第二次回血。松开止血带，嘱患者松拳，用无菌透明敷帖封闭式固定。用"V"形手法退针芯，不可有回血外溢，连接正压接头(肝素帽)，再次确认固定是否合适。将输液器去掉头皮针与肝素帽或者正压接头连接，打开调节夹，观察滴管内液体流畅后，脱去手套。在透明膜上记录穿刺日期。

⑧根据医嘱和病情调节滴速。成人一般为40～60滴/分钟，小儿一般为20～40滴/分钟。严重脱水及休克患者应快滴，心、肾疾患及年老体弱者应慢滴。

⑨再次核对姓名、液体与输液卡后，在输液卡上签名和执行时间。取出垫巾及止血带，将止血带放入治疗车下层盛有效氯消毒液筒内。

⑩为患者整理衣服，盖好被子，协助患者取舒适卧位，将呼叫器置于患者可及位置，并交代注意事项，清理用物。观察患者情况及有无输液反应。回护士站

在医嘱单上签名，记录执行时间。

指导要点：告知患者所输的药物及输液过程中的注意事项。向患者解释使用静脉留置针的目的和作用，告知患者注意保护使用留置针的肢体，不输液时，也尽量避免肢体下垂姿势，以免由于重力作用造成回血堵塞导管。

(2)注意事项

①严格执行无菌操作及查对制度。

②指导患者在不输液时，可适当活动，但不可剧烈活动或使留置针肢体下垂，穿刺部位应保持清洁、干燥，如有污染应及时更换敷帖。

③更换透明敷帖后，也要记录当时穿刺日期。每次输液前后应当检查患者穿刺部位及静脉走向有无红、肿，询问患者有关情况，发现异常时及时拔除导管，给予处理。静脉留置时间应参照产品使用说明。

④更换穿刺部位时，应首选对侧手臂，或不同的静脉。

⑤其他注意事项请参照密闭式静脉输液。

四、危重患者抢救

1．危重患者抢救的制度有哪些？

答：(1)病房根据实际情况和条件应设急救间，须抢救患者一般在急救间进行。(2)凡抢救患者须服从统一指挥，专人靠上，做到执行医嘱分秒必争，认真负责，一丝不苟、并要详细记录。(3)抢救室设备要齐全，专人负责及时检查用物、药品、器械，三班交接，及时补缺。(4)未专门设急救间的应有急救车或急救盘。(5)在抢救过程中对所使用的药物应保留安瓿，以备查。(6)在抢救的同时应密切观察患者的病情变化，如瞳孔、意识、肤色、尿量、血压、心电监护仪屏幕等的变化，并及时报告医师。

2．何谓院外急救？

答：院外急救是指在医院之外的环境中对各种危及生命的急症、创伤、中毒、灾难事故等伤病者进行现场救护、转运及途中救护的统称，即在患者发病或受伤开始到医院就医之前这一阶段的救护。

3. 院外急救的原则有哪些?

答:先排险后施救;先重伤后轻伤;先施救后运送;急救与呼救并重;转运与监护急救相结合;紧密衔接;前后一致。

4. 观察瞳孔时应注意什么?

答:(1)应注意观察两侧瞳孔的大小是否等圆、等大,直径为多少,瞳孔的直接对光反射、间接对光反射、近反射是否存在,灵敏还是迟钝。

(2)观察时将手电光源从侧面迅速移向瞳孔并立即移开瞳孔,避免光照强度不一、反应不准确。

5. 如何观察瞳孔异常?

答:(1)瞳孔缩小:直径小于2mm。小于1mm为针尖样瞳孔,常见于虹膜炎症或有机磷农药、吗啡等中毒。

(2)瞳孔散大:直径大于5mm,常见于阿托品药物反应,颅内压升高及濒死的患者。

(3)两侧瞳孔不等大:常见于脑外伤、肿瘤、脑疝等,如对光反射减弱或消失以及神志不清,提示脑病变。

6. 应从哪些方面进行危重病情的现场评估?

答:应从患者的意识、气道、呼吸、循环等几方面进行现场评估。

7. 如何在现场判断患者自主呼吸是否存在?

答:判定者将自己的面颊部靠近患者的口鼻处,通过一看(看胸廓有无起伏)、二听(有无呼吸音)、三感觉(有无气流感)的方法来判断患者自主呼吸是否存在。

8. 重症哮喘患者出现哪些症状时视为病危?

答:(1)神志障碍。(2)明显脱水。(3)严重吸气性凹陷。(4)哮喘音和呼吸音减弱或消失。(5)血压明显下降。(6)吸入40%氧气后仍有发绀。(7)PaO_2 <6.67kPa,$PaCO_2$ >6.0kPa,pH<7.30。

9. 重症哮喘患者氧疗措施有哪些?

答:纠正缺氧为重要措施,给氧浓度依据有无CO_2潴留而定。若$PaCO_2$正常或减低,吸氧浓度可达30%～50%或不受限制,但若哮喘发作严重而出现明显的CO_2潴留时,吸氧浓度应控制在30%以下。

10. 脉搏氧饱和度监测的正常值和临床意义有哪些？

答：正常值为96%～100%。临床意义为通过监测间接了解患者PaO2高低，以便了解组织的氧供情况。

11. 正常成人动脉血气监测各参数的正常值分别是多少？

答：(1)血液酸碱度(pH)正常值为7.35～7.45。(2)动脉血二氧化碳分压($PaCO_2$)正常值为4.53～6kPa。(3)动脉血氧分压(PaO_2)正常值为12～13.33kPa。(4)动脉血氧饱和度(SaO_2)正常值为96%～100%。(5)动脉血氧含量(CaO_2)正常值为16～20mL/dL。(6)实际HCO_3^-(AB)正常值为(25±3)mmol/L。(7)标准HCO_3^-(SB)正常值为(25±3)mmol/L。(8)碱剩余(BE)正常值为±3mmol/L。(9)碱储备(BB)正常值为45～55mmol/L。(10)血浆阴离子间隙(AG)正常值为(12±2)mmol/L。二氧化碳总量(TCO_2)正常值为28～35mmol/L。

12. 心电图监测的临床意义有哪些？

答：(1)及时发现和识别心律失常。(2)心肌缺血或心肌梗死。(3)监测电解质的改变。(4)观察起搏器的功能。

13. 何谓心搏骤停？

答：心搏骤停指患者的心脏在正常或无重大病变的情况下，受到严重的打击，致使心脏突然停搏，有效泵血功能消失，引起全身严重缺血、缺氧。

14. 导致心搏骤停的原因有哪些？

答：(1)心源性心搏骤停，因心脏本身的病变所致。②非心源性心搏骤停，因其他疾患或因素影响到心脏所致。

15. 心搏骤停的临床表现有哪些？

答：(1)意识突然丧失或伴有短阵抽搐。(2)脉搏扪不到，血压测不出。(3)心音消失。(4)呼吸断续，呈叹息样，后即停止，多发生在心搏骤停后30秒内。(5)瞳孔散大。(6)面色苍白兼有青紫色。

16. 心搏骤停时实施人工呼吸的注意事项有哪些？

答：(1)每次人工吹气的时间应超过1秒。(2)潮气量要足以产生明显的胸廓起伏。(3)人工呼吸时不可太快或太过用力。(4)双人CPR时如果已建立人工气道，通气频率应为8～10次/分钟，不必考虑通气和胸外按压之间的同步、协调。

17. 引起心搏骤停的原因里"6H"和"6T"分别指的是什么?

答:"6H"分别指hypovolemia(低血容量)、hypoxia(低氧血症)、hypo/hyperthermia(低/高温)、hypo/hyperelectrolytes(电解质升高/降低)、hypo/hyperglycemia(低/高糖血症)、hydrogenion(酸碱失衡)。"6T"分别指trauma(创伤)、tensionpneumothorax(张力性气胸)、thrombosis lungs(肺栓塞)、thrombosis heart(心脏栓塞)、tamponade cardiac(心包填塞)、tablets(药物过量)。

18. 心室颤动的心电图表现有哪些?

答:QRS波群消失,代之以大小不等、形态各异的颤动波,频率为200~400次/分钟。

19. 心脏停搏的心电图表现有哪些?

答:心电图上房室均无激动波可见,呈一直线或偶见P波。

20. 心电-机械分离的心电图表现有哪些?

答:呈缓慢(20~30次/分钟)、矮小、宽大畸形的心室自主节律。

21. 何谓心脏电复律?

答:心脏电复律是指用电能治疗异位性快速心律失常,使之转为窦性心律的方法。因最早用于治疗室颤,故又称心脏电除颤。本法以心房颤动、心室颤动的转复为首选。

22. 心脏电复律如何分类?在临床中如何应用?

答:心脏电复律的分类可根据是否启用心脏电复律器的同步触发装置,分为同步和非同步电复律。启用同步触发装置用于转复心室颤动以外的各类异位性快速心律失常,称为同步电复律(此时电流仅在心动周期的绝对不应期中发放,避免诱发心室颤动);不启用同步触发装置可在任何时间放电用于转复心室颤动,称为非同步电复律或除颤。

23. 心脏电复律适合哪些患者?

答:心室扑动和颤动是电复律的绝对指征;心房扑动和颤动伴血流动力学障碍者;药物及其他方法治疗无效或有严重血流动力学障碍的阵发性室上性心动过速、室性心动过速、预激综合征伴快速心率失常者。

24．同步电复律术的适应证有哪些？

答：(1)新近发生的房扑或房颤，在去除诱因或使用抗心律失常药物后不能恢复窦性心律者。

(2)室上性心动过速，非洋地黄中毒引起，并对迷走神经刺激或抗心律失常治疗不起反应者。

(3)室性心动过速，对抗心律失常治疗不起反应者或伴血流动力学紊乱者。

25．非同步电复律术的适应证有哪些？

答：(1)心室颤动；(2)心室扑动；(3)快速室性心动过速伴血流动力学紊乱；(4)QRS波增宽不能与T波区别者。

26．电复律术的禁忌证有哪些？

答：(1)洋地黄中毒或低血钾引起的心律失常(室颤除外)。

(2)房颤伴高度或完全传导阻滞。

(3)严重风心病二尖瓣病变伴巨大心房或心功能明显减弱者。

(4)慢性房颤5年以上病史或3个月内有梗死史。

(5)病态窦房结综合征。

(6)复律后不具备长期用药维持治疗者或药物维持治疗下反复发生房颤者。

(7)风心病风湿活动期。

(8)原发性心脏病心衰未控制或未纠正者。

(9)持续性房颤伴缓慢心室率者。

27．电复律术的并发症有哪些？

答：心律失常、心肌损伤(ST-T改变，CPK上升)、栓塞、低血压、急性肺水肿或心脏扩大、皮肤灼伤。

28．除颤时电极正确放置的位置有几种？

答：有两种放置方法。①将APEX电极放置于心尖部(左乳头外部相当于左侧腋中线与第5肋交界处)，STERNUM放置在胸骨右缘锁骨下第2～3肋间。②将APEX电极放置于心前区左侧，STERNUM放置在心脏后面、右肩胛下角区。

29．除颤器分为几种?首选能量分别为多少？

答：分为两种。目前新型除颤器均采用双向波，故首选能量为150～200J。原来的单相波除颤器2005年新急救指南指出首选能量为360J。

30．除颤的注意事项有哪些？

答：(1)放电时任何人不得接触病床，避免触电。

(2)两电极板避免碰撞，避免短路。电极板用后擦干，以免锈蚀。

(3)导电糊涂抹充分均匀。两电极板充分紧密接触皮肤，避免烧伤皮肤。

(4)除颤器应定时充电、定期检查、随时处于备用状态。包括要备齐导电糊和纱布、生理盐水以及心电图纸。

(5)如患者的室颤波为细颤，一定要将细颤变为粗颤再行电击。

31．胸外心脏按压的正确部位、深度及频率分别为多少？

答：按压的部位为胸骨中下1/3交界处，相当于成人及儿童的乳头中线，婴儿的乳头中线之下；按压的深度，成人为4～5cm，儿童为胸部的1/3～1/2深度；按压频率均为100次/分钟。

32．胸外心脏按压的注意事项有哪些？

答：(1)按压的部位、频率要准确。

(2)按压的姿势要正确。

(3)每次按压后要允许胸廓的充分回弹。

(4)按压与放松时间相等。

(5)按压有力、按压快速，要持续不间断。

(6)为避免按压者的疲劳，建议每两分钟轮换按压者一次，交换间隔时间要少于5秒。

(7)按压期间密切观察病情，判定效果。

33．开胸心脏按压的适应证有哪些？

答：(1)胸部创伤引起心搏骤停者；胸廓畸形或严重肺气肿、心包填塞者。

(2)经常规胸外心脏按压10～15分钟(最多不超过20分钟)无效者。

(3)动脉内测压条件下，胸外心脏按压时的舒张压小于40mmHg者。

34．简述开胸心脏按压的方法？

答：采用左前外侧第4肋间切口，以右手进胸。进胸后，右手大鱼际和拇指置于心脏前面，另四手指和手掌放在心脏后面，以80次/分钟的速度有节律地挤压心脏。也可用两手法，将两手分别置于左右心室同时挤压。

35. 何谓心力衰竭?

答:心力衰竭是指心排血量绝对或相对不足,不能满足组织代谢需要的一种病理生理状态。

36. 急性左心衰竭的病因和诱因是什么?

答:(1)急性心肌严重损害。(2)后负荷过重。(3)前负荷过重。(4)心室充盈受限。⑤恶性心律失常。

37. 急性左心衰竭患者的主要临床表现有哪些?

答:主要为急性肺水肿和心排血量降低引起的临床表现。

38. 急性左心衰竭患者的动脉血气分析变化如何?

答:病情早期血气为低氧血症及微循环不良导致的代谢性酸中毒,二氧化碳分压因呼吸频率快、过度通气,反而降低。病情晚期,患者呼吸肌无力或发生神志改变时,才出现二氧化碳分压升高。

39. 急性左心衰竭患者常采用的卧位是哪种?

答:采用坐位或半坐位,双腿下垂,以减少静脉血回流,必要对可轮流结扎四肢,进一步减少血液回流。

40. 急性左心衰竭患者给氧时应注意什么?

答:给氧时应在湿化瓶中加入酒精,浓度为30%~70%。因为酒精可减低肺内泡沫的表面张力,使其破裂,消除泡沫,改善通气,改善缺氧。要给予高流量吸氧(4~6升/分)。

41. 急性左心衰竭患者应用吗啡的临床意义及应用的剂量如何?

答:吗啡可以镇静、降低患者的紧张情绪、减慢心率、减少心肌耗氧,同时还具有扩张周围血管容量,减少回心血量,使血液由肺部转移到周围循环中,此外还可以松弛支气管平滑肌,使通气功能改善。常用于皮下或肌内注射5~10mg,紧急时可静脉注射3~5mg。

42. 急性左心衰竭患者的护理要点有哪些?

答:(1)严密观察患者生命体征的变化、呼吸困难程度、咳嗽与咳痰情况以及肺内啰音变化。(2)协助患者取坐位,并提供依靠物,以节省患者体力,注意保护,防止坠床。(3)遵医嘱给予镇静剂,并做好心理护理。(4)注意保持鼻导管的通畅，做好鼻腔护理。(5)使用利尿剂时，严格记录出入量，注意电解质问题，使用血管扩张剂要控制输液速度，并监测血压，防止低血压；使用硝普钠时应避光，并现用现配。

43．急性心肌梗死患者的救治原则有哪些?

答：(1)减少心肌耗氧量。(2)增加心肌氧供。(3)增加心肌能量供给，缩小梗死面积。(4)积极治疗其他并发症。

44．何谓呼吸衰竭?

答：呼吸衰竭是指由于呼吸系统或其他疾患而致呼吸功能严重障碍，导致机体在呼吸正常大气压空气时发生的较严重的缺氧，或合并有二氧化碳潴留而产生的一系列生理功能紊乱及代谢障碍的临床综合征。

45．呼吸衰竭患者氧疗的护理要点有哪些?

答：按医嘱进行氧疗，记录吸氧方式(鼻塞、鼻导管、面罩等)、吸氧浓度及吸氧时间，根据患者的病情决定氧流量。I型呼吸衰竭的患者可以采取高流量吸氧，但对II型呼吸衰竭的患者，一定要低流量吸氧，以免造成二氧化碳潴留。若吸入高浓度的氧或纯氧要严格控制吸氧时间，避免氧中毒。

46．何谓急性肝衰竭?临床有哪些表现?

答：急性肝衰竭是指原来无肝细胞疾病的个体，由多病因导致肝细胞大量坏死或功能障碍而导致的一种综合征，临床表现为黄疸、凝血功能障碍和肝性脑病，包括暴发性肝衰竭和亚暴发肝衰竭。

47．急性肝衰竭患者的救治原则是什么?

答：加强支持治疗，预防和及时处理并发症，维持各脏器功能，为肝细胞再生赢得时间和条件。

48．急性肝衰竭患者出现肝性脑病时应采取哪些对症处理?

答：(1)减少肠道毒物的产生和吸收。(2)应用导泻剂。(3)应用乳果糖。(4)应用抗生素。(5)促进毒物代谢。(6)纠正氨基酸谱紊乱。

49．何谓急性肾衰竭?

答：急性肾衰竭是由于肾小球滤过率急剧减少，或肾小管发生变性坏死而引起的一种严重的急性病理过程。其主要代谢变化为氮质血症、高钾血症和代谢性酸中毒。

50．急性肾衰竭患者临床一般会经过哪几期?

答：典型的临床经过分为少尿期(或无尿期)、多尿期、恢复期。

51．完整的心脑肺复苏包括哪几部分?

答：包括三个部分：

(1)基础生命支持。(2)进一步生命支持。(3)延续生命支持。

52．心肺复苏过程中开放气道的常用方法有哪些?

答：(1)仰面举颏法。(2)托颌法。

53．何谓人工呼吸?

答：人工呼吸是指用人工方法(手法或机械)借外力来推动肺、膈肌或胸廓的活动，使气体被动进入肺或排出肺脏，以保证机体氧的供给和二氧化碳的排出。

54．实施心肺复苏时，人工呼吸与心脏按压的比例为多少?

答：2005年新急救指南建议在未进行气管插管之前，单人复苏(婴儿到成人)时按压/通气比改为30：2；双人复苏时，成人为30：2，对婴儿和儿童仍使用15：2，每次评估复苏效果要按压2分钟后检查一次脉搏。如已建立了人工气道，新急救指南中推荐的呼吸频率为8～10次/分钟，避免过度通气。如患者存在自主循环，但需要通气支持，可给予10～12次/分钟的人工呼吸。

55．气管插管在心肺复苏中应用的意义是什么?

答：保持呼吸道通畅，防止肺部吸入异物和胃内容物，便于清除气道分泌物，并可与简易人工呼吸器、麻醉机或通气机相接以行机械人工呼吸。

56．心肺复苏过程中的常用药物及首选药物有哪些?为什么?

答：常用药包括肾上腺素、利多卡因、阿托品、碳酸氢钠等。到目前为止，肾上腺素仍为首选药物。因为肾上腺素能增强心传导系统的自律性和心脏收缩力，提高血压，并能使心室颤动由细颤转为粗颤，使除颤效果更好，有利于心肺的复苏。

57. 心肺复苏过程中用药的目的是什么?

答：(1)提高心脏按压效果，激发心脏复跳，增强心肌收缩力。

(2)提高周围血管阻力，增加心肌血流灌注量和脑血流量。

(3)纠正酸血症或电解质失衡，使其他血管活性药物更能发挥效应。降低除颤阈值，为除颤创造条件，同时防止室颤发生。

58. 腹水患者的护理要点有哪些?

答：(1)对大量腹水的患者，采取半卧位，使横膈下降，增加肺活量，有利于呼吸。

(2)定期测量腹围，密切观察腹水消长情况。

(3)记录液体出入量和体重。

(4)给予低盐或无盐饮食，严重者限制每日的摄水量。

(5)使用利尿剂者注意监测血生化指标，避免电解质紊乱。

(6)如大量腹水引起腹内压力增高，患者不能耐受时，酌情放腹水，一次放液量以不超过3000～5000mL为宜，同时补充白蛋白。

59. 肾上腺素的药理作用是什么?

答：肾上腺素是肾上腺 α 受体和 β 受体的兴奋剂，对两种受体几乎有同等程度的作用。可以加速心率，中等程度地加强心肌收缩，增加周围血管阻力。

60. 肾上腺素应用的适应证及禁忌证有哪些?

答：(1)适应证：适用于任何类型的心搏骤停患者的复苏。

(2)禁忌证：心脏病、心源性哮喘、高血压、甲状腺功能亢进、洋地黄中毒、糖尿病、外伤性及失血性休克患者原则上忌用。但发生心搏骤停需心肺复苏时，可在密切监护下使用。

61. 缺氧对脑组织造成的损害有哪些?

答：(1)脑血管自动调节功能丧失，脑血流量减少。(2)微血管管腔狭窄，微循环灌注受限。(3)脑细胞代谢紊乱、脑水肿。(4)二氧化碳蓄积，渗透压升高，加重脑水肿。

62. 复苏后的脑损伤分为哪几期?

答：分三期。(1)充血期。(2)低灌流期(无再灌流期)。(3)后期。

63. 脑复苏的治疗措施有哪些?

答:(1)维持血压。(2)呼吸管理。(3)降温。(4)脑复苏药物的应用。(5)高压氧的应用。

64. 脑复苏过程中可采取哪些降温的方法?

答:物理降温和药物降温。物理降温必须和药物降温同时进行,方能达到降温的目的和要求。

65. 脑复苏过程中为什么要用头部冰槽降温?

答:为了降低脑组织的代谢率,减少其耗氧量,提高脑细胞对缺氧的耐受性,减慢或制止其损害的进展,有利于脑细胞的恢复。

66. 脑复苏为什么要应用脱水剂?常用的脱水剂有哪几种?

答:为了防止脑水肿,在降温和维持血压平稳的基础上,宜及早应用脱水剂,通常选用呋塞米或20%甘露醇。

67. 高压氧治疗应用于脑复苏时的应用要求有哪些?

答:CPR患者心脏复跳后,只要心率>60次/分钟以上,血压用升压药能维持,即使未恢复,也应及时进行高压氧治疗。最好在24小时内进行,即在脑水肿及感染高峰出现前进行,可减轻神经损伤,且有利于受损神经细胞的恢复。

68. 复苏患者为防治肾衰竭应采取哪些措施?

答:每一复苏患者应留置导尿管,监测每小时尿量,定时检查血、尿尿素氮和肌酐浓度,血、尿电解质浓度,鉴别尿少系因肾前性、肾后性或肾性衰竭所致,并依此给予相应的治疗。更重要的是心跳恢复后,必须及时稳定循环、呼吸功能、纠正缺氧和酸中毒,从而预防肾衰竭的发生。

69. 复苏后出现酸中毒,可对患者造成的危害有哪些?

答:破坏患者的血脑屏障,加重脑循环障碍,诱发和加重脑水肿。因此,酸中毒常是心肺复苏后循环、呼吸功能不稳定,发生心律失常和低血压的重要因素,也是脑复苏失败的重要因素,必须迅速纠正。

70. 如何纠正患者复苏后出现的呼吸性酸中毒?

答:主要通过呼吸支持,建立有效的人工呼吸来纠正。特别是在气管内插管人工呼吸时，可加强通气，形成过度换气，既保证供氧，又使二氧化碳迅速排出，$PaCO_2$降低，呼吸性酸中毒即可纠正。

71. 如何纠正患者复苏后出现的代谢性酸中毒?

答：纠正方法包括呼吸支持和碱性药物的应用。迅速建立和健全通气和换气功能，使二氧化碳加速排出，并用中等度换气法使$PaCO_2$降至$3.3\sim4.6$kPa，形成呼吸性碱中毒，以代偿部分代谢性酸中毒。此外，可静脉给予碳酸氢钠，以纠正脑、心、肺等重要脏器的酸中毒，不宜应用大剂量的碱性药物。适当应用利尿剂和补充容量，保护肾脏排酸保碱的功能，充分发挥肾脏代偿功能。

72. 青霉素过敏性休克该如何急救?

答：青霉素过敏性休克的抢救应以迅速、及时、分秒必争、就地抢救为原则。

(1)立即停药、就地平卧，保暖，吸氧，必要时气管插管。

(2)立即皮下注射0.1%盐酸肾上腺素$0.5\sim1$mL（为首选药物），如症状不缓解可每隔半小时皮下或静脉注射0.5mL，直至脱离危险为止。

(3)遵医嘱给予地塞米松5mg，静推或加液体内静滴。

(4)应用抗组织胺类药物，如盐酸异丙嗪$25\sim50$mg/分钟。

(5)针刺人中、十宣、涌泉等穴，或耳针取神门、肾上腺等穴。

(6)经以上处理病情不见好转，血压不回升者，需补充血容量，并酌情给予多巴胺、阿拉明等升压药，呼吸受抑制者可肌内注射尼可刹米、山梗菜碱等呼吸兴奋剂，喉头水肿者可行气管切开，呼吸心跳停止者应立即行人工呼吸及胸外心脏挤压等。

(7)对症处理。烦躁不安者给镇静剂，肌肉瘫痪无力时可注射新斯的明$0.5\sim1$mg。

(8)抢救同时应密切观察体温、脉搏、呼吸、血压和一般情况的变化，并做好记录，未脱离危险不宜搬动。

73. 为什么链霉素过敏休克急救时要用钙剂?

答：因为链霉素可与钙离子结合，使链霉素的毒性症状减轻或消失。因此，当出现链霉素过敏反应时，可应用钙剂，最好给氯化钙，其次为葡萄糖酸钙。

74. 昏迷患者应从哪些方面加强基础护理?

答：预防感染、预防压疮、控制抽搐及营养支持。

75．昏迷患者容易发生哪些合并症？

答：压疮；呼吸道并发症如吸入性肺炎；角膜干燥发炎、溃疡或结膜炎；口腔炎。

76．昏迷患者应如何插鼻饲管？

答：昏迷患者因吞咽及咳嗽反射消失，不能合作，而反复插管可致声带损伤与声门水肿。为提高昏迷患者插胃管的成功率，可将胃管自鼻孔插至14～16cm处，再以左手将患者头部托起，使下颌靠近胸骨柄，以加大咽部通道的弧度，便于管端沿咽后壁滑行，然后徐徐插入至所需长度。

77．为什么肝昏迷患者禁用肥皂水灌肠？

答：对有严重肝病的患者来讲，引起肝昏迷的原因很多，其中氨中毒是诱发肝昏迷的重要环节。造成血氨增高的原因，常见于胃肠道的产氨增多。

肠道内的酸碱度，对氨的产生和吸收影响很大。结肠在酸性条件下，肠腔内氢离子(H^+)增加，使产生的氨(NH_3)与(H^+)结合，形成铵（NH_4），肠黏膜吸收氨就减少。如进行肥皂水灌肠，大量的碱性液改变了肠腔内的酸碱度，使之成为碱性环境，氨失去了转化为铵的过程，氨的吸收随之增多。

因此对肝昏迷的患者应禁用碱性液——肥皂水灌肠，可选用生理盐水或弱酸性溶液，以减少氨的吸收从而避免加重肝昏迷。

78．举例说明何谓重伤？

答：重伤是指伤员暂时无生命危险，生命体征稳定的伤情，可严密观察，力争在伤后12小时内处理。如胸外伤不伴有呼吸衰竭、胸腹贯通伤而无大出血可能、深部软组织伤未发生休克、颌面颈部伤未发生窒息等。

79．何谓危重伤？

答：危重伤是指有生命危险，需要紧急救命处理的伤情。

80．危重伤患者危及生命的条件有哪些？

答：(1)收缩压<90mmHg、脉搏>120次/分钟和呼吸次数>30次/分钟或<12次/分钟。(2)头、颈、胸、腹或腹股沟部穿透伤。(3)意识丧失或意识不清。(4)腕或踝以上创伤性断肢。(5)连枷胸。(6)有两处或两处以上长骨骨折。(7)3米以上高空坠落伤。

81. 危重症患者营养支持的作用有哪些?

答:营养支持作为有效的治疗手段,在减少并发症、保护脏器功能、修复创伤组织、控制感染和促进机体康复等方面起着重要的作用。

82. 危重症患者营养支持的方式有哪些?

答:营养支持方式分肠内营养和肠外营养两种。

83. 用于评价患者组织灌注情况最简单的方法是什么?

答:当用手指压迫伤员拇指甲床时,甲床的颜色变白,而正常人除去压力后的2秒内,甲床恢复到正常的红润。因甲床是末梢,在充盈时间延长是组织灌注不足的最早指征之一。

84. 现场评估患者收缩压最简单的方法是什么?

答:急救现场可用手触动脉法。如可触及桡动脉则收缩压为80mmHg,可触及股动脉则收缩压为70mmHg,可触及颈内动脉则收缩压为60mmHg。

85. 现场救护时如何处理患者的活动性出血?

答:最有效的紧急止血法是加压于出血处,压住出血伤口或肢体近端的主要血管,然后在伤口处用敷料加压包扎,并将伤部抬高,以控制出血。慎用止血带,但对出血不止的四肢大血管破裂,则可用橡皮止血带或充气止血带,需衬以布料。记录上带时间,每30分钟或1小时松解一次。解开止血带时不可突然松开,同时应压住出血伤口以防大出血造成休克。

86. 多发伤伤员转运过程中应采取什么样的体位?

答:一般伤员取仰卧位;颅脑伤、颌面部伤应侧卧位或头偏向一侧;胸部伤取半卧位或伤侧向下的低斜坡卧位;腹部伤取仰卧位,膝下垫高使腹壁松弛;休克患者取仰卧中凹位。

87. 烧伤复合伤患者如何防治肺损伤?

答:应从急救现场开始,保持呼吸道通畅。有呼吸困难、窒息者紧急插入口咽通气导管、气管插管或气管切开;给氧(氧流量5~8L/分钟,氧浓度为40%~60%);发生肺水肿时,可以40%~50%乙醇湿化吸氧,必要时需机械辅助呼吸。

88. 正常成人颅内压是多少?

答:正常成人平卧时颅内压为1.33~2kPa,颅内压2~2.7kPa为轻度增高,

2.7~5.3kPa为中度增高，>5.3kPa为重度增高。

89．颅底骨折包括哪几类?各类型骨折可损害哪些神经?典型的临床表现有哪些?

答：(1)颅前窝骨折：常损害视神经、嗅神经等，临床表现为失明、嗅觉丧失，呈现"熊猫眼"外观。

(2)颅中窝骨折：常损害面神经和听神经，并有外耳道出血。

(3)颅后窝骨折：常损害舌咽神经、迷走神经、副神经和舌下神经，常引起吞咽困难和呼吸道受阻，严重者发生窒息。

90．颅脑损伤患者意识障碍由轻到重经过哪些变化?

答：嗜睡-朦胧-浅昏迷-昏迷-深昏迷。

91．颅脑损伤患者应从哪几方面加强基础护理?

答：(1)气道管理：保持气道通畅，及时清除分泌物，持续低流量吸氧，必要时气管切开。

(2)生命体征的观察：每30~60分钟观察一次生命体征、意识状态、瞳孔等变化，并做好记录。

(3)脑室引流液的观察：包括引流液的量、颜色、流出的速度等。

(4)颅内压的监护：>2.67kPa为上升。

(5)重症监护：GCS评分8分以上者，进行ICU监护。

(6)加强基础护理：需加强肺部护理，保持肢体功能位，眼帘闭合不全者注意保护眼睛，留置尿管，定时翻身预防压疮，准确记录出入水量。

(7)营养支持：给予鼻饲饮食及静脉高营养。

92．开放性气胸的治疗原则及措施是什么?

答：治疗原则是变开放性气胸为闭合性气胸。首要的急救措施是选用大块多层凡士林纱布外加厚棉垫或干净的衣物在伤员深吸气末覆盖创口，并包扎固定牢靠，以封闭胸壁创口，避免漏气，但切记不可往创口内填塞衣物，以免导致感染和胸腔内异物存留。

93．张力性气胸的治疗措施有哪些?

答：可在伤侧锁骨中线第2肋间插入粗针头，以排除胸腔积气，降低胸膜腔内压，挽救患者生命，有条件者应迅速行胸腔闭式引流术。

94．胸部外伤患者胸腔闭式引流的监护包括哪些？

答：应保持引流管通畅，注意观察引流液的颜色、性质及量。引流气胸者，若引流管内不断有大量气体溢出，患者呼吸困难无好转，则提示可能有肺及支气管的严重损伤，应剖胸探查修补裂口。若胸腔闭式引流管引流血量≥200mL/h，并持续2～3小时以上，提示胸内有活动性出血，应及时报告医生积极处理。

95．胸部外伤患者应采取什么样的卧位？

答：胸部创伤患者一般取半卧位，有利于呼吸、咳嗽和引流。如若合并休克、昏迷者则应取平卧位。

96．腹部外伤后如有空腔脏器的破裂，患者主要的临床表现有哪些？

答：主要症状为腹痛、肌紧张、压痛、反跳痛等腹膜刺激症状。一般来说，患者最先述说的疼痛部位常是损伤脏器的所在部位。

97．腹部外伤后如有实质性脏器的破裂，患者主要的临床表现有哪些？

答：主要表现为内出血，由于血液对腹膜刺激较轻，临床上腹痛、腹部压痛、反跳痛等腹膜刺激症状并不严重，而血容量不足征象较为明显。

98．如何进行诊断性腹腔穿刺？

答：患者侧卧，穿刺区皮肤消毒，穿刺点一般可选用左右麦氏点或脐平线与腋前线交汇处。局麻下缓慢进针，抽到液体后仔细辨认其性状以判断受损脏器。抽出不凝血提示实质性脏器破裂，抽出血迅即凝固者系穿刺针误入血管或血肿所致。

99．剖腹探查术的适应证有哪些？

答：(1)腹痛或腹膜刺激症状进行性加重或扩大范围，肠鸣音逐渐减少、消失或出现腹胀、白细胞计数逐渐上升等腹膜炎征象者。(2)出现口渴、烦躁、脉率增快，红细胞计数进行性下降，血压不稳定等内出血现象者。(3)出现消化道出血者。(4)积极救治后病情不见好转或出现休克者。

100．如何进行剖腹探查术术后患者引流的监护？

答：(1)妥善固定各引流管，防止滑脱、扭曲折叠，保持引流通畅。

(2)观察各种引流物的量、性质、颜色，及时记录。

(3)保持引流伤口清洁，更换引流袋或冲洗时，注意无菌操作。

(4)术后持续胃肠减压3～4天，排气后方可拔除胃管。

(5)其他单纯引流腹腔渗液的引流管，一般24～48小时拔除。

(6)各种造瘘的引流管，视情况择时拔除。

101．骨折的特有体征有哪些?

答：畸形、反常活动、骨擦感或骨擦音。

102．骨折患者急救固定的目的是什么?常用的方法有哪些?

答：固定不仅可保持整复后的位置，还可消除疼痛，便于邻近关节和肌肉活动。常用的方法有外固定、内固定和牵引固定。

103．夹板固定的护理要点有哪些?

答：固定是在适当的部位加固定垫，外扎横带。护理要点：(1)注意抬高患肢，以利肢体肿胀的消退。(2)密切观察患肢血运，如有剧痛、严重肿胀、青紫、麻木或者水泡等，应及时处理。(3)夹板固定2周内应每2～3天检查一次，随时调整扎带的松紧度。(4)在夹板有效固定的基础上，强调肢体早期活动，促进骨折愈合。

104．石膏固定的护理要点有哪些?

答：(1)石膏未干之前最好不搬运患者，注意勿使石膏折断或变形，需用手掌托住石膏，忌用手指捏压。放患肢于病床上时需将石膏用软枕垫好。

(2)为使石膏早干，可采用电烤或通风方法。

(3)抬高患肢，观察肢端血运、皮肤颜色与温度、肿胀、感觉、运动情况。

(4)预防压疮，保持皮肤清洁干燥，床铺平整、舒适。

(5)患者卧床时，协助翻身，指导患者做石膏固定内的肌肉收缩活动，为固定部分做关节活动。情况许可时，鼓励下床活动。

105．止血带的安全捆扎时间为多长?

答：1.5～2小时。

106．包扎的目的有哪些?

答：保护伤口免受再污染，固定敷料、药品和骨折位置，压迫止血及减轻疼痛。

107．固定的目的有哪些？

答：减少伤部活动，减轻疼痛，防止再损伤，便于伤员搬运。

108．搬运伤员的基本原则有哪些？

答：及时、安全、迅速地将伤员搬至安全地带，防止再次损伤。

109．怎样保存患者的离断肢体？

答：应用无菌包或干净的布包好，外套塑料袋，周围置冰块低温保存，以减慢组织的变性和防止细菌的滋生繁殖。冷藏时应防止冷水侵入断离创面或血管腔内，切忌将断离肢体浸泡在任何液体中。断肢应随同伤员送往医院，以备行再植手术。

110．何谓透析？有哪几种？

答：透析是指溶质通过半透膜，从高浓度溶液向低浓度溶液的运动。透析包括血液透折、腹膜透析和胃肠透析。

111．血液透析患者的护理要点有哪些？

答：(1)透析前：向患者说明透析目的、过程和可能出现的问题，以避免紧张，增加安全感。

(2)透析中：观察患者意识、血压、脉搏、呼吸、体温、皮肤的变化，注意有无出血、低血压、过敏、失衡综合征的发生；注意无菌操作；建立血管通路，妥善固定；合理调节、设置透析机的参数，观察设备运转是否正常；填写透析记录单，记录透析时间、超滤液体量、抗凝剂种类、剂量等。

(3)透析后：观察患者全身情况有无好转；留取血标本进行化验，了解透析疗效；拔除导管，压迫止血部位要准确，时间要足够，注意观察局部有无渗血、血肿；需保留导管者，以肝素盐水封管。

112．腹膜透析患者的护理要点有哪些？

答：(1)操作过程中严格无菌操作原则。

(2)腹透液注入腹腔前加温至37℃。

(3)患者取仰卧位或半卧位，注意保暖，鼓励患者变换体位，以增加肠蠕动。

(4)准确填写透析记录，记录透析液进出量及时间，记录出入量，并观察透析液的颜色。

(5)保持透析管引流通畅，观察局部有无渗血渗液。

(6)观察患者有无腹痛、低血压等并发症的发生。

113．何谓中毒？

答：中毒是指某些物质接触人体或进入人体后，在一定条件下，与体液、组织相互作用，损害组织，破坏神经及体液的调节功能，使正常生理功能发生严重障碍，引起一系列症状体征。

114．中毒患者的病情观察要点有哪些？

答：对中毒患者，精心护理是抢救成功的关键，维持及保护生命器官的功能，患者神志、瞳孔和生命体征的变化以及出入液量的变化是病情观察的要点。

115．毒物进入人体的途径有哪些？

答：毒物主要经消化道、呼吸道、皮肤黏膜三条途径进入人体。

116．接触性中毒的急救措施有哪些？

答：立即除去被污染的衣物，用敷料除去肉眼可见的毒物，然后用大量清水或肥皂水冲洗体表，包括毛发、指甲、皮肤皱褶处。清洗时注意切忌用热水或用少量水擦洗，因为这两种方法均可能促进局部血液循环，导致毒物的加速吸收。若眼部接触到毒物时，不可用中和性的溶液冲洗，以免发生化学反应造成角膜、结膜的损伤，应采用清水或等渗盐水大量冲洗，直至石蕊试纸显示中性为止。皮肤接触腐蚀性毒物时，冲洗时间达到15～30分钟，并可选择相应的中和剂或解毒剂冲洗。

117．食入性中毒的急救方法有哪些？

答：常用催吐、洗胃、导泻、灌肠和使用吸附剂等方法清除胃肠道尚未吸收的毒物，应尽早进行。

118．一氧化碳中毒氧气吸入的护理有哪些？

答：患者脱离现场后应立即给氧，采用高浓度面罩给氧或鼻导管给氧（流量应保持在8～10L/分钟）。给氧时间不应超过24小时，以防发生氧中毒和二氧化碳中毒。条件许可时可在患者呼吸浅、弱时，吸入含3%～5%二氧化碳的氧气；呼吸深快的患者可吸入含二氧化碳的氧气，改善呼吸性碱中毒。重症患者及早采用高压氧治疗。

119．临床上常采用哪些方法促进已吸收毒物的排出？

答：利尿、供氧和血液净化疗法（如血液透析、血液灌流、血浆置换）。

120．洗胃的原则是什么？

答：即先出后入、快进快出、出入基本平衡。每次灌洗量为300～500mL，量少不易抽吸干净；过多则可能引起急性胃扩张，驱使毒物进入肠道，甚至引起胃穿孔。抽吸时应经常转动身体，以消灭冲洗盲区。一般洗胃液总量为25000～50000mL。

121．洗胃应注意哪些事项？

答：(1)急性中毒的患者应立即催吐或洗胃以减轻毒物的吸收。洗胃时应行左侧卧位。插管动作要轻柔，勿损伤食道黏膜。中毒原因不明者，先抽出胃内容物送验，可先注入温开水或生理盐水。

(2)在洗胃过程中应随时观察脉搏、呼吸、血压的变化和洗出液的性质，若有异常应立即停止洗胃，并配合抢救，同时做好记录。

(3)如吞服强酸、强碱等腐蚀性药物切忌洗胃，以免造成穿孔。可按医嘱给药物或胃黏膜保护剂。

(4)食道静脉曲张、肿瘤患者一般不洗胃。昏迷患者洗胃应慎重，且应去枕平卧，头偏向一侧。幽门梗阻者宜在饭后4～6小时洗胃，且应记录潴留量。

(5)每次灌洗量以300～500mL为宜，应根据病情选择相应洗胃液。

(6)若用电动吸引器或自动洗胃机洗胃，应先检查机器功能是否正常，以确保安全。

122．洗胃的适应证和禁忌证有哪些？

答：(1)适应证：除腐蚀性毒物中毒外所有服毒患者。一般在服毒后6小时内洗胃效果最好，但服毒量大或所服毒物吸收后可经胃排出，服毒6小时以上仍需洗胃。(2)禁忌证：①腐蚀性毒物中毒者。②正在抽搐、大量呕血者。③原有食管静脉曲张或上消化道大出血病史者。

123．具有氧化和解毒功能的洗胃液是什么？常用浓度为多少？

答：具有氧化和解毒功能的洗胃液是高锰酸钾溶液。常用的浓度为1：5000～1：20000。

124．敌百虫中毒时，为什么不能用碱性溶液洗胃？

答：因敌百虫遇碱后生成敌敌畏，其毒性增加10倍，故临床上多选用1：20000高锰酸钾溶液、淡食盐水或清水洗胃。

125．电动洗胃机洗胃的注意事项有哪些？

答：(1)洗胃机工作时应水平放置，必须妥善接地，以防电击伤。

(2)掌握适当的抽吸和注入压力，以<40kPa为宜，抽吸平衡，一次量不宜过大。

(3)防止空洗、空吸，及时添加洗胃液。

(4)饱餐后服毒者可先催吐，以防食物残渣形成活瓣。

(5)对老年人或儿童应特别注意观察，因其胃壁薄弱，且呕吐反射不敏感。

126．中暑患者保持有效降温的措施有哪些？

答：(1)冰水酒精敷擦时应注意冰袋放置位置准确并及时更换，尽量避免同一部位长时间直接接触，以防冻伤。擦拭时应顺着动脉走行方向进行，大动脉处应适当延长时间，以提高降温效果。

(2)酒精全身擦浴的手法为拍打式擦拭背、臀及四肢，而不用摩擦式手法，因摩擦式手法易产热。擦浴前头部放冰袋，以减轻头部充血引起的不适，足底放热水袋以增加擦浴效果。禁止擦胸部、腹部及阴囊处。

(3)冰水擦拭和冰水浴者，在降温过程中必须用力按摩患者四肢及躯干，以防止周围血管收缩，导致皮肤血流淤滞。

(4)老年人、新生儿、昏迷、休克、心力衰竭、体弱或伴心血管基础疾病者，不能耐受4℃冰浴，应禁用。必要时可选用15～16℃冷水浴或凉水淋浴。

(5)应用冰帽、冰槽行头部降温时，应及时放水和添加冰块。

127．对于淹溺患者有哪些复温措施？

答：对于淹溺者，水温越低，人体的代谢需要越小，存活机会越大。某些淹溺者在冷水中心脏停搏30分钟后仍可复苏。但是低温亦是淹溺者死亡的常见原因，在冷水中超过1小时复苏很难成功，特别是海水淹溺者。因此，及时复温对患者的预后非常重要。患者心跳呼吸恢复以后，应脱去湿冷的衣物，以干爽的毛毯包裹全身予以复温。其他复温方法尚有热水浴法、温热林格氏液灌肠法等。注意复温时速度不能过快，使患者体温恢复到30～32℃，并尽快送到医院，在医院内进行复温。

128．肠内营养的输入途径有哪些？

答：有口服、鼻胃管、鼻十二指肠管、鼻腔肠管、胃造口、空肠造口等多种，具体所给途径的选择则取决于疾病情况、喂养时间长短、患者精神状态及胃肠道功能。

129. 急性上消化道出血临床上常见的病因有哪些?

答:消化道溃疡,食管、胃底静脉曲张破裂,急性糜烂出血性胃炎和胃癌。食管贲门黏膜撕裂伤综合征引起的出血亦不少见。

130. 如何对急性上消化道出血患者进行出血严重程度的临床分级?

答:(1)轻度:出血量<500mL(占全身总血量的10%～15%),患者的Hb为120～100(g/L),脉搏、血压及尿量均正常,主要症状有头晕、畏寒。

(2)中度:出血量800～1000mL(占全身总血量的20%),患者的Hb为100～80(g/L)、脉搏>100次/分钟、血压为90/60～70/50mmHg、尿量减少,主要症状有口渴、心悸、眩晕、晕厥。

(3)重度:出血量>1500mL(占全身总血量的30%以上),患者的Hb为<80(g/L)、脉搏>120次/分钟、血压<70/50mmHg、少尿或尿闭,主要症状有烦躁、意识模糊或昏迷、水肿。

131. 护理急腹症患者应遵循的"五禁四抗"原则是什么?

答:"五禁":即禁食、水,禁用止痛剂,禁用热敷,禁灌肠及使用泻剂,禁止活动。"四抗":即抗休克、抗感染、抗水电解质和酸碱失衡、抗腹胀。

五、消毒、隔离、无菌技术

1. 何谓清洁?常用方法有哪些?

答:清洁是指用物理方法清除物体表面的污垢、尘埃和有机物,目的是去除和减少微生物而非杀灭微生物。常用方法有水洗、机械去污和去污剂去污。适用于医院地面、墙壁、医疗护理用具等物体表面和物品消毒、灭菌前的处理。

2. 何谓灭菌?

答:灭菌是指用物理或化学的方法杀灭全部微生物,包括致病和非致病微生物以及细菌芽孢。灭菌方法广泛应用于临床工作的各个环节，经灭菌的物品称无菌物品。

3．何谓消毒？

答：消毒是指用物理或化学方法消除或杀灭芽孢以外的所有病原微生物，使其数量减少到无害的程度。消毒的作用是相对的，它不能完全杀灭微生物，只能将有害微生物的数量减少到不致病的程度。

4．何谓终末消毒？

答：终末消毒是指感染源已离开疫原地，杀灭其遗留下来的病原微生物，应根据消毒对象及其污染情况选择适宜的消毒方法。

5．一般患者出院后，床单位要做到哪些终末消毒？

答：(1)病室空气，可选择紫外线照射或是消毒液喷雾。

(2)床、床垫床旁桌、椅子、暖瓶均用消毒液擦洗，并注意清理床旁柜内的污物。

(3)更换清洁的床单。棉褥、棉被、枕芯最好晾晒后再用，如被污染者应更换干净的。

(4)脸盆、水杯等要刷洗干净后蒸煮消毒。

(5)患者接触过的医疗器械及用物要用消毒液擦拭。

6．扫床要做到一床一套湿扫，擦小桌要做到一桌一巾，其目的是什么？

答：扫床要一床一套是为了避免各病床之间的接触污染，湿扫床可以避免或减少尘土飞扬污染空气；擦桌要一桌一巾是为了避免病房小桌之间的相互污染。其目的主要是做到防止交叉感染。

7．为什么甲醛不能用于室内消毒？

答：因为甲醛有致癌作用，所以不宜用于室内空气消毒。

8．何谓公用护理用具？

答：公用护理用具指的是血压表、听诊器、手电筒、压舌板、舌钳、开口器等。

9. 为什么普通病房的公用护理用具也要定期消毒?如何消毒?

答:因为普通病房的公用护理用具常被患者、隐性感染者或带菌者排出的病原微生物所污染,成为感染的媒介,所以必须定期消毒。可用沾有消毒液的抹布进行常规擦拭,还可用紫外线灯照射消毒。

具体要求如下:血压表、听诊器、手电筒等要求每周用消毒液擦洗消毒一次,袖带需洗净晾干再用;氧气、吸痰器、雾化吸入器等的导管、面罩,应做到每个患者一份,每天更换消毒一次;氧气湿化瓶、雾化吸入药罐应每周消毒一次。

10. 化学消毒剂的作用原理是什么?

答:利用液体或气体的化学药物涂擦、浸泡、熏蒸,使之渗透细胞内,引起微生物的蛋白质凝固变性或沉淀,酶蛋白失去活性;或使细胞膜的通透性改变引起细胞破裂、溶解以达到消毒灭菌的目的。凡不适合热力消毒灭菌的物品都可选用化学消毒灭菌法。

11. 影响化学消毒剂消毒效果的因素有哪些?

答:(1)消毒药物的有效浓度、穿透性能以及消毒过程中应维持的酸碱度。

(2)温度和相对湿度。

(3)消毒时间。

(4)消毒物品的有机质污染量。

(5)微生物种类、数量、抗药性。只有在消毒过程中杜绝这些不良因素,才能达到理想效果。

12. 使用化学消毒剂浸泡消毒物品时应注意什么?

答:(1)根据物品的性能,选择合适的化学消毒剂。

(2)严格掌握消毒剂的有效浓度、浸泡方法和时间。

(3)未污染的干净物品,浸泡前将物品洗净擦干,以便物品能更好地和药液充分接触,同时避免水分影响药物的有效浓度;已被污染的物品,应直接将脏物放入消毒液中浸泡,作初步消毒后,取出洗净、擦干,再作第二次浸泡或高压灭菌。初泡的目的,在于避免污染物的被扩散。

(4)物品应全部浸泡在消毒液面下,器械的轴节要打开,有空腔的物品要将消毒液注入腔内。

(5)为确保消毒液的有效浓度,容器应加盖,并定期更换消毒。

(6)浸泡消毒后的物品，使用前应用无菌生理盐水冲净，以免药液刺激机体组织。

13. 含氯消毒剂的杀菌原理是什么?使用时应注意什么?

答：杀菌原理是在水溶液中能够释放有效氯，起到破坏菌体酶的活性，从而使菌体的蛋白凝固变性。应注意存放于密闭容器中保存，放于阴凉干燥通风处。使用时应现用现配。如存在大量有机物的情况下，则应适当延长作用时间或是提高消毒液浓度。不宜用于金属及有色织物、油漆家具的消毒，经其消毒后的物品应及时用清水冲净。

14. 含氯消毒剂中有效氯浓度的简易测定方法是什么?

答：称取0.5g漂白粉于10mL比色管中，加入清水至10mL，强烈振摇1分钟，放置5分钟，倾出上清液，用吸管吸出38滴于白瓷盘中。将此吸管洗净，吸蓝墨水滴加于吸出的漂白粉上清液上，边搅拌边滴加蓝墨水，直至出现稳定的蓝绿色为止。消耗蓝墨水的滴数即为该漂白粉中有效氯的百分含量，也就是有效氯浓度。

15. 何谓微波消毒(灭菌)处理?

答：微波消毒(灭菌)是指在微波的高频交流电场中，物品中的极性分子发生高速运动互相摩擦使温度迅速上升，达到消毒灭菌的作用。适用于食物、食具、耐热非金属器械的消毒。

16. 微波消毒处理时应注意哪些事项?

答：(1)由于微波无法穿透金属，因此切勿用金属容器盛放待消毒的物品。

(2)微波作用时必须通过水作为递质，故处理时应放入少量水。干燥的纸张(如化验单、书本等)、布类，使用微波处理时，会因高热而炭化，故消毒时应在外层用湿毛巾包裹，利用湿热穿透达到灭菌作用。

(3)消毒品应为小件，不应太厚。

(4)避免小剂量长期接触或是大剂量照射，以防对人体造成伤害。

17. 传染病房的终末消毒原则是什么?

答：在病区内，传染病患者痊愈、转科(院)、死亡或解除隔离后，其所住的房间、用物等需进行一次彻底消毒，消灭遗留在房间或所有物体上的病原体，杜绝再传染，其终末消毒原则是：

(1)室内进行彻底的封闭熏蒸消毒。

(2)患者的随身用物如衣服、食具、玩具、书报等均需消毒处理后方可携出。

(3)熏蒸消毒后，室内家具、墙壁、地面再次分别用有效消毒液擦洗，进行彻底大扫除，并开窗通风1小时。

18．简述过氧乙酸室内熏蒸消毒的方法？

答：(1)充分暴露拟消毒物品的表面，如打开柜门和抽屉，摊开被褥，衣服挂起，以利于药物蒸气与污染面接触。

(2)取出怕腐蚀的物品，如贵重金属仪器等。

(3)关好窗户，将室内较大的孔隙如门缝等用纸封严，防止漏气。

(4)用搪瓷或玻璃容器盛放定量的过氧乙酸，将容器置于火源（电炉、酒精灯）上。

(5)室内相对湿度过低时，可在蒸发的同时放一定量的水，$30mL/m^3$即可。

(6)即出室外，关严房门。

(7)如在室外不能控制热源者，应在药物蒸发到将完毕时，戴防护面罩进入室内熄灭火源。

(8)到达规定作用时间后，开窗通风换气半小时。

19．过氧乙酸室内熏蒸消毒时的处理剂量是多少？

答：室温控制在20℃，相对湿度为70%～90%。过氧乙酸用量，对细菌繁殖体用$1g/m^3$，熏蒸60分钟；对细菌芽孢用$3g/m^3$，熏蒸90分钟。

20．过氧乙酸的杀菌原理是什么？

答：过氧乙酸杀菌，首先是依靠其强大的氧化能力。通过氧化作用，使酶失去活性，导致微生物死亡；其次，过氧乙酸具有酸的特性，通过改变细胞内的酸碱度而损伤微生物。

21．使用过氧乙酸时应注意哪些事项？

(1)稳定性差，应存放于通风、阴凉、避光处。原液浓度低于12%禁止使用。

(2)对金属有腐蚀性，对针织物有漂白作用，消毒后应立即用清水冲洗。

(3)易氧化分解，应现配现用，配制时避免与碱或有机物相混合。

(4)浓度过高时具有较强的刺激性和腐蚀性，应加强防护。

22．福尔马林的杀菌原理是什么？

答：杀菌原理：是通过作用于菌体蛋白(包括酶)，使之烷基化，引起蛋白质变性、凝固，酶活性消失，造成微生物死亡。

23．使用福尔马林产生甲醛气体的方法有几种？

答：(1)加热福尔马林，可用火源燃烧蒸发。

(2)化学反应法，将高锰酸钾(氧化剂)放入容器中，然后徐徐注入福尔马林液，以催化作用变化为气体。

(3)蒸汽喷雾法。

(4)自然挥发、扩散，如福尔马林熏箱。

24．简述福尔马林室内熏蒸消毒的方法。

答：(1)充分暴露消毒物品的表面，使物品之间留有一定空隙。

(2)关好门窗，保持室内密封不漏气。

(3)相对湿度维持在70%～90%，温度在18～200℃。

(4)用定量的福尔马林液使之产生甲醛气体。

(5)到达规定时间后开窗通风换气。

25．福尔马林室内熏蒸消毒时的处理剂量是多少？

答：加热法：对细菌繁殖体用量12.5～25mL/m^3，作用时间12～24小时；对细菌芽孢用量25～50mL/m^3，作用时间12～24小时。

加高锰酸钾法：对细菌繁殖体用量为福尔马林40mL/m^3，加高锰酸钾30g/m^3，作用时间12～24小时。

26．用什么方法可以消除福尔马林熏蒸消毒后室内残存的甲醛刺激气味？

答：消毒后甲醛气味较长时间才能消散，故急需使用房间时，可用25%氨水加热蒸发或喷雾以中和之。氨水的用量为所用福尔马林量的一半，作用时间30分钟。

27．哪些物品适用于燃烧法消毒？

答：燃浇法对物品的破坏性大，多用于耐高热的物品，带致病菌而又无保留价值的纸张，以及带有传染性的敷料等，消毒时需远离易燃易爆物，以保证安全。

28．临床上常用火焰燃烧法消毒各种培养瓶、培养管的瓶口、管口，其操作要点是什么？

答：操作时在打开和关闭培养瓶(管)时，应将瓶口和瓶塞放在火焰上同时快速地来回移动三次。在前后移动的同时，还应旋转移动，使火焰接触瓶口的全部周径，达到火焰消毒的目的。操作时瓶塞用镊子夹住更为方便。随后迅速将瓶塞插入瓶口内，插入时不宜过深或过浅，以火焰消毒处为限。

29．火焰分几层?临床上使用燃烧法时，应使用哪层火焰来消毒处理?

答：火焰分三层。内层称为焰心，并未燃烧，温度较低；中层称为还原焰，燃烧不完全，温度较高；外层称为氧化焰，燃烧完全，温度最高。一般用火焰燃烧消毒，都用温度最高的外层氧化焰来燃烧处理。

30．金星消毒液的特点有哪些?

答：金星消毒液是一种高效、快速、广谱的消毒灭菌剂。其主要特点有：

(1)杀菌力强，能有效地杀灭各种细菌、细菌芽孢、肝炎病毒、艾滋病病毒等。

(2)液体无毒、无异味，对皮肤、黏膜无刺激性。

(3)对金属器械无腐蚀性。

(4)有较强的去污洗涤作用。

31．金星消毒液在临床上有哪些用途?

答：可用作金属、非金属、各种医疗器械的消毒灭菌，如浸泡、擦拭、喷雾等，亦可用于皮肤、伤口、黏膜的擦试、冲洗消毒。

32．使用金星消毒液时应注意哪些事项?

答：(1)浓度：配制成1∶5(即16%)的溶液进行各种清毒。除眼科器械和内镜外，其他器械使用前不需用无菌生理盐水冲洗。

(2)消毒液每7～10天更换消毒一次。

(3)使用中有些器械表面会有少量假膜或溶液中有白色絮状物沉淀，均不影响消毒效果。

(4)原液在<10℃下存放可析出结晶，理想的是在>20℃和<60℃时结晶可溶解。

(5)配液时理想的是用蒸馏水配制，亦可用自来水放置24小时后使用，这样使水中的钙、镁离子沉淀，配出液透亮；如遇钙镁等离子，虽不影响灭菌作用，但配出液透明度较差。

(6)缝合线、毛制品遇本溶液，会产生溶解作用，不宜使用。

33．乙醇的杀菌原理是什么？

答：(1)破坏细菌蛋白质的肽键，使之变性。(2)破坏细菌胞膜的通透性屏障，使蛋白质漏出或与细菌菌体蛋白起碘化反应而使之失去活性。(3)溶菌作用。

34．乙醇是一种消毒剂，为什么消毒皮肤用的乙醇还需定期更换消毒？

答：因为乙醇具有强挥发性，存放过久，会使溶液有效浓度降低，影响消毒效果。

35．95%酒精为什么不作为消毒剂？

答：因为乙醇作为消毒剂使用时，其杀菌作用有赖于一定量的水分。浓度在95%以上的乙醇，一接触菌体，便引起菌体表层蛋白质凝固，形成保护膜，阻碍乙醇分子继续渗入菌体内，而导致杀菌能力减弱。

36．碘伏的杀菌原理是什么？

答：碘伏杀菌原理是可直接与菌体蛋白质结合，使之变性。

37．碘伏有什么特点？

答：碘伏是碘和表面活性剂的不定型结合物，表面活性剂起载体与助溶剂作用，杀菌作用主要靠碘。其特性：

(1)碘伏具有广谱杀菌功能，对各种细菌繁殖体、病毒、真菌、真菌孢子、芽孢均有较强的杀灭作用。

(2)毒性低，对黏膜无刺激性，性能稳定，能保持较长时间的杀菌作用，只要碘的颜色未褪，仍能保持抗菌能力。

(3)对局部皮肤的疖肿有消炎治疗作用。

(4)0.02%碘伏可作局部黏膜冲洗消毒剂。

(5)可直接用于皮肤、黏膜的消毒，而不需用乙醇脱碘。

38．紫外线的杀菌原理是什么？

答：(1)破坏菌体蛋白质中环状芳香族氨基酸的肽链，使菌体蛋白质光解变性。

(2)使微生物的DNA失去转化作用。

(3)降低细菌体内的氧化酶活性，使氧化能力丧失。

(4)使空气中的氧电离产生具有极强杀菌作用的臭氧。

39．紫外线灯管为什么以2537A为杀菌波长的代表?

答：不同波长的紫外线与其杀菌能力各不相同，波长在2400～2800A时，细菌吸收最快，杀菌能力最强，故一般紫外线灯管都以2537A为杀菌波长的代表，其使用寿命可达1000小时以上。

40．紫外线的穿透力很差，表现在哪些方面?

答：(1)在空气中的穿透力，可受尘粒与湿度的影响。空气中含尘粒多，杀菌效能就会降低；相对湿度增高，杀菌效能也会降低。

(2)在液体中的穿透力，随着液体深度的增高而降低。水中杂质对穿透力的影响更大，溶解的盐类、糖类与各种有机物，均可降低紫外线的穿透力。

(3)对固体物质的穿透力，有些可见光能透过的物体，紫外线不能透过，如玻璃、糊窗纸、聚氯乙烯薄膜、尘土等，都能阻挡紫外线光的透过，而影响其杀菌作用。

41．紫外线空气消毒时应注意哪些事项?

答：(1)灯管表面应每周用酒精纱布轻擦，除去表面的灰尘和油垢，以减少对紫外线穿透的影响。

(2)紫外线光肉眼看不见，灯管放出的蓝紫光并不代表紫外线的强度。应定时测试其强度，以便判断是否达到使用期限，以保证紫外线的杀菌效能。

(3)消毒时房间内应保持清洁干燥，空气中不应有尘土或水雾，温度保持在20℃以上，相对湿度不宜超过50%，有效距离在2m以内，消毒时间为60～120分钟。应在灯亮后5～7分钟开始计时。照射后病室应通风换气。

(4)紫外线不能穿透纸张、布类、玻璃、排泄物、分泌物等，消毒时注意物品必须抖开、翻动。

(5)定期检测照射强度需≥70μW/cm^2，如无强度测定仪，记录使用时间，超过1000小时需更换灯管。

42．紫外线对人体有哪些损害?应如何防护?

答：紫外线对眼睛有刺激，直视30秒钟能引起刺激症状。剂量大些可引起紫外线光眼炎。故照射时不应直视灯管。必要时卧床患者眼部可盖上毛巾、纱布，工作人员可戴黑眼镜以保护。

紫外线对皮肤有刺激，在1米远处照射1～2分钟，可使皮肤产生红斑，必要时患者应盖床单，工作人员穿防护服。

紫外线在空气中形成臭氧，臭氧过多可使人中毒，轻则出现呼吸加快、变浅、胸闷等症状；重则脉快、疲倦、头痛；持续停留1小时以上，可发生肺气肿，故当有人在场的情况下，紫外线灯连续照射不宜超过2小时。

43．紫外线输出强度(即输出功率)的合格标准应是多少?其强度测定方法有哪几种?

答：合格标准是$\geqslant 70\mu W/cm^2$。强度测定方法有三种。①物理检测法：将紫外线强度计置于所测紫外线灯管的正中垂直1m处，开灯照射5分钟后判断结果。②化学检测法：应用紫外线强度与消毒剂量指示卡来测定紫外线灯管是否合格。③生物监测法：应用标准菌片，在紫外线消毒后通过计算杀菌率来评价紫外线消毒效果。

44．如何应用紫外线灯消毒?

答：(1)物体表面消毒，用30W功率的紫外线灯，在25～60cm距离内，直接照射20～30分钟。

(2)室内空气消毒，离地面不超过2.0m,每天照射2～4小时，中间休息30分钟，休息是为了使照射过程中产生的臭氧降低。一盏30W的紫外线灯可照射9～10cm^{2}的地面面积。

(3)用于液体消毒，采用水内照射法或水外照射法。水层厚度小于2cm，并根据紫外线的辐射强度确定水流速度。

45．紫外线消毒空气的有效距离不能超过多少?

答：紫外线用于空气消毒时，有效距离不能超过2米。

46．苯扎溴铵的作用原理是什么?

答：(1)改变细胞的渗透性，使菌体破裂。

(2)使蛋白质变性。

(3)抑制细菌体内某些酶，使之失去活性。

(4)有良好的表面活性，可高浓度聚集于菌体表面，影响细菌的新陈代谢。

47．苯扎溴铵为什么只能作为抑菌剂?

答：因为它只能使蛋白质变性，破坏细菌酶的活性，但不能杀灭细菌。故只能作为抑菌剂。

48．影响苯扎溴铵抑菌作用的因素有哪些?

答：(1)有机物可减弱其抑菌作用。

(2)酸碱度可影响其抑菌效果,pH愈低(酸性物质),所需抑菌液的浓度愈高。

(3)温度升高可加强其抑菌作用。

(4)与阴离子的肥皂、碘、枸橼酸、铁、铝等物质都有拮抗作用。

(5)有吸附作用。易吸附于各种物体表面,尤以棉织物为甚。

49．使用苯扎溴铵时有哪些注意事项?

答：(1)不要与肥皂、洗涤剂、碘等溶液合用,不要用铝、铁物品作为存放容器。

(2)无菌持物镊浸泡时无菌罐内不要用纱布垫底。

(3)被有机物污染的物品需初步浸泡消毒时,不应选用苯扎溴铵液,因其能减弱抑菌作用。

(4)使用时应现用现配,避免与阴离子表面活性剂或有机物同时使用,以防降低效果。

50．哪些物品可用煮沸法灭菌?

答：适于食具、食物、搪瓷类、金属类、玻璃类、橡胶类耐热不怕水的物品均可用煮沸法灭菌。

51．用煮沸法灭菌,杀灭细菌繁殖体和芽孢各需多长时间?

答：杀灭细菌繁殖体需煮沸5～15分钟,杀灭细菌芽孢需煮沸1～3小时。若在沸水中加入2%的碳酸氢钠可增加灭菌效果,减小对金属的腐蚀性。

52．煮沸法灭菌应注意哪些事项?

答：(1)未污染的干净物品,煮沸前先将物品刷洗干净,去掉油渍,以免影响灭菌效果。已被污染的物品,应直接泡入消毒液中做初步消毒,然后再取出洗净,进行煮沸消毒。

(2)煮沸灭菌时必须将物品全部浸没在水中,有轴节的器械要打开,带盖的容器要开盖,管腔内要灌满水,碗或盘不要叠在一起等,使物品的内外各面均能与水充分接触,以保证灭菌效果。

(3)水沸后开始计算灭菌时间,灭菌过程中如再加入物品,则应从第二次水沸后重新计算灭菌时间。

(4)玻璃类物品应从冷水或温水时放入，并用纱布包好，以免突然高热或互相碰撞而破裂。橡胶类物品应用纱布包裹，待水沸后放入煮沸，消毒后及时取出，以免橡胶变软。

(5)物品不宜放置过多，一般不超过容器的3/4。

(6)不宜用硬水煮沸，以免水中沉淀。

(7)消毒后应将物品及时取出，置于无菌容器中。

53．不宜采用燃烧法灭菌的物品是什么？

答：手术刀用燃烧法灭菌会使刀刃变钝，因此不宜用燃烧法消毒手术刀。

54．电离辐射灭菌的作用机制是什么？

答：用于灭菌的电离辐射有 γ 射线和高能量电子束。其作用机理是：

(1)使细胞分子产生诱发辐射，干扰微生物代谢，特别是影响去氧核糖核酸的形成。

(2)水分子被高速粒子打入，产生新离子和过氧化氢，再作用于微生物。

(3)破坏细胞内膜，引起酶系统紊乱致死。

55．电离辐射灭菌有哪些优缺点？

答：优点：(1)灭菌时物品不升温，适用于不耐热的物品，如塑料制品，尼龙制品和生物制品的消毒灭菌。

(2)穿透力强，可穿透到灭菌物品的各个部位，不受包装的限制，故可带包装灭菌。

(3)灭菌速度快，有利于连续作业，节约能源。

缺点：（1）基本建设投资大。

（2）对人体有伤害，需特殊防护。

56．环氧乙烷的性能及其灭菌原理是什么？

答：环氧乙烷是一种无色透明的液体，其沸点为10.8℃，冰点为-111.3℃，在常温常压下为无色气体。

灭菌原理：环氧乙烷对微生物蛋白质的烷基化，阻碍了酶的代谢而致微生物死亡。对各种细菌繁殖体、芽孢、真菌病毒等均有强大的杀灭作用，是一种广谱高效的气体灭菌剂。

57．环氧乙烷灭菌器有哪些优缺点？

答：(1)环氧乙烷为气体灭菌剂，适用于各种忌热、忌湿的医用仪器(如纤维胃镜、心脏起搏器、显微镜)、贵重物品(如钟表、录音机、手饰)、皮革制品、化纤织物、塑料、橡胶，以及各种文件资料等的灭菌。

(2)环氧乙烷有良好的扩散作用和穿透能力。它能穿透玻璃纸、马粪纸、聚氯乙烯薄膜、皮革以及薄层的油和水，故灭菌处理时，物品可以带包装而不受影响。

(3)环氧乙烷气体易燃易爆，空气中浓度达3%以上时，遇明火、静电就有燃烧爆炸的危险。一般大剂量必须装在特制的耐压钢瓶内，50mL以下的小包装药物，可装在加厚的普通玻璃安瓿内备用。

(4)环氧乙烷对人体有一定的毒性，吸入过量可引起头晕、头痛、恶心呕吐，故灭菌器操作时要保证密闭不漏气，消毒室内应安装排风装置。

(5)环氧乙烷在常温下能很快挥发，在物品上不会残留，灭菌后可用吹风机先将物品带包装吹风1小时，再分散放置24～48小时后即可使用。

58．使用环氧乙烷灭菌器应如何防护？

答：(1)环氧乙烷贮存时，瓶口一定要关严，室内应通风、防晒，周围不应有转动的马达或明火，贮存温度不超过40℃，相对湿度在60%～80%，工作人员要经过培训并严格遵守操作规程。

(2)小型药罐与安瓿不要存放在电冰箱中，搬运时应轻拿轻放。

(3)为了减少环氧乙烷在使用过程中发生燃烧爆炸的危险，可将其与惰性气体混合成防燃防爆合剂。常用的有：

环碳合剂：10%环氧乙烷+90%二氧化碳。

环氟合剂：10%环氧乙烷+90%氟利昂。

59．影响环氧乙烷灭菌效果的因素有哪些？

答：(1)温度。温度高能增强杀菌力和穿透力，缩短消毒时间。灭菌器内一般温度控制在30～40℃。

(2)湿度。湿度过高可引起水解反应，损耗环氧乙烷；湿度过低常不易杀死芽孢，影响灭菌效果。一般湿度控制在50%～70%。灭菌处理时应在灭菌柜内常规放一杯水。

(3)药物的剂量和浓度。应用环氧乙烷药量多，浓度高，消毒时间可缩短。一般浓度控制在0.5～1.0kg/m³。

(4)灭菌处理时间。与药物浓度的控制和作用时的温度有关，一般灭菌时间控制在6～8小时。

60．何谓双蒸法灭菌处理?其目的是什么?

答：烈性传染病(是指传染病防治法中所规定的法定传染病)患者使用过的器械或布类，从隔离区取出时，应立即用清洁布严密包裹好，送高压第一次灭菌后，取出刷洗干净，然后再高压灭菌备用，由于进行了两次高压灭菌故称为双蒸灭菌法。其主要目的是防止烈性传染病病源的扩散污染。

61．干热灭菌包括哪几种方法?适合于何种情况?

答：有焚烧、燃烧、干烤三种方法。①焚烧：适于污染的废弃物、病理标本、带脓性分泌物的敷料和纸张等。②燃烧：适于微生物实验室接种环的消毒灭菌；某些金属器械、搪瓷类物品，急用时也可用燃烧法。③干烤：适于高温下不变质、不损坏、不蒸发的物品，如粉剂、玻璃器具、金属制品等，时间与温度由物品和烤箱类型来定。

62．为什么在同一温度下湿热灭菌较干热灭菌的效果好?

答：湿热法由空气和水蒸气导热，传热快，穿透力强；干热灭菌主要由空气导热，传热较慢。所以同一温度下湿热灭菌效果优于干热灭菌法。

63．高压蒸汽灭菌法的作用原理是什么?常用的有哪几种?

答：作用原理是利用高热破坏微生物的蛋白质、核酸、细胞壁和细胞膜，是热力灭菌中使用最普遍、效果最可靠的一种医院首选的灭菌方法。一般适于各类器械、敷料、搪瓷、橡胶、药品及体液。常用的有三种，分别为下排气式压力蒸汽灭菌、预真空式高压蒸汽灭菌及快速压力蒸汽灭菌。

64．高压蒸汽灭菌器灭菌效果的测试方法有哪几种?

答：(1)留点温度计。最高温度可达160℃。使用前先将水银甩至50℃以下，灭菌后视其所指的温度值，来掌握柜内是否达到所要求的温度。一般一个灭菌柜内上、中、下、前、后、左、右，要求放5支表。

(2)苯甲酸指示剂。由苯甲酸制成的小玻璃管，在常温下苯甲酸呈白色粉末状，温度升至121℃时，即变成紫色，以此测定灭菌柜内的温度是否达到所需要求。

(3)生物指示剂(活菌检测)。采用嗜酸脂肪杆菌芽孢菌片，其耐热参数为

121℃，20分钟。灭菌后检查菌片上的菌种是否被杀灭，以此来测定灭菌效果。

(4)化学指示卡。其耐热参数与生物指示剂同。化学指示卡为白色，在温度121℃常规蒸汽压力下，时间到达20分钟，即变为黑色，以此判断灭菌效果。

指示卡的特点，除了能测定柜内是否达到标准温度外，还能测定是否达到规定时间，是一种比较理想的灭菌效果测定方法。

65. 下排气式高压蒸汽灭菌器的作用原理是什么?其有效指标是什么?

答：作用原理是利用重力置换原理，热蒸汽在灭菌器中从上而下地将冷空气从灭菌器下的排气孔中排出，逐渐使灭菌器中全部为饱和蒸汽，进而利用蒸汽释放的潜热达到使物品灭菌的目的。有效指标是温度达到121～123℃，压力为102.97～137.30kPa，20～30分钟可达到灭菌目的。

66. 预真空式高压蒸汽灭菌器的作用原理是什么?其有效指标是什么?

答：作用原理是利用机械抽真空方法，使灭菌器内形成2.0～2.7kPa的负压，使得蒸汽迅速穿透物品内部达到灭菌效果。有效指标是温度达到132℃或以上，压力为205.8kPa，5～10分钟可达到灭菌目的。

67. 应用高压蒸汽灭菌器灭菌应该注意什么?

答：(1)器材与物品在灭菌前必须清洗干净、擦干晾干。

(2)下排气式高压蒸汽灭菌的物品体积不超过30cm×30cm×25cm。预真空式高压蒸汽灭菌的物品体积不超过30cm×30cm×50cm。

(3)灭菌锅内物品放置应保持间隔，避免与锅壁上方和左右接触。

(4)易于滞留水分的物品应放在灭菌器的边缘区。

(5)灭菌物品应等干燥后才能拿出备用。

(6)做好灭菌效果的监测，用压力灭菌指示胶带注明。

68. 何谓隔离?临床上有哪些种类?

答：隔离是将传染病患者、高度易感人群安置在指定的地方，暂时避免和周围人群接触，借以达到控制传染源，切断传播途径，同时保护易感人群免受感染的目的。临床上有传染病隔离(包括严密隔离、接触隔离、呼吸道隔离、肠道隔离、血液-体液隔离、引流物-分泌物隔离、昆虫隔离等)和保护性隔离。

69．举例说明患者在什么情况下需要保护性隔离？

答：保护性隔离是指将免疫功能极度低下的少数易感者置于基本无菌的环境中，使其免受感染。保护的是患者，如严重烧伤、早产儿、白血病、器官移植术后及免疫缺陷患者等。

70．穿脱隔离衣时要避免污染哪里？

答：隔离衣的衣领和内面为清洁面，外面为污染面。因此在穿脱隔离衣的时候要避免污染衣领。

71．何谓无菌技术、无菌区域和无菌物品？

答：无菌技术是指在执行医疗护理操作过程中，防止一切微生物侵入人体和防止无菌物品、无菌区域被污染的技术。无菌区域是指经灭菌处理后未被污染的区域。无菌物品是指用物理或化学的方法灭菌后未被污染的物品。

72．无菌技术操作有哪些原则？

答：(1)无菌技术操作必须在清洁的环境中进行，治疗室每天用紫外线照射消毒一次。

(2)进行无菌操作前要衣帽整洁，戴好口罩，洗净双手。

(3)无菌物品与非无菌物品应分别放置，并定期进行检查。

(4)取无菌物品必须使用无菌持物钳。

(5)未经消毒的手和物品，不可触及或跨越无菌区。

(6)无菌物取出后，虽未动用，亦不能再放回原处。

(7)执行无菌操作的地方要宽阔，以防无菌物品被污染。

(8)进行无菌操作时，疑有污染或已被污染即不可使用，应更换或重新灭菌。

(9)一份无菌物品，只能供一名患者使用，以免发生交叉感染。

73．何谓非无菌区域？

答：非无菌区域是指未经灭菌处理，或灭菌处理后又被污染过的区域，亦可称为有菌区。

74．无抗菌能力的溶液、容器或敷料为什么应定期更换消毒？

答：无抗菌能力的溶液如生理盐水，敷料如治疗巾、盐水棉球或纱条，容器如盛器械、敷料的包、盒、罐等，其本身因无抗菌能力，在使用过程中，通过开盖时的空气沉降，操作时在空气中的暴露、污染等因素，很不容易保持绝对无菌。故此类物品在使用前应注明开包日期和时间，超过24小时应更换消毒，剩余物品可作废或重新消毒再用。

75. 存放无菌敷料的贮槽是否亦需24小时更换消毒？

答：存放无菌纱布、棉球的贮槽，容量不宜过大，以便短时间用完，及时更换。外科需直接接触伤口的存放纱布的贮槽，必须24小时更换消毒；非手术科室使用的纱布、棉球，不直接接触伤口，一周消毒两次。

76. 已铺好的无菌盘和已打开过的无菌包、盒，能保持多长时间有效？

答：铺好的无菌盘，无菌有效期为4小时；打开过的无菌包、盒，无菌有效期为24小时。

77. 打开无菌包、盒、溶液瓶前应注意哪些事项？

答：(1)打开无菌包前，应先检查包外的品名标记、消毒日期、消毒指示标志，以及包布有无松散。

(2)未使用过的无菌包，第一次打开时，要注明开包日期、时间，以便掌握有效期。

(3)无菌包内的物品如未用完，可按原折叠顺序重新折叠包扎好，以便保存下次再用。

(4)使用已打开过的包、盒、瓶，要先检查开包时间，以便掌握无菌包是否在有效使用期内，否则不能使用。

(5)无菌包、盒、瓶，打开或关闭时要严格掌握无菌操作原则，有污染或疑有污染时，一律按脏物处理。

78. 未使用的无菌包、无菌容器的有效期是多少？

答：自5月1日至10月1日有效期为1周，10月1日至次年5月1日有效期为2周。

79. 使用无菌持物钳的方法与要求是什么？

答：(1)取放无菌持物钳时，闭合钳端；手放于持物钳上1/3处；不可触及容器口液面以上的容器内壁。

(2)使用时，只能在持物者的腰部以上、视线范围内水平移动，钳端向下，不可甩动。

(3)无菌持物钳只能夹取无菌物品，不可触及非无菌物品和非无菌区；不可用其取用油纱或是消毒皮肤。

(4)到远处取物时，应将持物钳和容器一起移至操作处就地使用。

(5)用后立即放回容器中，松开钳轴；无菌持物钳及其浸泡容器应每周清洁、消毒两次，同时更换消毒液；使用频率较高的科室应每天更换。干燥法保存应4～8小时更换一次。

(6)无菌持物钳一旦污染或疑似污染则应立即更换，重新灭菌。

80．何谓交叉感染和自身感染？

答：交叉感染是指各种原因引起的患者在医院内遭受非自身固有病原体侵袭而发生的医院感染。如从患者到患者、从患者到医院职工和从医院职工到患者的直接感染或通过物品对人体的间接感染。

自身感染是指各种原因引起的患者在医院内遭受自身固有病原体侵袭而发生的医院感染。例如晚期再生障碍性贫血、晚期白血病等。

81．病毒分哪几类?举例说明?

答：(1)呼吸道病毒：如腺病毒、麻疹病毒等。

(2)肠道病毒：如脊髓灰质炎病毒、胃肠炎病毒等。

(3)肝炎病毒：如甲、乙、丙、丁、戊型肝炎病毒。

(4)痘类病毒：如天花病毒、牛痘苗病毒。

(5)疱疹痛毒：如单纯疱疹病毒、水痘和带状疱疹病毒等。

(6)虫媒病毒：如流行性乙型脑炎病毒、登革热病毒等。

(7)狂犬病病毒。

(8)艾滋病病毒。

82．病原微生物分几大类?

答：病原微生物分八大类：(1)细菌。(2)病毒。(3)立克次氏体。(4)螺旋体。(5)支原体。(6)衣原体。(7)真菌。(8)放线菌。

83. 何谓芽孢？有何特点？

答：芽孢是指某细菌在生命的某个阶段中，其原生质浓缩形成一个椭圆形具有折光性的特殊小体。由于它是在细菌细胞内形成，所以也可以称为内生孢子。由于芽孢在结构和化学成分上均有别于营养细胞，所以芽孢也就具有许多不同于营养细胞的特性。芽孢最主要的特点就是抗性强，对高温、紫外线、干燥、电离辐射和很多有毒的化学物质都有很强的抗性。同时，芽孢还有很强的折光性。

84. 何谓细菌耐药性？

答：细菌对抗菌药物的耐药性，又称抗药性。分为固有耐药性和获得耐药性。固有耐药性是因细菌染色体基因决定而代代相传的耐药，如肠道杆菌对青霉素的耐药。获得耐药性是细菌与药物反复接触后对药物的敏感性降低或消失，大多由质粒介导其耐药性，但亦可由染色体介导。而前者更具临床意义，如金黄色葡萄球菌对青霉素的耐药。

85. 何谓医院内感染?其特征是什么?

答：医院内感染又称医院获得性感染，是患者在住院期间遭受的感染。特征：感染发生的地点在医院内，排除在医院外已受到感染而在住院期间才发病的患者，但包括在医院内感染而出院后才发病的患者；感染和发病在不同阶段发生，其顺序为感染→潜伏期→发病；感染对象包括一切在医院活动的人群，如患者、探视者，其中主要是住院患者和医院工作人员。

86. 如何掌握有效的洗手方法?

答：一般性洗手称为快速洗手，是去除手部皮肤上的污垢、碎屑和部分致病菌的主要措施之一。洗手前应除掉戒指等装饰物，指甲长者应作修剪，通常用肥皂仔细认真地搓揉双手及腕部，并注意清洗指尖、指缝和指关节等部位，以保证洗手的效果。整个搓揉时间不应少于15秒钟，然后用流动水冲净肥皂沫。较脏的手应如此反复洗两遍。擦手巾应保持清洁干燥，更经常更换，理想的是用热风吹干。

87．目前常用的六步洗手法是什么？

答：(1)掌心相对，手指并拢相互揉搓。

(2)手心对另一手背沿指缝相互揉搓，两手交替进行。

(3)掌心相对，双手交叉沿指缝相互揉搓。

(4)一手握另一手大拇指旋转揉搓，两手交替进行。

(5)弯屈各指关节，另一手掌心旋转揉搓，两手交替进行。

(6)指尖在另一手掌心中转动揉搓，两手交替进行。

88．为什么医护人员上班时应禁止戴戒指？

答：医护人员在为患者服务的过程中，都是通过手的操作来完成任务的。手上戴了戒指，使局部存在着一个藏污纳垢的场所，不易彻底清洁双手。曾有专家对50名长期戴戒指的内、外科护士做手指皮肤为期5个月的调查。采样的50名护士中，有20名在戒指下部位发现革兰阴性杆菌，而且都是致病菌，是引起医院内感染的重要因素，因此医护人员上班时应禁止戴戒指。

89．手术人员手臂刷洗消毒后，手臂应保持什么样的姿势？

答：手术人员刷手后手臂不可接触未经消毒的物品。穿好手术衣后，手术衣的无菌范围为身体前面肩以下、腰以上及袖子。手术人员前臂应保持在腰水平以上，肘部内收，不能下垂。

90．《医院感染管理规范》中洗手和手消毒的指征有哪些？

答：洗手指征：

(1)接触患者前后，特别是在接触有破损的皮肤、黏膜和侵入性操作前后。

(2)进行无菌技术操作前后。

(3)进入和离开病房、ICU、母婴室、新生儿病房、烧伤病房、感染性疾病病房等重点部门。

(4)戴口罩和穿隔离衣前后。

(5)接触血液、体液和被污染的物品后。

(6)脱手套后。

手消毒指征：

(1)进入和离开隔离病房前后。

(2)接触血液、体液和被污染的物品后。

(3)接触特殊感染病原体后。

六、消毒隔离制度

1. 医院感染管理制度内容有哪些?

答:(1)医院要认真贯彻执行《中华人民共和国传染病防治法》《中华人民共和国传染病防治法实施细则》及《消毒管理办法》的有关规定。

(2)建立健全医院感染监控组织,配备专兼职人员,并认真履行职责。

(3)医院要制定院内感染监控方案、对策、措施、效果评价和登记报告制度,并作为医院评审的重要条件,定期检查。

(4)对医务人员消毒隔离技术操作定期进行考核与评价。

(5)建立医院感染控制在职教育制度,定期对医院职工进行预防医院感染的宣传教育。

(6)医院须建立特殊区域(如手术室、供应室、产房、婴儿室、治疗室)保洁监控措施,定期检查。

(7)建立合理使用抗生素的管理办法。

2. 医院消毒隔离制度内容有哪些?

答:(1)医务人员上班期间要衣帽整洁,下班就餐、开会、进图书馆、食堂等公共场所应脱去工作服。

(2)诊疗、换药、处置工作前、后均应洗手,必要时用消毒液浸泡,无菌操作时要严格遵守无菌操作规程。

(3)无菌器械容器、敷料缸、持物钳等要定期消毒灭菌,消毒液定期更换,体温计用后要用消毒液浸泡。

(4)病房应定时通风换气,每日空气消毒,地面、床头桌及椅子每日湿擦,抹布要专用,定期消毒。

(5)换下的污衣、污被服,放于指定处,不随地乱丢,不在病房清点,便器每次用后清洗消毒。

(6)各种医疗用具,使用后均需消毒后备用。药杯、餐具必须消毒后备用,患者被褥要定期更换消毒。

(7)有严重污染及器官移置的手术患者，应住单独病房，病室须进行消毒处理。

(8)出院患者的床单位，必须做好终末消毒处理，床、椅、桌及墙壁应用消毒液擦洗。床垫被褥须用臭氧机进行消毒，死亡患者的被褥应先消毒再更换，用具应消毒。

(9)传染患者按常规隔离，儿科门诊应设预检室，疑似传染病应在观察室隔离，患者的排泄物及用过的物品，要进行消毒处理。未经消毒的物品不得带出病房，也不得给他人使用，患者用过的被服应消毒后再交洗衣房清洗。

(10)传染病患者应在指定的范围内活动，不准互串病房或外出，到他科诊治时，应做好消毒隔离工作。出院、转院、死亡后进行终末消毒。门诊患者应在指定地点候诊、检查和治疗，以防交叉感染。

(11)传染患者按病种分区隔离，工作人员进入污染区要穿隔离衣；接触不同病种时，应更换隔离衣、洗手；离开污染区时，脱去隔离衣。

(12)凡厌氧菌、绿脓杆菌等特殊感染的患者，应严格隔离，患者用过的器械、被服、房间都要严格消毒处理，用过的敷料要烧毁。

(13)凡进入治疗室，换药室要衣帽整洁，戴口罩，私人用品不准带入室内。严格遵守无菌操作原则，隔离伤口用物立即消毒处理。

(14)治疗室、换药室每天通风换气，清洁，用消毒液拖擦，紫外线照射，或用消毒液喷雾消毒。每周彻底大扫除1次，每月做细菌培养1次。

(15)每天检查无菌物品是否过期，注射器盒及盐水棉球和纱布缸每天更换，用过的物品和未用过的物品严格分开，并有明显标志。

(16)治疗室的拖把、抹布等用具要专用。

(17)换药车上用物定期更换和灭菌，每周总灭菌1次，换药用具应先消毒处理，再进行清洗、灭菌。

(18)各种物品的消毒灭菌法严格按照《医院消毒技术规范》进行。

3. 病区消毒隔离制度内容有哪些？

答：(1)办公室桌面、地面每日工作前后用消毒液擦拭或湿拖1次，病区地面、窗台、床头柜每日用消毒液湿拖或擦拭1次。

(2)晨间护理实行湿式清扫，一床一套，一桌一擦布，扫床套，擦布用后彻底消毒。

(3)严格执行无菌技术操作原则，注射部位按规定严格消毒，严格执行一人一巾一带一针一管制度。

(4)严格执行双消毒制度，凡治疗注射等用过的器材如针管、针头、输液管等均放入消毒液浸泡后再进行处理。消毒液每日更换1次，浓度准确。

(5)严格划分清洁区、污染区、半污染区，标志明显，有菌物品与无菌物品分开放置，摆放整齐有序。

(6)各病房注意通风换气，保持空气新鲜。呼吸道传染病病室每日须进行空气消毒1～2次。

(7)各种插入人体的导管、内窥镜要一人一用一灭菌。其他护理医疗用品如血压计、听诊器、灌肠筒、氧气湿化瓶等严格按照规定进行消毒处理。

(8)出院患者床单位做好终末消毒处理。

(9)各种引流瓶、减压瓶、换药碗、药杯等用后均须用消毒液浸泡消毒后再进行处理。

(10)医务人员要加强无菌观念，认真执行各种消毒隔离制度，防止交叉感染。

4. 医院消毒隔离监测制度内容有哪些？

答：(1)对高危区如手术室、新生儿室、治疗室、产房、换药室、供应室无菌间等的空气每月自测1次。

(2)对各科室使用中的紫外线灯强度每季度监测1次。

(3)对各种消毒剂有效成分含量在使用中随时监测，细菌污染量每月监测1次。

(4)对各病房物体表面和医务人员手细菌污染情况每月监测1次。

(5)对供应室、手术室的压力蒸汽灭菌锅。每锅均用化学指示卡监测，每季度用生物指示剂监测1次。

(6)对婴儿室、儿科病房的物体表面和医护人员手沙门菌污染状况每月监测1次。

(7)对一些特殊科室如烧伤病房、婴儿室、产房等的化脓菌、金黄色葡萄球菌、绿脓杆菌、乙型链球菌，监测每月1次。

(8)对接触血液的器械或物品，每月监测1次残留血和HBsAg。

(9)对无菌物品每月做1次无菌检验。

(10)门诊大厅空气细菌监测每月1次。

5. 常规器械消毒灭菌制度内容有哪些？

答：(1)供应室、手术室、产房、病区治疗室严格执行双消毒规定，凡治疗注射用过的器材均应放入消毒液中浸泡后再行处理，消毒液每日更换1次，浓度准确。

(2)浸泡器械的消毒液按时更换，各种消毒剂加盖，标签注明名称、浓度、更换者及有效期。

(3)各种医疗器械如换药碗、摄子等用后用消毒液浸泡后冲净高压灭菌。

(4)各种盛放无菌物品的容器每周更换1次，并高压灭菌。

(5)如隔离患者用过的器械，应用消毒液浸泡后，用清水冲净高压灭菌。

6．无菌监测制度内容有哪些?

答：(1)供应室、手术室工作人员要严格执行质量监测的有关规定，注射器、输液器每月抽样做澄明度、氯化物、pH及细菌内毒素等测定，并保留化验单备查。

(2)高压蒸汽灭菌锅每锅均用化学指示卡监测灭菌效果，每季度用生物指示剂监测1次，无菌物品每月抽样做细菌培养1次，保留化验单备查。

(3)高压蒸汽灭菌锅每月用标准试验包监测1次。

(4)对购进的一次性医疗用品如输液器、输血器、注射器每批要有监测，合格后方可用于临床使用。

7．门诊消毒隔离制度内容有哪些?

答：(1)门诊应设立宣传栏或宣传岗，经常向患者进行预防保健及消毒卫生知识的宣传教育。

(2)门诊要实行分诊制，如疑似或确诊传染病患者，应指导去有关科会诊，并按规定上报疫情，特殊情况应就地隔离，传染患者的分泌物、排泄物按规定消毒。

(3)室内地面、桌面每日工作前后用消毒液擦拭或湿拖1次，并注意通风换气。

(4)诊断床每日下班后用消毒液擦拭1次，如疑有污染，随时擦拭。

(5)门诊所用医疗护理用品按规定进行消毒灭菌处理。

(6)医护人员要严格遵守无菌操作原则，防止交叉感染。

8．疫情管理与传染病报告制度内容有哪些?

答：(1)为了做好预防及控制传染病流行工作，根据国家规定，凡发现有关传染病或疑似传染患者必须及时报告。

(2)各科要有专人负责疫情管理工作，病房、门诊、急诊要指定专人负责疫情的登记与报告工作。

(3)各科室设传染病登记卡，凡确诊为传染病者均应登记，填报传染病登记卡。

(4)传染科应有专人负责疫情管理工作，按规定及时上报各级疾病控制部门。

(5)填写传染病报告卡及登记表,要项目齐全,字迹清楚,按报告时间要求,及时准确,不得延误。

(6)临床医师对传染病要做到不漏登、不漏报,发现漏报者要追究当事人责任。

9. 门诊重症监护室(ICU)消毒隔离制度内容有哪些?

答:(1)对工作人员的要求

①进监护室必须穿好工作服,戴好帽子,更换拖鞋或穿鞋套。

②严格执行无菌技术操作规程及消毒隔离制度。

③严格洗手制度,要求在各种检查、治疗、护理前后均要认真洗手,每做完一个患者的检查、治疗、护理后,应用消毒液擦手或洗手,再为第二个患者进行操作。

(2)物品的消毒

①呼吸机输入及输出管道、氧气湿化瓶、接湿化瓶的管道,每个患者用后,应进行消毒处理。

②雾化吸入器接触患者的喷雾面罩、管道和装药液的容器,使用后用消毒液浸泡后洗净备用。

③换药及治疗用过的器具用消毒液浸泡后再清洗,然后高压蒸汽灭菌。

④凡特异患者用过的敷料,须包好送焚烧炉进行焚烧。

⑤患者常用物品的消毒,按《医院消毒技术规范》进行。

(3)环境的消毒

①室内应严格控制人员流动,谢绝探视,减少陪护。

②室内空气消毒:室内无患者时可用紫外线照射,每次30分钟。有患者时,可根据情况选用对人体无毒性的消毒方法。每日用消毒液擦拭门窗、桌、椅、床、柜一次,必要时地面用消毒液湿拖消毒,每周彻底大扫除1次。患者转出ICU后,以消毒液擦洗床、桌、椅,更换床单、被褥等,做终末消毒处理。

10. 传染科消毒隔离制度内容有哪些?

答:为了有效地提高医疗服务质量,保障人民的健康,防止疾病的传播,特制定制度如下:

(1)严格执行医院消毒隔离制度及要求,设兼职消毒员,并规定其工作职责和要求。

(2)病房及走廊每日用消毒液进行喷雾消毒。地面用消毒液湿拖1~2次,床头柜、窗台每日用消毒液擦拭。痰盂、脸盆每次用后用消毒液浸泡5～10分钟，然后洗净备用。

(3)严格执行双消毒规定，凡重复使用的灭菌物品，如镊子、持物钳、换药碗等，用后应先消毒，再清洗，然后再进行高压蒸汽灭菌。输液、输血管、针管、针头、头皮针等用后用防刺双层黄色塑料袋包紧，进行焚烧处理。

(4)治疗室地面每日用消毒液湿拖地1～2次，紫外线空气消毒2次，每月空气细菌培养1次。

(5)严格划分清洁区、污染区、半污染区，并按规定消毒。

(6)对各种治疗盘、消毒液、服药杯、体温表等按规定定时消毒或更换。

(7)做好出院、转院、死亡患者床单位的终末消毒处理。

(8)做好病种隔离，防止交叉感染。

(9)传染病门诊严格执行有关的消毒隔离制度，设消毒液泡手盆，工作人员做到一诊一洗手。

(10)肠道及肝炎门诊严格执行其消毒隔离制度，严防交叉感染。

(11)病区按病种设有消毒液泡手盆，每日更换1次。

(12)传染病病房有专用厕所，专人管理，按时投放生石灰或漂白粉。

(13)医护人员严格执行各项操作常规及消毒隔离制度，加强消毒隔离基本知识学习，使消毒隔离工作逐步走向制度化、规范化。

11. 供应室消毒隔离制度内容有哪些?

答：供应室是全院消毒灭菌物品的供应中心，对保证医疗安全，控制和预防院内感染至关重要，工作人员必须执行如下制度：

(1)每日工作前后用消毒液擦洗地面，保持室内外环境清洁卫生。

(2)对一切回收物品，必须严格按照操作规程进行消毒处理。

(3)从传染科回收的各种物品，到供应室后必须分类再进行消毒处理后再洗刷灭菌。

(4)有菌物品和无菌物品分别放置，无菌间不得存放私人用品，每日用紫外线消毒1次，并做好登记及空气培养。

(5)各种无菌物品定期抽样做热原试验和细菌培养，做好有关项目监测及登记工作。

(6)严格划分清洁区、污染区、无菌区。回收物品及工作人员不得逆行。

(7)各种高压灭菌器材要定期检查维修和保养，并做好灭菌效果监测，保持不发出灭菌不合格的物品，以保证医疗安全。

(8)凡传染病房、肠胃道门诊、肝炎门诊所用的医疗器械等先消毒后方可回收处理。

(9)各种灭菌物品包均应注明物品名称、内容、消毒日期及责任者，每日检查灭菌物品是否过期，凡超过一周的灭菌物品均应重新高压灭菌后再发出。

12. 手术室消毒隔离制度内容有哪些？

答：(1)手术室工作人员要严格执行无菌技术操作原则，加强无菌观念。

(2)每日用紫外线消毒房间2次，做好记录，并做好空气细菌监测工作。

(3)每日手术结束后(包括急症手术)，地面用0.5%过氧乙酸或含氯消毒液喷洒，房间进行喷雾，并按规定做好器械、敷料的消毒处理。

(4)星期六为卫生大扫除日，按要求用乳酸加热蒸发熏蒸1小时。

(5)设隔离手术间，按规定处理好传染患者手术后的敷料及器械，手术台用消毒液擦拭。

(6)清洁区、半污染区等均设明显标志，每日用消毒液湿拖地面2次。

(7)每三天更换消毒液1次，并做好登记。

(8)高压蒸汽灭菌锅，每锅、每个手术包用化学指示卡检测灭菌效果，每月做生物监测1次。

(9)无菌罐、无菌镊、无菌盒用后进行高压蒸汽灭菌，盛碘酒、酒精罐每周高压蒸汽灭菌2次。

(10)各种无菌物品定期检查灭菌日期，如有过期及时更换，重新高压消毒。

13. 产房消毒隔离制度内容有哪些？

答：(1)产房门口设过渡清洁区，室内环境清洁，日常工作湿式清扫。地面及用具每日用消毒液擦拭2次，每周大扫除1次。

(2)产房每日通风2次，每日紫外线消毒1次并有记录。

(3)接生后所用的物品送洗，更换产床被服及臀垫，产床每次用后，用消毒液擦拭后再重复使用。

(4)设隔离产床，凡需隔离者用过的布类和物品，均应在待产室和分娩室先经消毒后再送出清洗灭菌。

(5)产妇、婴儿每餐使用后的餐具，刷洗干净后蒸汽消毒备用。

(6)医护人员严格遵守操作规程及无菌操作原则，防止交叉感染。

14. 婴儿室消毒隔离制度内容有哪些?

答：(1)非婴儿室工作人员不得入内，医护人员入室前必须穿工作服，戴帽子和口罩，并换工作鞋。

(2)接触新生儿前必须用肥皂流动水洗手。护理顺序为：先护理正常新生儿，后护理隔离新生儿。凡乙型肝炎表面抗原阳性、菌痢、性病、真菌性阴道炎、滴虫性阴道炎产妇的新生儿，均应放入隔离新生儿室。

(3)工作人员患感冒及有传染病或有皮肤化脓性疾病者，必须离开本室工作。

(4)室内每日适当通风，保持空气清洁。

(5)新生儿每日洗澡更衣，喂奶用的小毛巾每日更换1次，洗脸及洗眼小毛巾洗净后经高压消毒备用。

(6)奶瓶、奶头做到一人一瓶，每次用后更换，消毒后备用。

(7)隔离新生儿用过的物品能高压蒸汽灭菌的均应高压灭菌，不能高压灭菌的尽量使用一次性用品。出院后用消毒液擦拭床、椅、门窗、柜及地面等，紫外线照射消毒空气及床垫等。

(8)室内保持清洁，采用湿式清扫，每日对地面、床、桌、椅等用消毒液擦拭。其他用品按要求进行消毒处理。

(9)每月进行空气微生物监测1次，空气中细菌总数不超过500个/m^3。

15. 换药室消毒隔离制度内容有哪些?

答：(1)工作人员必须严格遵守无菌操作原则，工作时穿戴好工作衣、帽及口罩，每次换药前后洗手。

(2)无菌物品和非无菌物品应分别放置，无菌物品存放整齐有序。

(3)每日工作前后对地面、桌面、窗台等用消毒液擦拭消毒。

(4)换药用过的摄子、碗等用物须用消毒液浸泡后再刷洗，然后高压灭菌。

(5)无菌、感染、隔离伤口换药应安排有先后，有隔离措施。

(6)必须浸泡消毒的无菌器械要分容器浸泡，并注明浸泡有效时间。

(7)换药间每日紫外线消毒1次，并做好记录。每月做空气细菌监测1次。

(8)特殊病种用过的敷料应根据实际情况及时焚烧。用过的器械用消毒液浸泡后洗净，送高压蒸汽灭菌。

16. 一次性医疗用品回收制度内容有哪些?

答：一次性医疗用品是方便临床工作，预防疾病传播和控制院内感染的有力措施之一。为了达到使用一次性医疗用品的目的，加强对废弃的一次性用品的管理，特制定回收制度如下：

(1)一次性口镜、口杯、手套、引流袋、一次性帽子、口罩、敷料等一切非锐利性用品，用后装入黄色塑料袋双层密封后，送指定的存放点集中彻底焚烧，不许再次使用和乱扔。

(2)一次性输液(血)器、针管、各种穿刺针等一切锐利用品，用后直接装入双层防刺黄色塑料袋密封，各科由专人按时收集后送指定存放点，统一焚烧处理。

(3)以上制度如有违反，将根据有关规定酌情给予处理。

第三部分　专科护理

一、内科

1. 呼吸系统疾病有哪些常见症状?

答: 呼吸系统疾病常见症状有咳嗽、咳痰、肺源性呼吸困难、咯血、胸痛和发绀等。

2. 呼吸系统患者护理常规有哪些?

(1)危重患者应绝对卧床休息,恢复期可下床适当活动。

(2)给高蛋白、高热量、多维生素易消化饮食。高热者和危重患者可给流质或半流质饮食。

(3)严密观察病情。随时注意体温、脉搏、呼吸、血压、神志等生命体征的变化。有无感染性疾病所致全身毒性反应如畏寒、发热、乏力、食欲减退、体重减轻、衰竭等;以及本系统病症的局部表现如咳嗽、咳痰、咯血、哮喘、胸痛等并认真记录。

(4)若系金黄色葡萄球菌、铜绿假单胞菌所致感染性疾病,应进行呼吸道隔离。有条件时将同一种致病菌感染的患者集中一室,或住单间。

(5)当患者需进行支气管造影、纤维支气管镜窥视、胸腔穿刺、胸腔测压抽气、胸膜活检等检查时应做好术前准备、术中配合、术后护理。

(6)呼吸困难者应给予氧气吸入。护士必须掌握正确给氧的方法(如持续或间歇给氧和给氧的流量)并做好记录。

(7)结合临床,了解肺功能检查和血气分析的临床意义。发现异常及时通知医生。

(8)呼吸衰竭者如出现兴奋、烦躁、谵妄时应慎用镇静药,禁用吗啡和地西泮及巴比妥类药,以防抑制呼吸中枢。

(9)留取痰液、脓液、血液标本时按常规操作。取样要新鲜,送验要及时,标本容器要清洁干燥。

(10)病室空气要流通，每日定时通风，但避免对流。空气消毒每日1次，定期监测空气污染情况和消毒效果。

(11)做好卫生宣教工作，积极宣传预防呼吸系统疾病的措施。指导患者进行体育锻炼，阐明吸烟对人体的危害，劝告患者注意保暖预防感冒。

(12)备好一切抢救物品和药物。

3．呼吸中枢严重受抑制时可出现哪些症状？

答：呼吸的节律、频率、型态的改变可提示病理改变，当呼吸中枢受到严重抑制时，由于呼吸中枢兴奋性降低，使调节呼吸的反馈系统失常，从而出现潮式呼吸。

4．何谓咳嗽？

答：咳嗽作为一种保护性的反射动作，是呼吸系统重要的防御机制。但剧烈频繁的咳嗽不但会使患者疲劳，还会使肺泡内压力升高，增加呼吸循环的负担，反而对机体不利。

5．何谓咯血？

答：咯血是指气管、支气管及肺实质出血，血液经咳嗽由口腔咯出的一种症状。是喉部以下呼吸道或肺血管破裂，血液随咳嗽从口腔咯出。

6．如何判断咯血的严重程度？

答：咯血分为小量、中量咯血和大量咯血。判断标准为：

(1)小量咯血：24小时咯血量<100mL(痰中带血)见于支气管炎、肺炎、支气管肺癌的患者。

(2)中等量咯血：24小时咯血量在100～300mL。见于支气管异物、外伤、急性肺水肿、支气管扩张、肺结核的患者。

(3)大量咯血：一次咯血量>300mL或24小时咯血量>500mL。多见于肺结核空洞内小动脉破裂等患者。

7．咯血与呕血有何区别？

答：两者主要从病因、出血方式、出血先兆、出血物性状、pH及出血后伴随症状等区别。详见下表：

咯血与呕血的区别

项目	咯血	呕血
病因	肺结核、支气管扩张、支气管肺癌、二尖瓣狭窄	消化性溃疡、肝硬化、食管胃底静脉破裂、急性胃黏膜损伤、胃癌、食管癌等
出血方式	咯血	呕血
出血先兆	咳嗽、胸闷、喉痒	恶心、上腹部不适、呕吐
出血物性状	鲜红色，伴有气泡痰液	暗红色，咖啡样伴食物
pH	碱性	酸性
出血后伴随症状	有血丝痰、无黑便	无痰、伴黑便

8. 大量咯血最危险的并发症有哪些？

答：窒息和休克是咯血的主要并发症，而窒息则是大咯血致死的主要原因，如不及时抢救，可因心跳、呼吸停止而死亡。所以说大咯血患者最危险的并发症是窒息。

9. 大咯血患者发生窒息时，首要的护理措施是什么？

答：首要的措施是维持气道通畅。

10. 患者大咯血时，首选的止血药是什么？

答：咯血患者，少量咯血时可用止血敏、安络血等药物止血；大咯血时需用垂体后叶素止血，因其可收缩小动脉，使肺循环血量减少而达到较好的止血效果，因而大咯血患者首选的止血药为垂体后叶素。

11. 患者大咯血发作时应如何处理？

答：(1)宽慰患者，消除紧张情绪，配合治疗。

(2)让患者平卧头偏一侧，指导其轻轻将血咯出，不可屏气。卧床休息，保持室内安静，避免不必要的交谈，以减少肺部活动度。大咯血患者要绝对卧床休息，取患侧卧位，不能随意翻动。

(3)应给予温凉饮食，多吃水果和蔬菜，保持大便通畅。

(4)遵医嘱应用血管收缩，备好抢救药品及用物。

(5)密切观察患者，如果出现窒息先兆表现，应立即通知医生，同时采取抢救措施：头低足高位，叩击患者背部，用吸引器清除血液，配合抢救。

12. 咯血患者发生窒息时应如何配合抢救？

答：(1)准备好吸引器、氧气、鼻导管、气管切开包、止血药、呼吸兴奋剂、升压药等抢救设备和药物。

(2)患者窒息时立即置患者头低足高位，轻拍背部以利血块排出。

(3)清除口鼻腔内血凝块或迅速用吸引器清除呼吸道内积血。必要时立即行气管插管或气管镜直视下吸取血块。

(4)血块清除后若患者自助呼吸未恢复，应行人工呼吸，高流量吸氧或遵医嘱用呼吸兴奋剂。

(5)密切观察病情变化，监测血气分析和凝血机制等。

13. 如何判断大咯血患者出现窒息先兆或窒息表现？

答：大咯血患者咯血时出现情绪紧张、面色灰暗、胸闷气促、咯血不畅，提示窒息先兆；若病情继续恶化，出现表情恐怖、张口瞪目、双手乱抓、大汗淋漓、唇指发绀、大小便失禁、意识丧失等提示血块阻塞气道而发生窒息，应紧急处理。

14. 何谓哮喘持续状态？

答：哮喘持续状态是指严重哮喘发作经治疗持续24小时以上不能缓解者。

15. 何谓哮喘的典型症状？

答：哮喘的典型症状是呼气性呼吸困难，呈反复发作。

16. 重症哮喘的诱因是什么？

答：(1)呼吸道感染未控制。

(2)持续接触大量过敏原。

(3)失水使痰液黏稠形成痰液栓阻塞毛细支气管。

(4)治疗不当或突然停用糖皮质激素。

(5)精神过度紧张。自发性气胸或肺功能不全等。

17. 如何对支气管哮喘患者进行健康指导？

答：(1)室内不宜放花草，枕头不宜添羽毛，以免引起发作。

(2)忌食易过敏食物，如牛奶、鱼虾等，少食油腻食物。

（3）避免刺激性食物和烟酒。

（4）适当锻炼身体，增强体质。

（5）注意避免各种诱发因素，如情绪紧张、过度劳累、气候变化及呼吸道感染等。

（6）避免接触粉尘、花粉、煤气、油烟、花草、地毯、油漆和宠物等。

18．支气管哮喘与心源性哮喘有何区别？

答：详见下表：

支气管哮喘与心源性哮喘的区别

区别	支气管哮喘	心源性哮喘
病因	部分患者有过敏史，常有反复哮喘发作史	有引起左心衰竭的原发病及高血压、冠心病和风心病等
症状	发作多见于年轻人，时间不定，以春秋两季多见	多见于中年以上者，常在夜间熟睡后发作，坐起或站立后症状减轻
体征	血压正常或稍高；心脏正常；肺内有哮鸣音	血压高，有心脏杂音、心脏扩大或出现奔马律；坐起或站立后症状减轻
心脏体征	心脏正常；肺叶清晰	心脏增大或肺淤血
治疗	用肾上腺素、麻黄素、氨茶碱或激素等治疗。禁用吗啡	用洋地黄、呋塞米或吗啡等治疗有效。禁用肾上腺素或麻黄碱

19．支气管扩张患者做体位引流时应注意的事项有哪些？

答：（1）引流体位取决于分泌物潴留的部位和患者的耐受程度。原则上是抬高患部位置，使引流支气管开口向下，有利于潴留的分泌物随重力作用流入较大支气管和气管而排出体外。

（2）体位引流应在饭前1小时进行，一般为晨起或睡前。

（3）告知患者配合体位引流治疗的意义及目的，引流时鼓励其咳嗽，必要时先做超声雾化吸入，稀释痰液，以利于痰液咳出。

(4)体位引流过程中观察患者有无咯血、发绀、头晕、出汗和疲劳等情况,如有发生应随时终止引流。

(5)患有高血压、心衰严重者、高龄患者禁止体位引流。

20．慢性支气管炎有哪些临床表现?

答:慢性支气管炎在临床上以咳嗽、咳痰、喘息及反复发生感染为其表现特征。

21．如何护理纤维支气管镜术后的患者?

答:(1)监测脉搏、呼吸和血压,直至平稳,观察有无并发症。

(2)术后2小时内禁食禁水,麻醉消失、咳嗽和呕吐反射恢复后可进温凉流质或半流质饮食。

(3)观察痰液的颜色和特征,察术后咯血及痰中带血情况,并注意窒息的发生。

(4)术后数小时内避免吸烟、说话和咳嗽,保证声带休息,以免声音嘶哑和咽喉部疼痛。

22．支气管扩张及肺脓肿患者痰液的典型表现是什么?

答:呼吸系统疾病患者应注意密切观察痰液的性质,痰液静置后分层是支气管扩张和肺脓肿的典型表现。可分为三层,上层为泡沫黏液,中层为浆液,下层为脓性物和坏死组织。草绿色痰见于绿脓杆菌感染者,红棕色胶冻状见于典型的肺炎杆菌感染,灰黑色往往是吸入烟尘后痰液的表现。而厌氧菌感染时痰有臭味。

23．保持气道通畅的方法有哪些?

答:保持气道通畅的方法包括翻身叩背、有效咳嗽咳痰、超声雾化吸入疗法、胸部叩击法、体位引流法和机械吸痰法。

24．如何指导患者进行有效的咳痰?

答:患者尽可能取坐位,进行深而慢的呼吸5～6次后,嘱患者深吸气至胸肌完全下降,屏气3～5秒;继而缩唇,缓慢地通过口腔将肺内气体呼出(此时胸廓下部和腹部应下陷),再深吸一口气后屏气3～5秒;身体前倾,从胸腔(非咽喉部)进行2～3次短促有力的咳嗽，咳嗽同时收缩腹肌或用自己的手按压上腹部，帮助痰液排出。

25．为患者进行胸部叩击排痰时应该注意什么？

答：(1)听诊肺部，明确部位。

(2)叩击时避开乳房、心脏、骨突部位(如脊椎、肩胛骨、胸骨)、衣服拉链、纽扣等处。

(3)叩击力量以患者不感到疼痛为宜，每次叩击时间5～15分钟。

(4)排痰应在餐后2小时至餐前30分钟完成，以避免呕吐。

(5)操作后嘱患者注意休息，观察痰液情况。

(6)查看生命体征、肺部呼吸音及湿啰音变化。

26．如何运用电动吸引器帮助患者吸痰？

答：(1)将电动吸引器接电源，连接并检查各处有无不妥。

(2)协助患者取仰卧位，头偏向操作者。

(3)戴手套，连接吸痰管，检查管道是否通畅，有无漏气，注意吸力大小。

(4)左手用压舌板帮助患者张口，右手将导管插入口腔、咽喉，吸净痰液，冲洗导管，然后缓缓插入气道。根据痰液的位置，左右旋转，不断变换位置，并间断吸取生理盐水冲洗导管后，再插入吸净痰液。

(5)吸痰毕，冲洗导管，将吸痰导管取下置于弯盘内，将吸引管接头置消毒液瓶内，以备再用。

(6)擦净口角分泌物，观察患者口腔黏膜有无损伤。

(7)协助患者卧于舒适卧位，整理床单位，清理用物，做好记录。

27．如何处理紧急性开放性气胸？

答：开放性气胸由于胸膜腔与外界相通，随着患者呼吸运动，出现纵隔扑动，严重影响呼吸和循环功能，故应及时封闭胸壁伤口，消除纵隔扑动。

28．开放性气胸有何临床特点？

答：患者表现为气促、明显的呼吸困难、鼻翼翕动、口唇发绀，重者伴有休克。患侧胸壁的伤道，呼吸时可闻及空气进出胸腔伤口的吸吮样音。胸部和颈部皮下可触及捻发音，患侧胸部叩诊呈鼓音，听诊呼吸音减弱甚至消失。心脏向健侧移位。

29. 自发性气胸临床上分为哪几种类型?

答:根据胸膜裂口的大小、状态及气胸腔内压力的大小,通常分为闭合性或单纯性自发性气胸;开放性或交通性自发性气胸;张力性或高压性自发性气胸等三种类型。

30. 如何避免自发性气胸的发生?

答:(1)指导患者避免抬举重物、剧烈咳嗽、屏气、用力排便等,并预防便秘。

(2)注意劳逸结合,在气胸痊愈后的1个月内,不要进行剧烈运动,如打球、跑步等。

(3)保持心情愉快,避免情绪波动。吸烟者应戒烟。

31. 何谓Ⅰ型呼吸衰竭?应该如何合理给氧?

答:Ⅰ型(换气型)呼吸衰竭,即以换气障碍为主,表现为低氧血症型:PaO_2<8.0kPa,$PaCO_2$正常;pH正常或增高。根据动脉血氧分压降低程度给予中流量(2～4L/分钟)或短暂的高流量(4～6L/分钟)吸氧。

32. 何谓Ⅱ型呼吸衰竭?应该如何合理给氧?

答:Ⅱ型(通气型)呼吸衰竭,即以通气功能障碍为主,表现为低氧血症伴高碳酸血症:PaO_2<8.0kPa,$PaCO_2$>6.65kPa以上;pH降低。应给予低流量(1～2L/分钟)、低浓度(25%～29%)持续吸氧。

33. 肺源性呼吸困难严重程度的判断标准是什么?

答:(1)轻度呼吸困难:能与相同年龄的健康人同样地行走,但不能同样地登高或上台阶。

(2)中度呼吸困难:能在平地行走,可按自己的速度行走或步行中需要不断休息,但不能与相同年龄的健康人同样地行走。

(3)重度呼吸困难:说话、脱衣也感到呼吸困难,不能外出活动。

34. 如何根据血气分析结果决定呼吸困难患者的氧流量?

答:缺氧严重而无二氧化碳潴留者,可用面罩给氧;缺氧伴二氧化碳潴留者,可用鼻导管或鼻塞法给氧。

(1)如果患者PaO_2在6.7～8.0kPa、PaO_2在6.7kPa以下,可采用中等氧流量(2～4L/分钟)、氧浓度(29%～37%)给氧。

(2)如果患者PaO_2在5.3～6.7kPa、PaO_2在6.7kPa以下，可短时间、间歇高流量(4～6L/分钟)，氧浓度(45%～53%)给氧。

(3)如果患者PaO_2低于4.0kPa，PaO_2在6.7ka以上，应持续低流量(1～2L/分钟)，氧浓度(25%～29%)给氧。

35．为什么慢性肺心病患者要采用低流量、低浓度持续给氧?

答：慢性肺心病患者因长期$PaCO_2$升高，呼吸中枢对二氧化碳刺激敏感性降低。主要依靠缺氧刺激主动脉体和颈动脉窦的化学感受器，通过反射维持呼吸。此时如果给患者高流量氧气使血养分压骤然升高而迅速解除缺氧，但通过颈动脉体反而会加重二氧化碳潴留和呼吸性酸中毒。所以要低流量、低浓度持续给氧，以氧流量1～2L/分钟、氧浓度25%～30%为宜。

36．何谓氧中毒?应该如何预防?

答：氧中毒是指患者长时间持续高浓度吸氧后，呼吸困难进一步加重，发绀显著，最终导致心肺功能衰竭的表现。发生氧中毒后果严重，危害极大，必须注意预防：

(1)对慢性呼吸衰竭或肺性脑病的患者，应低流量、低浓度持续给氧。因严重缺氧而危及生命时，可用呼吸机短期高浓度吸氧，并进行血气分析监护。

(2)对急性呼吸衰竭的患者，如出现呼吸心搏骤停或急性呼吸窘迫综合征时，为迅速纠正缺氧状态，可短期使用高浓度吸氧。吸氧浓度在30%～60%，时间不超过24小时。若氧浓度超过60%，持续时间不能超过12小时。

(3)高浓度吸氧24小时以上，可引起黏膜干燥、痰液黏稠形成干痂，不易咳出，故应采取加温湿化措施。

37．何谓成人呼吸窘迫综合征?其产生的病理病因是什么?

答：成人呼吸窘迫综合征又称休克肺，多指成年人于创伤或休克后并发急性呼吸功能衰竭的一组综合征。病理变化主要为肺充血，间质和肺泡出血及水肿，肺泡内有透明膜形成。其主要病因有严重创伤、休克、多发性骨折后脂肪栓塞、严重感染、败血症、重症病毒性肺炎、输液或输血过量、DIC、急性氧中毒或重症心力衰竭等。

38．何谓肺性脑病?早期如何发现?

答：肺性脑病是指当二氧化碳分压增至正常2倍以上时（80～100mmHg），患者逐渐陷入昏迷（二氧化碳麻醉）。这时由于较多二氧化碳通过血脑屏障进入脑脊液，使脑组织中毒，脑细胞内外水肿、颅内压增高，加之缺氧、电解质紊乱等因素，患者出现自主呼吸减弱、呼吸性酸中毒和一系列神经精神症状。其患者早期表现为头痛、烦躁不安、恶心呕吐、视力减退、记忆力和判断力减退；患者后期可有神志恍惚、谵语、无意识动作和四肢小抽搐等表现，有时出现嗜睡与高度兴奋多语相交替。血气分析为$PaCO_2>2.7kPa$，$pH<7.25$。

39．肺炎最常见的病原体是什么？

答：引起肺炎的病原体包括细菌、病毒、支原体、衣原体、真菌等，其中最常见的病原体是细菌。

40．治疗支原体肺炎应首选什么样的抗生素？

答：支原体肺炎对青霉素类不敏感，而对大环内酯类如红霉素、罗红霉素、阿奇霉素等敏感，所以首选的抗生素应为青霉素。

41．何谓中毒性肺炎？

答：中毒性肺炎是指严重的细菌性肺炎毒血症后引起的一个综合征，以周围循环衰竭为特征的一型肺炎。

42．肺炎球菌肺炎有哪些典型的表现？

答：肺炎球菌肺炎典型的表现是高热、寒战、咳嗽、咳痰，典型的痰液呈铁锈色痰。

43．重症肺炎的诊断标准是什么？

答：(1)意识障碍；呼吸频率>30次/分钟；$PaO_2<8.0kPa$，$PaO_2/FiO_2<300mmHg$，需行机械通气治疗。(2)血压<90mmHg。(3)胸部X线显示双侧或多肺叶受累，或入院48小时内病变扩大≥50%。(4)少尿：尿量<20mL/小时，或<80mL/4小时，或急性肾衰竭需要透析治疗。

44．轻型肺炎和重症肺炎的区别是什么？

答：轻型肺炎病变只局限在呼吸系统，重症肺炎中毒症状明显，并累及全身其他系统。

45．休克型肺炎患者的护理措施是什么？

答：(1)立即将患者安置在监护室，专人护理，去枕平卧，注意保暖，但忌用热水袋。

(2)尽快建立静脉通路，对烦躁不安的患者固定输液部位的肢体。

(3)迅速高流量吸氧，有助于改善组织器官的缺氧状态。

(4)及时判断病情变化，随时与医生联系。如果患者神志逐渐清醒，表情安静，皮肤颜色转红，脉搏变慢而有力，呼吸平稳而规则，血压回升，尿量增多，皮肤及肢体变暖，则表示病情好转。

46. 何谓肺脓肿，其临床特点是什么?

答：肺脓肿是指由于各种病因引起的肺组织化脓性病变。早期为化脓性炎症，继而坏死形成脓肿。临床表现特点为高热、咳嗽、咳大量脓臭痰和继发感染。

47. 为什么要训练慢性阻塞性肺气肿患者做腹式呼吸?

答：肺气肿患者由于肺泡膨胀充气，弹性减退，呈桶状胸，横膈下降平坦，功能残气量增加。加上随着年龄的增加而肋骨骨化增加，肋间肌萎缩，胸廓顺应性减低，难以依靠胸式呼吸改善通气功能。因此，通过训练患者做腹式呼吸，增加腹肌活动度而增加通气量，改善肺功能。通常成年人腹肌面积平均为 $270\sim300cm^2$，若腹肌向下运动增加1cm，可增加通气量 $270\sim300mL$。

48. 如何指导慢性阻塞性肺气肿患者做腹式呼吸功能锻炼?

答：(1)指导患者采取立位、坐位或平卧位，全身肌肉放松，静息呼吸。练习时患者可一只手置于腹部，另一只手置于胸部以感受自己的呼吸是否正确。

(2)吸气时用鼻吸入，尽力挺腹，胸部不动，吸气末自然且短暂地屏气，造成一个平顺的呼吸形态使进入肺的空气均匀分布。

(3)呼气时用口呼出，同时收缩腹部，胸廓保持最小活动幅度，缓呼深吸，以增进肺泡通气量。

(4)理想的呼气时间应是吸气时间的2~3倍。

(5)每日训练两次，每次10~15分钟，每分钟呼吸7~8次。

(6)熟练后增加训练次数和时间，使之成为不自觉的呼吸习惯。

49. 急性肺水肿的特征性表现有哪些?

答：急性肺水肿的特征性表现是咳粉红色泡沫痰，两肺满布哮鸣音及湿啰音。

50. 如何做好急性肺水肿患者的抢救配合工作?

答：(1)安置患者于危重监护病房，监测生命体征、神志和尿量等变化，做好记录。

(2)立即协助患者取坐位，双腿下垂。

(3)吸入高流量(6～8L/分钟)、经30%～50%乙醇湿化的氧气。

(4)稳定患者情绪，给予心理支持。必要时遵医嘱使用吗啡镇静。

(5)及时建立静脉通道，遵医嘱及时、准确地使用强心、利尿、扩血管药及糖皮质激素。

(6)严格控制输液的速度，必要时安置漂浮导管，监测血流动力学指标的变化。

51．急性肺水肿患者吸氧时，为什么湿化瓶内必须放乙醇?其浓度是多少?

答：湿化瓶内放乙醇可使肺泡内泡沫的表面张力降低而破裂，有利于改善通气。乙醇浓度为30%～50%。

52．肺结核分为哪几种类型?

答：I型——原发型肺结核，II型——血行播散型肺结核，III型——浸润型肺结核，IV型——慢性纤维空洞型肺结核，V型——结核性胸膜炎。其中，以浸润型肺结核最常见，慢性纤维空洞型肺结核最严重。

53．在日常生活中，肺结核患者应怎样进行隔离?

答：(1)痰涂片阳性者需住院治疗，进行呼吸道隔离，有条件者应单居一室，室内保持良好通风，每日用紫外线消毒。

(2)患者应注意个人卫生，严禁随地吐痰，不面对他人打喷嚏或咳嗽，以防飞沫传播。在咳嗽或打喷嚏时用双层纸巾遮住口鼻，然后将纸巾放入污物袋中焚烧处理；容器中的痰液需经灭菌处理后再弃去。

(3)食用后餐具煮沸10分钟后再清洗，剩余饭菜煮沸10分钟后弃去。与他人同桌共餐适宜用公用筷，以预防传染。

(4)居室、被褥及书籍可用紫外线照射消毒或日光暴晒2小时以上。

(5)患者外出时应戴口罩；密切接触者应去医院进行相关检查。

54．与肺癌发病有关的最重要的危险因素是什么?

答：与肺癌发病有关的最重要的危险因素是吸烟。

55．什么是肺心病急性加重期的治疗关键？

答：肺心病的治疗坚持治肺为本、治心为辅的原则，急性加重期治疗的关键是积极控制感染、维持气道通畅、纠正缺氧和二氧化碳潴留。

56．心源性水肿的特点是什么？

答．心源性水肿最早出现在身体最低垂的部位，如非卧床患者的足踝部、胫前；卧床患者的背骶部、会阴或阴囊部。用指端加压水肿部位，指压痕为阳性，重者可出现胸水和腹水。

57．如何护理心源性水肿的患者？

答：(1)观察水肿的部位、范围和程度；每日一次测体重、腹围；记录出入液量。

(2)卧床休息，伴胸水或腹水者取半卧位，有下肢水肿时抬高下肢，经常更换体位。

(3)给予低钠、高蛋白、易消化、少产气的饮食。严重水肿时，每日进液量控制在前1日尿量加500mL左右，输液速度一般不超过20～30滴/分钟。

(4)遵医嘱使用强心或利尿剂，观察、记录疗效和不良反应；定期检测血清电解质。

(5)保持床褥和内衣柔软、平整和干燥；保持皮肤黏膜卫生，防止感染、外伤和压疮的发生。

58．心血管系统患者有哪些护理常规？

答：(1) 病情观察

①症状观察。及时了解患者主诉，如胸闷、胸痛、心悸、气急，并进一步观察其部位、性质、持续时间，必要时及时通知医师并采取相应措施，如吸氧、口含硝酸甘油等。

②体征观察。定时测量脉率、脉律，心率、呼吸和血压，对危重者应使用心电、呼吸、血压监护。

③详细记录病情变化及用药后的反应。

(2) 一般护理

①生活护理。对心功能不全、急性心肌梗死、严重心律失常、急性心肌炎患者，协助其生活起居及个人卫生。

②休息及卧位。重症患者绝对卧床休息，病情稳定者逐渐鼓励床上活动乃至下床活动，长期卧床者每2小时更换体位，心功能不全者半卧位或端坐卧位。

③饮食护理。宜给高维生素、易消化饮食，少量多餐，避免刺激性食物。高血压病、冠心病、心功能不全者应限制钠盐食物。

④氧疗护理。非严重缺氧患者采用低流量鼻导管吸氧，即2～4L/分钟，浓度30%～40%，严重缺氧者6～8L/分钟。急性肺水肿患者采用30%～50%乙醇湿化交替吸氧。肺源性心脏病患者予以低流量持续吸氧，呼吸功能不全者使用面罩加压吸氧，必要时行机械通气。

⑤排泄护理。鼓励长期卧床患者多食蔬菜、水果及富含纤维素食物，养成每日解便习惯。对便秘患者可用手沿结肠走行方向轻轻揉压。连续数日未解大便者可给予缓泻剂或低压温水灌肠，无效时可戴手套润滑手指轻轻将粪便抠出。对危重患者记录24小时尿量。定时测体重。

⑥药疗护理。掌握心血管常用药物的剂量、方法、作用及不良反应，如应用洋地黄类药物时应准确掌握剂量，用药前后密切注意心率、心律变化；利尿剂应用中应注意尿量及电解质变化；扩血管药物应用时应定期测量血压，准确控制和调节药物的浓度与使用速度；抗凝药物使用时应注意患者有无出血现象。

⑦护理人员应保持良好的工作情绪，关心、体贴、鼓励患者，做好充分的解释、安慰工作，避免他人谈论任何使患者烦恼、激动的事，协助患者克服各种不利于疾病的生活习惯和嗜好。

(3)急救护理

①护理人员熟练掌握常用仪器、抢救器材及药品。

②各抢救用物定点放置，定人保管，定量供应，定时核对，定期消毒，使其保持完好备用状态。

③患者一旦发生晕厥，应立即就地抢救并通知医师。

④应及时给予吸氧，建立静脉通道。

⑤按医嘱准、稳、快地使用各类药物。

⑥若患者出现心搏骤停，立即进行心、肺、脑复苏。

⑦详细记录抢救时间、抢救措施、用药及患者的反应，抢救结束后6小时内具实补记护理记录。

(4)康复指导

①向患者家属宣传有关疾病的防治与急救知识。

②鼓励患者积极治疗原发病，避免各种诱因。

③根据不同疾病指导患者掌握劳逸结合的原则，保证足够的睡眠并避免任何精神刺激。

④根据不同疾病指导患者选择不同的治疗饮食，少量多餐，忌烟酒。

⑤对安装起搏器患者应随身带好保健卡，对冠心病患者应随身备好急救药物。

⑥患者应遵医嘱按时服药，定期随访。

59．心功能划分为哪几级?各级心功能表现特点是什么?

答：根据美国心脏病学会(AHA)的分级方案，根据患者自觉的活动能力，将心功能划分为四级。

Ⅰ级：患者患有心脏病但活动不受限制，为心功能代偿期。

Ⅱ级：心脏病患者的体力活动受到轻度限制，休息时无自觉症状，但平时一般活动时可出现疲乏、心悸、呼吸困难或心绞痛症状，又称心力衰竭Ⅰ度。

Ⅲ级：心脏病患者体力活动明显受限，轻于平时一般活动即可出现上述症状，但休息时无症状，又称心力衰竭Ⅱ度。

Ⅳ级：心脏病患者不能从事任何体力活动，休息状态也出现心衰症状，体力活动后加重，又称心力衰竭Ⅲ度。

60．如何根据患者的心功能分级指导患者活动?

答：根据患者心功能的情况安排休息：

(1)心功能Ⅰ级，不限制一般的体力活动，患者适当参加体育锻炼，但必须避免剧烈运动和重体力劳动。

(2)心功能Ⅱ级，适当限制体力活动，增加午睡时间，强调下午休息，可不影响轻体力劳动和家务劳动。

(3)心功能Ⅲ级，严格限制一般的体力活动，每日有充分的休息时间，但日常生活可以自理或在他人协助下自理。

(4)心功能Ⅳ级，绝对卧床休息，生活由他人照顾，患者采取坐位或半卧位，病情好转后可逐渐增加活动量，活动量的增加以不出现症状为限。

61．心力衰竭的诱发因素有哪些?

答：(1)感染，以呼吸道感染为最常见，也是最重要的诱因。

(2)心律失常。

(3)血容量增加或锐减。

(4)过度体力劳累或情绪激动。

(5)不恰当停用洋地黄或降压药等。

62. 左心衰竭患者主要有哪些病理生理特征？

答：左心衰患者主要的病理生理特征为肺循环淤血，最早出现的是劳力性呼吸困难，晚期出现端坐呼吸。可伴有咳嗽、咳痰呈白色泡沫样，如发生急性肺水肿则咳大量粉红色泡沫痰。

63. 左心衰竭和右心衰竭有哪些临床表现特点？

答：(1)左心衰竭以肺循环淤血和心输出血量减少为主要表现。肺淤血表现有：呼吸困难(其程度为劳力性呼吸困难，夜间阵发性呼吸困难或端坐呼吸)；咳嗽，咳粉红色泡沫痰；口唇及指甲床明显发绀等；心输出血量减少的表现为乏力、烦躁不安、出冷汗，即因脑缺氧而出现的精神症状。

(2)右心衰竭以体循环淤血为主要表现：消化道症状(腹胀、畏食、恶心、呕吐等)；肝脏肿大，有压痛，出现黄疸；颈静脉怒张，肝-颈静脉回流症阳性；下垂性凹陷性水肿，严重时出现胸水或腹水等。

64. 在心力衰竭治疗中可以同时减轻心脏前负荷和后负荷的药物是什么？

答：氨苯喋啶、氢氯噻嗪和呋塞米均为利尿剂，可减轻心脏前负荷。硝酸甘油可扩张静脉，同样减轻心脏前负荷。只有硝普钠可以同时扩张静脉和动脉，减轻心脏的前、后负荷。

65. 心力衰竭患者为什么容易便秘？如何对此进行护理？

答：(1)便秘原因：①肠道淤血。②进食减少。③长期卧床。④焦虑。⑤排便方式的改变等。

(2)护理措施：①饮食中需增加粗纤维食物。②必要时给缓泻剂或开塞露塞肛。③对不习惯床上使用便器的患者，若病情许可，可小心扶起使用床边便椅。④注意不能使用大剂量液体灌肠。

66. 常用利尿剂有几种？指导心力衰竭患者使用利尿剂时应注意什么？

答：(1)常用利尿剂有两类：①排钾利尿剂，如氢氯噻嗪、呋塞米(速尿)。

②保钾利尿剂，如螺内酯(安体舒通)、氨苯喋啶和阿米洛利。

(2)护士应指导心力衰竭患者正确使用利尿剂，观察药物不良反应，如襻利尿剂和噻嗪类利尿剂主要不良反应是低钾血症。要监测血钾，同时多补充含钾丰富的食物，必要时口服钾剂。非紧急情况下，利尿剂应选择在早晨或日间使用，避免夜间排尿过频而影响患者的休息。

67. 何谓心肌梗死?

答：心肌梗死是指在已有冠状动脉病变的基础上，由各种原因导致心排血量骤减。冠状动脉灌注锐减时，心肌由于严重而持久的缺血或蔻状动脉闭塞使血供中断，引起部分心肌坏死，并伴有心肌急性损伤、缺血和坏死的一系列特征性心电图表现。

68. 何谓心肌梗死后综合征?

答：心肌梗死后数周内可发生体温升高、胸痛、心包炎、胸膜炎和肺炎等临床表现，称之为心肌梗死后综合征。可能与机体坏死组织或受损心肌的一种自身免疫反应有关。

69. 心肌梗死的发热一般不超过多少?

答：心肌梗死后的发热一般在疼痛发生后24～48小时出现，体温38℃左右，一般不超过39℃，持续约1周，为坏死物吸收引起。

70. 心肌梗死患者心电图有何特征性改变?

答：ST段指高性心肌梗死ECG改变：①宽而深的Q波(病理性Q波)。②ST段抬高呈弓背向上型。③T波倒置。非ST段升高性心肌梗死ECG改变：①无病理性Q波。②有普遍性ST段压低≥0.1mV。③但aVR导联ST段抬高或有对称性T波倒置。

71. 在观察病情时如何做到早期发现心肌梗死?

答：(1)心绞痛发作或原有心绞痛程度加重，发作频繁，时间延长或含服硝酸甘油无效。

(2)心前区疼痛伴恶心、呕吐、大汗和心动过缓。

(3)中老年患者出现急性左心衰竭、心源性休克或严重心律失常，而排除其他原因者。

(4)心电图示ST段一时性上升或明显下降，T波突然倒置。

72．指导心肌梗死患者活动时的注意事项有哪些?

答：(1)在进行首次活动时应测量脉搏，询问有无不适。

(2)避免闭气用力及做肌肉等长收缩，以减少心脏负荷。

(3)必须包括5～10分钟的暖身运动及整理活动。

(4)运动最佳时间是饭后2小时后，运动前避免食用刺激性食物。

(5)感冒未愈或身心疲劳时，不宜运动。

73．急性心肌梗死的主要症状体征有哪些?

答：(1)疼痛：为早期出现的症状，其性质和部位与心绞痛相似，但程度更剧烈，多无明显诱因，疼痛时间较长，经休息和含服硝酸甘油无效，常伴出汗，烦躁不安，恐惧或有濒死感，少数患者可没有疼痛表现。

(2)心源性休克：出现面色苍白或青紫，皮肤湿冷，脉搏细弱，血压下降，尿量减少，反应迟钝，甚至昏厥。

(3)心律失常：多发生在病后1～2周内，而以24小时内发生率最高，严重心律失常，如室性心动过速，心室颤动常是急性心肌梗死致死的原因。

(4)心力衰竭：主要是急性左心衰竭的表现，严重者可发生急性肺水肿。

(5)胃肠道症状：可有恶心、呕吐及上腹胀痛，与迷走神经张力增高有关。

(6)其他：由于坏死组织吸收，于发病第三天起有发热38℃左右，多在1周内恢复。

(7)体征：心率增快或变慢，心尖部可闻及舒张期奔马律。

74．如何救治急性心肌梗死坏死患者?

答：急性心肌梗死坏死患者应在发病后6小时内尽快开通堵塞动脉（栓塞血管），进行再灌注心肌治疗。

75．急性心肌梗死的治疗原则是什么?

答：急性心肌梗死的治疗原则是保护和维持心脏功能，挽救濒死的心肌，防止梗死扩大，及时处理严重心律失常、休克、心力衰竭等各种并发症。治疗包括减轻疼痛、心电监护、消除恶性心律失常和抗凝，但不需要扩容、升压。

76．如何护理心肌梗死急性期的患者?

答：(1)发病24小时内绝对卧床休息，限制探病。

(2)发病后4～12小时内给予流质饮食，逐渐过渡到低脂、低胆固醇清淡饮食，并少量多餐。

(3)吸氧流量2～5L/分钟。

(4)监测心电图和生命体征5～7天。

(5)遵医嘱给予吗啡或哌替啶止痛，注意观察不良反应。

(6)增加患者的安全感和信任感，由护理人员帮助完成生活护理，保持大便通畅。

77. 如何安排急性心肌梗死患者的休息与活动？

答：(1)第1～3天绝对卧床休息，翻身、进食、洗漱和排便等均由护理人员帮助料理。

(2)第4～6天可在床上活动肢体，鼓励患者深呼吸。

(3)第1～2周后开始在室内走动，逐步过渡到室外行走。

(4)第3～4周可试着上下楼梯或出院。

(5)密切观察患者活动后的反应，如果出现呼吸困难、脉搏过快且休息后3分钟仍未恢复、血压异常、胸痛和眩晕等，应停止活动，并以此作为限制活动量的指征。

78. 何谓阿-斯综合征？常见于哪些心脏病？

答：阿-斯综合征又称心源性脑缺氧综合征，是某些心血管功能异常时引起心排血量突然大幅度降低或短暂的停止排血，使脑循环血量锐减导致脑组织急性缺血缺氧，患者立即出现意识丧失、严重紫绀、心跳呼吸暂停(或极度缓慢)、两眼上翻、四肢抽搐等一系列临床综合病征。常见于严重心律失常、心脏瓣膜病、心肌疾病、原发性电生理异常等。

79. 心功能不全者最好应采取什么体位？

答：心功能不全者宜采取半卧位或坐位，以减少静脉回流，减轻心脏负担。

80. 什么是典型急性心肌梗死患者最早出现、最突出的症状？

答：典型急性心肌梗死患者最早出现、最突出的症状是心前区剧烈疼痛。

81. 何谓异位心动过速？

答：异位心动过速是指短暂或持续发作的快速和规则节律的异位心律，其发作与终止大多突然，发作时心率一般为160～220次/分钟，每次发作可持续数秒钟或更长时间，可自动或经治疗后停止。

82．如何减轻心脏前后负荷？

答：心脏前负荷又称容量负荷，可应用利尿剂，增加钠和水的排出，降低血容量；或扩张静脉血管，减少回心血量从而减轻心力衰竭患者的心脏前负荷。心脏后负荷又称压力负荷，可应用血管扩张剂，扩张动脉、降低血管阻力，减轻心脏后负荷，降低心肌耗氧量。

83．正常心脏传导系统是怎么组成的？

答：心脏传导系统包括窦房结、结间束、房室结、希氏束、左右束支及其分支和普肯耶纤维。

84．风湿性心脏病发生栓塞常见部位及其各个表现是什么？

答：常见的栓塞部位为脑、心、脾、肺、胃、肠系膜和四肢。

(1)肺栓塞表现：突然出现胸痛、尿急、发绀和咯血等症状。

(2)肾栓塞表现：腰痛、血尿。

(3)脑血管栓塞表现：神志和精神改变，失语，吞咽困难，肢体功能障碍，瞳孔大小不对称，甚至抽搐或昏迷。

(4)动脉栓塞表现：肢体突发剧烈疼痛，局部皮肤温度下降，动脉搏动减弱或消失。

85．何谓冠脉循环？其作用是什么？

答：冠脉循环是指营养心脏的血管系统。冠脉循环的血管包括冠状动脉、冠状静脉以及动静脉之间的毛细血管。冠状动脉由主动脉根部发出，分为左右冠状动脉两个分支。右冠状动脉主要供应右侧心脏和左侧心脏后壁或下壁一部分心肌的血液；左冠状动脉主要供应心脏的前壁、侧壁后部或下壁的剩余部分和心尖部的血液。

86．何谓冠心病？临床分为哪几种类型？

答：冠心病是冠状动脉粥样硬化性心脏病的简称，也称作缺血性心脏病，是指冠状动脉粥样硬化使血管管腔狭窄或阻塞，导致心肌缺血、缺氧而引起的心脏病。临床上分为5种类型：无症状性心肌缺血、心绞痛、心肌梗死、缺血性心肌病和猝死型冠心病。

87．引起冠状动脉粥样硬化的危险因素有哪些？

答：危险因素有高血脂、高血压、高血糖、高体重和高年龄即"5高"，并与吸烟、精神因素、缺乏体育活动、A型性格和家族性遗传等有一定的关系。

88. 典型心绞痛发作时的疼痛有何特点?

答:(1)性质:为压榨、紧缩、压迫、窒息、沉重或闷胀性疼痛。

(2)部位:常位于胸骨体上段或中段之后,可波及心前区,界限不清,常放射至左肩、左臂内侧无名指和小指或至颈、咽、下颌部。

(3)时间:1~15分钟,多数3~5分钟。

(4)诱发因素:体力活动、情绪激动、饱食、受寒、吸烟、阴雨气候或心动过速等。

(5)缓解方式:休息或舌下含服硝酸甘油可缓解。

89. 如何对冠心病患者进行健康指导?

答:(1)根据患者不同文化背景和生活习惯讲解有关疾病的知识,保持良好的情绪,生活有规律,根据心功能情况进行适当的活动锻炼。

(2)合理饮食:给予低盐、低脂、低胆固醇食物,限制热量,少食甜食,多吃富含维生素C、纤维素的蔬菜和水果,避免饱餐,防止便秘。

(3)防治危险因素,如高血脂、高血压、糖尿病等。

(4)掌握心绞痛发生时的自我处理方法,随身携带保健盒。

(5)定期复查,坚持治疗,一旦病情变化及时就诊。

90. 什么是先天性心脏病最常见的类型?

答:室间隔缺损发病率约占先天性心脏病的一半,是先天性心脏病最常见的类型。

91. 何谓心脏负荷试验?

答:心脏负荷试验是指通过增加心肌的氧耗量揭示冠状动脉血供的限制,包括分级运动试验和药物试验两种方式。

92. 何谓选择性冠状动脉造影术?

答:选择性冠状动脉造影是以诊断和治疗冠状动脉疾病为目的,结合进行血流动力学监测和心血管造影的综合性技术,为临床冠状动脉疾病的诊断和治疗提供可靠的证据。

93. 冠脉造影术常见并发症有哪些?

答:常见并发症有穿刺血管并发症、心律失常和传导障碍、主动脉血管并发症、心肌梗死、脑血管并发症、过敏反应、低血压和肾功能损害等。

94．如何做好冠脉造影患者的术前术后护理？

答：(1)术前护理：仔细讲解手术的意义，解除患者思想顾虑，必要时手术前夜口服地西泮5mg，保证充足睡眠；完成相关检查，根据需要准备皮肤；做青霉素皮试；标记双侧足背动脉，行桡动脉穿刺者做Allen试验，便于术中、术后对照观察；练习床上排尿；术前排空膀胱，衣着舒适；术前不需禁食，以六分饱为宜。

(2)术后护理：卧床休息，穿刺侧肢体制动10～12小时；观察穿刺点有无出血与血肿，检查足背动脉的情况，比较两侧肢端的颜色、温度、感觉和运动功能情况；监测一般状态、生命体征及术后并发症；鼓励患者多饮水，有利于造影剂的排泄；常规应用抗生素预防感染。

95．何谓PTCA？

答：PTCA是经皮冠状动脉腔内成形术的简称。是指在X线透视下，将前端带有一可膨胀球囊的特殊导管送至病变的冠状动脉，利用球囊的机械性挤压作用，使病变狭窄的血管扩张成形，从而通过改善心肌血供、缓解症状并减少急性心肌梗死发生的一种导管治疗技术。

96．如何预防PTCA术后再狭窄？

答：导致PTCA再狭窄的因素很多，与患者血管病变特征、自身其他相关疾病、不良生活习惯等有关，因此，应多方面综合治疗以预防再狭窄。例如，戒烟，积极控制和治疗糖尿病、高血压和高血脂，控制体重，保持平衡心态，养成良好的生活方式，严格按照医嘱用药等。

97．PTCA及冠脉支架术后患者何时可以下床活动？

答：要根据疾病及病情而定，如急性心肌梗死急诊行PTCA的患者，一般术后4～5天可下床活动；伴有严重并发症时，则术后5～10天方可下床活动；心绞痛患者若无异常情况则术后24小时后可下床活动。

98．为什么PTCA及支架术后要长期口服调脂药？

答：长期应用调脂药可降低介入治疗后再狭窄，并有良好的抗动脉粥样硬化和稳定斑块的作用。有条件的最好服用1年以上，并在医生指导下定期调整剂量。

99．患者发生迷走神经反射时常见症状是什么？如何防治？

答：常见症状有心动过缓、低血压、恶心、呕吐、出冷汗和胃部不适等，严重时心跳停止等。

防治措施：PTCA术后持续监测心电图、血压和心率；不要过度控制饮食，适量饮水，无心衰患者手术当天饮水约2000mL；拔管前要讲解清楚注意事项，消除患者紧张情绪，鞘管周围要充分麻醉，心率降低时静脉注射阿托品，血压低时静脉给予多巴胺；部分敏感患者暂停硝酸甘油及美托洛尔，以防加重低血压及心动过缓。

100．门静脉高压症产生的原因及临床表现是什么？

答：门静脉系统阻力增加和门静脉血流量增多，是形成门静脉高压的主要机制。脾大、侧支循环的建立和开放、腹水形成是门静脉高压症的三大临床表现。

101．门脉高压症有哪些侧支循环？

答：由于门脉压力增高，腹腔脏器回心血流受阻，导致门静脉系统与腔静脉之间建立侧支循环。主要的侧支循环有：

(1)食管下段胃底静脉。

(2)腹壁静脉和脐静脉。

(3)痔静脉丛。

102．何谓射频消融术？

答：射频消融术是指射频消融仪通过导管头端的电极释放射频电能，在导管头端与局部心肌内膜之间电能转化为热能，达到一定温度(46～90℃)后，使特定的局部心肌细胞脱水、变性、坏死，自律性和传导性能均发生改变，从而使心律失常得以根治的一种导管治疗技术。

103．射频消融术的常见并发症有哪些？

答：常见并发症有穿刺部位的出血、血肿、感染、心包填塞、气胸、血胸、血栓栓塞、Ⅲ度房室传导阻滞等。

104．何谓预激综合征？

答：预激综合征是指房室之间存在异常的传导组织，使心房冲动提早到达心室的某一部分，并使其提早激动。

105．何谓人工心脏起搏器？起搏器的分类有哪些？

答：人工心脏起搏器是指将一脉冲发生器通过电极与内膜相连，脉冲发生器发放一定频率、振幅的电脉冲，通过电极刺激心脏，代替心脏起搏点发放冲动，使心脏有规律地收缩，达到人为地控制心率维持心脏泵功能的作用。

根据心脏起搏器应用的方式分为临时心脏起搏器和植入式心脏起搏器。根据起搏器电极导线植入的部位分为单腔起搏器、双腔起搏器和三腔起搏器等。

106．植入起搏器后患者能进行正常生活吗？

答：植入起搏器1～3个月后，不妨碍一般性运动，但应避免激烈运动。植入起搏器侧的手臂勿过度用力，如提拉重物、俯卧撑和吊单杠；可正常进行洗澡、饮食、饮酒和性生活等日常活动；可乘汽车、电气火车及飞机旅行，但对机场处金属探测装置有反应。一旦患者接触某种环境或电器后出现胸闷、头晕等不适时，立即离开现场或停止使用该种电器即可缓解。

107．何谓主动脉球囊反搏术？有哪些装置？

答：主动脉球囊反搏术是通过提升主动脉舒张压，使心排血量和冠状动脉内血流量增加。同时，也可减低心肌耗氧量，增加每搏输出量和射血分数。主动脉球囊反搏装置包括主动脉内球囊导管、气泵、压力测定系统和心电图触发系统。

108．如何护理主动脉球囊反搏术的患者？

答：患者应平卧位，术侧肢体不要自行活动，以防止球囊导管穿刺处出血、血肿及球囊导管移位刺破主动脉；指导患者做蛙式运动，足背正勾绷运动；术前给予留置导尿以减少排尿引起的不适；给予清淡易消化食物，每日定时排便；患者可有胸部轻微振动感，数日后可适应。

109．正常人血压值是多少？高血压病的诊断值是多少？

答：正常人血压为收缩压<130mmHg和舒张压<85mmHg；高血压病的诊断值为收缩压≥140mmHg和(或)舒张压≥90mmHg。

110．何谓高血压脑病？

答：高血压脑病是指血压突然或短期内明显增高的同时，出现中枢神经系统功能障碍征象。

111．何谓高血压危象？

答：高血压危象是指高血压患者在短期内血压明显升高，并出现头痛、烦躁、心悸、多汗、恶心、呕吐、面色苍白或潮红、视力模糊等征象。

112．高血压治疗包括哪几个方面？

答：高血压治疗包括非药物治疗和药物治疗。非药物治疗适合所有高血压患者，包括如限制钠摄入，减轻体重，进行体育活动，心理平衡和戒烟。

113．高血压病的常见病因有哪些?

答：常见病因包括遗传因素、过量摄入盐、吸烟、肥胖、酗酒、缺乏锻炼和精神紧张等。

114．高血压患者在日常生活中应该注意什么?

答：(1)减轻体重，适量运动；

(2)限制钠盐摄入，摄入钠盐不超过6.0g/天；

(3)减少脂肪摄入；

(4)补充钙和钾盐；

(5)戒烟戒酒，特别是白酒；

(6)保持健康心理，避免精神压力或精神紧张；

(7)保证充足的睡眠时间。

115．高血压患者血压降低多少合适?

答：一般应降至140/90mmHg以下；对中青年患者（小于60岁）以及糖尿病患者或肾脏改变者应降至130/85mmHg以下；对于3级高血压者或血压在220～240/130～150mmHg左右甚至更高者，首先应在2小时内将血压降低原来水平的25%，维持一定时间后再降至160/100mmHg。

116．高血压患者心血管危险度如何分层?

答：根据血压升高水平、有无其他心血管危险因素存在、常见器官损害程度及并存临床情况等对高血压进行危险程度的分层，分为低危、中危、高危和极高危4层，分别表示10年内发生心脑血管病事件的概率为<15%、15%～20%、20%～30%和>30%。详见下表：

高血压患者心血管危险度分层

高血压级别危险度分层 其他危险因素和病史	高血压1级 140～159mmHg/ 90～99mmHg	高血压2级 160～179mmHg/ 100～109mmHg	高血压3级 ≥180mmHg/ 110mmHg
Ⅰ 无其他危险因素	低危	中危	高危
Ⅱ 1～2个危险因素	中危	中危	极高危
Ⅲ ≥3个危险因素	高危	高危	极高危

高血压患者心血管危险度分层续表

Ⅳ靶器官损害及并存的临床疾病（如糖尿病）	极高危	极高危	极高危

117．如何指导高血压患者正确使用降压药？

答：(1)嘱患者按时按量服药，不可随意增减药量、漏服、补服上次剂量或突然停药，以防血压过低或突然停药引发血压迅速升高及不良反应。

(2)有效的治疗必须使血压降到140/90mmHg以下，年龄<60岁及高血压合并糖尿病或肾脏病变的患者，血压应降至130/85mmHg以下。

(3)降压不宜过快过剧。

(4)某些降压药可引起直立性低血压，应指导患者起床或改变体位时，动作不宜太快；洗澡水不宜过热；下床活动时最好穿弹力袜；站立时间不宜过久，发生头晕时立即平卧，抬高下肢以增加回心血量和脑部供血；外出时应有人陪伴；头晕严重时由人协助在床上大小便。

118．如何做好高血压急症的抢救配合？

答：(1)患者绝对卧床休息，取半卧位，避免一切不良刺激和不必要的活动。

(2)保持呼吸道通畅，持续给氧4～5L/分钟。

(3)迅速建立静脉通路，遵医嘱给予速效降压药及其他药物。常首选降压药硝普钠，用药时注意调节滴速，避光滴注，每5～10分钟测血压1次，使血压缓慢下降并保持在安全范围；如血压过低或有血管过度扩张的征象，如出汗、烦躁不安、头痛、心悸、胸骨后疼痛、肌肉抽搐等，应立即停止输液，降低床头，并通知医生。

(4)严密观察患者生命体征、意识、瞳孔和尿量变化。

(5)注意安全，提供保护性护理措施，防止坠床等意外发生。

119．在高血压病发病中占主导地位的因素是什么？

答：发病机制占主导地位的是高级神经功能失调，主要是由于交感神经兴奋、儿茶酚氨分泌增加所致。此外还有肾素血管紧张素醛固酮系统失调因素、内分泌因素、血管内皮功能异常和胰岛素抵抗等机制。

120．我国肝硬化的主要病因是什么？

答：肝硬化由多种病因引起，在我国以病毒性肝炎为主要原因，其中主要是乙型肝炎和丙型肝炎。

121．肝硬化常见的并发症有哪些？

答：并发症有上消化道出血、感染、肝性脑病、原发性肝癌、电解质和碳酸碱平衡紊乱、肝肾综合征等。

122．肝硬化患者的饮食应注意哪些？

答：(1)高热量、高蛋白质、高维生素、易消化饮食。

(2)血氨升高时应限制或禁食蛋白质。

(3)有腹水者应低盐或无盐饮食，应用排钾利尿剂时应进食含钾多的食物。

(4)食管胃底静脉曲张者进食应细嚼慢咽，避免进食坚硬粗糙食物。

(5)监测营养状况的变化。

123．为什么要对肝硬化患者做好皮肤护理？

答：患者因皮肤干燥、水肿、黄疸时出现皮肤瘙痒，以及长期卧床等因素，易发生皮肤破损和继发感染，要鼓励患者经常淋浴；沐浴时应注意避免水温过高或使用有刺激性的皂液和沐浴液；沐浴后可使用性质柔和的润肤品；皮肤瘙痒者给予止痒护理，嘱患者勿用手挠抓，以免皮肤破损。

124．为什么肝叶切除患者术后不宜早期下床活动？

答：因患者术后易出现肝断面出血，术后早期应卧床，所以，不宜早期下床活动。

125．肝硬化失代偿期患者肝功能减退的临床表现及其机制是什么？

答：(1)消化道症状：厌食、腹胀与门脉高压引起未尝淤血、水肿和消化吸收障碍有关。

(2)出血倾向：鼻腔、口腔、皮下、胃肠道出血与肝合成凝血因子减少、脾功能亢进有关。

(3)贫血与营养不良：与肠道吸收障碍和脾功能亢进有关。

(4)内分泌紊乱：肝掌、蜘蛛痣是肝功能减退、雌激素灭活减少，雌激素在体内蓄积所致。

126．肝硬化患者内分泌功能异常主要有哪些表现？

答：肝硬化患者内分泌功能异常主要表现为肝对雌激素灭活能力减退，导致雌激素在体内增多。通过负反馈机制，抑制腺垂体功能，使得腺垂体激素分泌减少。男性患者可有性欲减退，睾丸萎缩、乳房发育等；女性患者可有月经失调、闭经等。并可见肝掌和蜘蛛痣。

127. 什么是肝硬化腹水患者的腹水性质？

答：肝硬化腹水患者的腹水是由于门脉内压力增高、血清白蛋白减少、淋巴回流受阻以及肾小球滤过率下降等综合因素的作用使组织液漏入腹腔而成。故腹水性质为漏出液。

128. 对肝硬化腹水患者的护理措施有哪些？

答：(1)给予低盐或无盐饮食，限制进水量1000mL/天左右。

(2)取半卧位，卧床休息。

(3)避免使腹内压突然剧增的因素。

(4)准确记录出入液量，每天测量并记录腹围、体重。

(5)做好腹腔穿刺、放腹水的护理。

129. 肝硬化患者抽腹水前后应注意什么？

答：(1)操作前应向患者说明注意事项，并测量体重、腹围和生命体征，嘱患者排空膀胱以免误伤。

(2)操作术中及术后监测生命体征，观察有无不适反应。

(3)操作后用无菌敷料覆盖穿刺部位，如有溢液可用明胶海绵处置；腹部应缚紧绷带，以避免腹内压骤然下降。

(4)准确记录抽出腹水的量、性质和颜色，其标本及时送检。

130. 肝硬化反复大量放腹水会造成什么后果？

答：腹水中含有大量的钾离子。肝硬化大量放腹水可引起缺钾性碱中毒，促使氨透过血脑屏障，进入脑细胞产生氨中毒。加之血容量减少及肾功能减退，大量放腹水造成大量蛋白质和电解质的丢失，从而诱发肝性脑病。

131. 肝硬化上消化道大出血诱发肝性脑病的主要机制是什么？

答：肝硬化上消化道大出血后血液淤积在胃肠道内，经细菌分解作用后，产生大量的氨，由肠壁扩散至血循环，引起血氨升高，从而诱发肝性脑病。

132. 肝硬化患者出现全血细胞减少，最主要的原因是什么？

答：肝硬化失代偿期会出现门脉高压症的表现。其中脾脏因门脉压力增高肿大，常伴有脾功能亢进，从而加速血细胞破坏，并抑制血细胞的成熟，表现为白细胞、血小板和红细胞计数减少。

133．何谓肝性脑病？

答：肝性脑病是指严重肝病引起的、以代谢紊乱为基础的中枢神经系统功能失调的综合征，其主要临床表现是意识障碍、行为失常和昏迷。

134．诱发肝性脑病的因素有哪些？

答：上消化道出血、高蛋白饮食、应用大量排钾利尿和放腹水、催眠镇静剂和麻醉药、便秘、感染、尿毒症、低血糖和外科手术等均可诱发肝性脑病。

135．肝性脑病患者的饮食护理有哪些？

答：应限制蛋白质的摄入。在开始发病数天内禁食蛋白质，每天供给足够的热量和维生素，以糖类为主要食物。患者神志清楚后，可逐步增加蛋白质饮食，开始每天20g，以后每3～5天增加10g，但短期内不能超过50g/天，应食植物蛋白质。

136．去除和避免肝性脑病诱发因素的措施有哪些？

答：(1)避免使用催眠镇静剂和麻醉药。

(2)避免快速利尿和大量放腹水，及时处理严重的呕吐和腹泻，以防止有效循环血容量减少、大量蛋白质丢失、水电解质平衡紊乱及肝脏损害加重。

(3)预防感染。

(4)防止大量输液，过多液体可引起低血钾、稀释性低血钠、脑水肿等，从而加重肝性脑病。

(5)保持大便通畅，防止便秘。如便秘灌肠应使用生理盐水或弱酸性溶液(生理盐水1～2L加食醋100mL)，忌肥皂水灌肠。

(6)积极预防和控制上消化道出血。

(7)禁食或限食者，避免发生低血糖。

137．在我国与原发性肝癌的发生关系最密切的是什么？

答：根据流行病学调查和临床观察结果，在我国与原发性肝癌的发生关系最密切的是乙肝后肝硬化。

138．目前诊断原发性肝癌的方法有哪些？

答：原发性肝癌的诊断方法包括AFP测定、7谷氨酰转肽酶同工酶Ⅱ(GGTⅡ)测定、B超、CT、X线肝血管造影等，其中CT对1cm以下的肿瘤的检出率达80%以上。

139．原发性肝癌最有效的治疗方法有哪些？

答：原发性肝癌的治疗方法有手术治疗、化学治疗和放射治疗等。其中手术切除仍是目前根治本病的最好方法，适合手术者应及早手术切除。

140．如何护理原发性肝癌晚期的患者？

答：肝癌晚期患者疼痛较剧烈，难以忍受。护理人员除给予患者一定的心理支持，解除患者的心理压力外，还应给患者创造一个舒适、安全的休养环境，不要过多限制止痛药物的应用，按医嘱给予止痛药。亦可鼓励患者采用其他非药物止痛方法进行止痛，如听录音机或回想一些以往的美好事物以转移注意力。

141．肾脏系统患者有哪些护理常规？

答：(1)病情观察

①观察尿量、颜色、性状变化，有明显异常及时报告医师，每周至少化验尿常规和尿比重1次。

②根据病情定时测量血压，发现异常及时处理。

③每周测量体重1次，水肿明显、行腹膜透析和血液透析者，每日测量体重1次，做好记录。

④观察有无贫血、电解质紊乱、酸碱失衡、尿素氮升高等情况。

⑤根据医嘱准确记录病情变化和24小时的出入水量。

(2)饮食护理

①急性肾炎。低盐、高维生素饮食，限制水的摄入。

②慢性肾炎、肾病综合征。低盐、低脂、优质高蛋白、高维生素饮食，有水肿者限制水的摄入。

③肾功能不全者。优质低蛋白、高钙、高铁、高维生素、低磷饮食，限制植物蛋白摄入量，尿少者限制水、钠、钾盐摄入量。

(3)对症护理

①水肿护理

a.准确记录出入液量，限制水和钠盐的摄入量。

b.卧床休息，注意观察血压变化，如血压低，要预防血容量不足，防止体位性低血压和摔倒；如血压高，要预防肾脏缺血、左心功能不全和脑水肿的发生。

c.做好皮肤护理，预防皮肤损伤和感染。

d.用利尿药时，注意观察尿量变化、药物的不良反应和水、电解质的平衡情况。

②尿异常的护理

a.向患者交代留取标本的正确方法，容器要清洁，送验要及时。

b.如有血尿时要分清是初始血尿、全程血尿还是终末血尿，以协助诊断。同时观察血尿的量和颜色。

c.大量血尿时，应卧床休息，并注意观察血压和血红蛋白的变化，遇有特殊变化，应及时报告医师进行处理。

d.适当多饮水，以冲洗尿路，防止血块堵塞和感染。

③休息

a.急性肾炎、急性肾衰患者必须绝对卧床休息，待病情稳定后，可逐步增加活动。

b.慢性肾炎、肾盂肾炎、急性肾功能不全患者，疾病期需要卧床休息，恢复期则可适当活动，但应合理安排生活，以免病情反复。

(4)预防感染

①保持室内清洁，空气新鲜，保持一定的温度和湿度。

②医护人员在做各种操作时，应保持无菌，严格执行操作规程。

③保持口腔及皮肤清洁，勤换内衣，剪短指(趾)甲，保持个人卫生，长期卧床者，应注意预防压疮发生。

142．肾脏的主要功能有哪些?

答：(1)通过尿液排泄机体的代谢产物。

(2)调节体内水电解质和酸碱平衡，维持机体内环境稳定。

(3)调节血压。

(4)产生多种重要的内分泌激素，如活性维生素D_3和红细胞生成素等。

143．何谓肝肾综合征?有哪些临床特征?

答：肝肾综合征是严重肝衰竭时，伴发的肾衰竭的一种综合征。临床特征有尿量减少以至无尿、氮质血症和低钠血症。

144．何谓水肿?肾炎性水肿发病的机制是什么?

答：水肿是指过多的液体积聚在组织间隙使其肿胀，是肾小球疾病最常见的临床表现。根据发生机制可分为肾炎性水肿和肾病性水肿两类。其中肾炎性水肿发病的机制主要是由于肾小球滤过率下降，而肾小管重吸收功能基本正常，从而导致"球-管失衡"，引起水钠潴留，出现水肿。常见于慢性肾小球肾炎。

145．肾病性水肿的发病机制是什么？

答：肾病性水肿的发病机制是：因长期大量蛋白尿造成血浆蛋白减少，血浆胶体渗透压降低，液体从血管内进入组织间隙而产生水肿。一般水肿较严重，多从下肢部位开始，常为全身性、体位性和凹陷性。常见于肾病综合征。

146．如何护理肾性水肿的患者？

答：(1)限制含钠食物的摄入，以免加重水肿。水肿且尿量＜400mL/天的患者，还要注意少食高钾的食物，以防高血钾。

(2)卧床休息能增加肾血流量和尿量，减轻水肿，减少尿蛋白，改善肾功能。轻度水肿患者通过适当休息、低盐饮食，水肿可消退或减轻。明显水肿，伴有高血压或急性发作的患者，应指导卧床休息。

(3)水肿者限制水的摄入，其入液量=前一天尿量+500mL，注意宁少勿多。

(4)可通过每天监测体重变化了解水肿程度和治疗效果。有腹水的患者，每日监测腹围。

(5)必要时遵医嘱应用利尿剂或间歇补充白蛋白，提高血浆胶体渗透压，以加强利尿效果。

(6)高度水肿且活动不便的患者，注意做好皮肤护理，避免压疮发生。

147．肾病综合征患者水肿的特点是什么？

答：水肿往往是肾病综合征患者最常见体征。水肿可遍及全身，水肿部位常随体位而移动，晨起眼睑、头枕部及腰骶部水肿较著，起床后则逐渐以下肢为主，呈可凹性。严重水肿的患者还可出现胸腔、腹腔、心包积液。

148．若将体内每日的代谢产物经肾排出，至少需要的尿量是多少？

答：肾每日排出代谢产物为30～40g，尿量在500～600mL时，勉强可以将代谢产物排出，若尿量少于500mL，一些代谢产物不能排出，可引起内环境的改变。

149．何谓肾性高血压?引起肾性高血压的疾病有哪些?

答：肾性高血压是由肾血管性病变、肾实质性病变及肾周围性病变所引起的高血压，是继发性高血压中最常见的一种。其中肾血管性高血压，常见肾动脉狭窄或堵塞，其高血压程度较重；肾实质性高血压，常见急慢性肾小球肾炎、慢性肾盂肾炎和慢性肾衰竭等疾病。

150．什么是慢性肾小球肾炎发病的起始因素?

答：大多数慢性肾炎与急性肾炎无关，起病即属慢性肾炎。发病的起始因素多为免疫介导炎症，多数病例肾小球内有免疫复合物沉积。

151．最容易引起急性肾衰竭的外伤是什么?

答：严重挤压伤引起组织出血可导致肾缺血，同时肌红蛋白释放引起肾小管阻塞或坏死，从而导致急性肾衰竭。

152．肾病综合征有哪些表现?

答：肾病综合征表现为大量蛋白尿(24小时尿蛋白定量大于3.5g)、低白蛋白血症(血浆白蛋白低于30g/L)，常伴有高度水肿、高脂血症。

153．肾病综合征可发生哪些并发症?

答：感染是常见的并发症，与大量蛋白尿和低蛋白血症、免疫功能紊乱及激素治疗有关。因患者长期高脂血症，可引起动脉硬化、冠心病等心血管并发症；其次是血栓、栓塞和急性肾衰竭等并发症。

154．肾病综合征应用糖皮质激素治疗时应注意什么?

答：起始用量要足；撤减药要慢，防止病情反弹；维持用量要久，半年至1年或更久；激素可采用全日量顿服，维持用药期间2日量隔日一次顿服，以减轻激素的不良反应。

155．肾病综合征复发及疗效不佳的原因是什么?

答：感染是导致肾病综合征复发及疗效不佳的主要原因之一，严重感染可威胁生命。

156．急性肾盂肾炎常见的感染途径及易感因素是什么?

答：感染途径为上行感染、血行感染、淋巴管感染和器械感染，其中上行感染最常见。易感因素为尿液不畅和尿路梗阻、尿路畸形或功能缺陷、机体免疫功

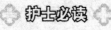

能低下、尿道内或尿道口周围的炎症病变以及导尿、尿路器械检查等。

157. 急性肾盂肾炎的典型表现是什么?

答: (1)全身表现是起病急,常有寒战、高热、全身不适、疲乏无力、食欲减退、恶心呕吐、甚至腹痛、腹胀或腹泻。

(2)泌尿系统表现为尿频、尿急、尿痛等尿路刺激症状,多数伴腰痛或肾区不适,可见脓尿或血尿。

158. 慢性肾功能不全的患者为什么要采用优质低蛋白饮食?

答: 肾功能不全时,即使摄入常规量的蛋白质,也会增加肾脏负担,损害肾脏而加速肾功能恶化。限制蛋白质的摄入量,降低血肌酐和血尿素氮,减轻尿毒症症状,还有利于降低血磷和减轻酸中毒。同时给予足够量的糖类,减少体内蛋白的分解和肾功能的损害。

159. 为什么要对慢性肾衰竭的患者做皮肤护理?

答: 慢性肾衰竭患者因尿素霜沉积对皮肤的刺激,患者常有瘙痒不适,且抓破皮肤易感染。因此,应保持皮肤清洁,勤用温水清洗皮肤,忌用肥皂和酒精擦身;勤换衣裤,床被、床垫应平整、柔软;严重水肿者,保护好皮肤,预防压疮。

160. 慢性肾衰竭患者出现恶心呕吐时如何指导其自我护理?

答: (1)恶心时嘱患者张口呼吸,反复做吞咽动作,以减轻恶心的感觉。

(2)饮食宜少量多餐,晚睡前饮水1～2次,以免夜间脱水使血尿素氮相对增高,而致晨起后发生恶心、呕吐。

(3)注意清洁口腔,每天早晚刷牙,饭后漱口,避免异味刺激。

161. 对急性肾小球肾炎,出现哪种情况应限制水和钠盐的摄入?

答: 急性肾小球肾炎时肾小球血流量减少,肾小球滤过率降低,体内水钠潴留,临床上出现少尿、水肿、高血压、急性循环充血。因此患者出现严重水肿、少尿时应限制水和钠盐的摄入。

162. 泌尿系统疾病常见的表现有哪些?

答: 肾性水肿、尿路刺激征、肾性高血压、肾区疼痛和尿异常。尿质异常包括蛋白尿、血尿、白细胞尿、脓尿、菌尿、管型尿;尿量异常包括少尿、无尿和多尿。

163．何谓尿路刺激征?常见于哪些疾病?

答：尿路刺激征是指由于膀胱颈和膀胱三角区受到炎症或机械刺激而引起尿频、尿急和尿痛，可伴有排尿不尽感和下腹坠痛。常见于尿路感染(肾盂肾炎、膀胱炎等)、泌尿系结石等。

164．如何指导患者采集尿培养标本?

答：(1)应用清晨第一次(尿液应停留膀胱6～8小时以上)的清洁、新鲜中段尿液送检。

(2)宜在用抗生素前或停药5天后收集标本，不宜多饮水，以提高阳性率。

(3)留取标本前用肥皂水清洗外阴部，充分清洁外阴、包皮，消毒尿道口，再留取中段尿液。

(4)指导患者排尿并留取中间一段置于无菌容器内，于1小时内做培养和菌落计数，以防杂菌生长。

165．如何指导患者预防尿路感染?

答：(1)平时多饮水、勤排尿、勿憋尿。

(2)注意个人卫生，注意外阴部及肛周皮肤清洁，女性在月经期、妊娠期、产褥期禁止坐浴。

(3)避免诱发因素，若局部有炎症(如女性尿道旁腺炎、阴道炎，男性前列腺炎等)应及时治疗，尽量避免尿路器械检查。

(4)与性生活有关的反复发作患者，应养成性生活后立即排尿的习惯，并口服抗生素进行预防。

(5)育龄女患者，急性期治愈后一年内应避孕。

(6)应避免劳累，加强体质锻炼，提高机体免疫力。

(7)遵医嘱服药，定期检查尿液，出现症状立即就医。

166．举例说明少尿和无尿的发病机制是什么?

答：少尿和无尿可分为肾前性、肾性和肾后性三种。①肾前性：主要见于休克、严重腹水、心力衰竭等引起肾血流量灌注不足，导致肾小球滤过率降低。②肾性：主要见于急性肾小球肾炎及各种慢性肾脏疾病所致的肾衰竭等。③肾后性：则见于尿路结石、肿瘤压迫等引起的尿路梗阻。

167. 如何护理少尿和无尿的患者?

答:少尿或无尿伴水肿者,注意卧床休息,给予低盐饮食,限制钾的摄入。每天准确记录24小时出入液量,严格控制饮水量,每日监测体重变化。严密监测血压、心率和心律,了解有无因体液潴留而引起肺水肿和脑水肿症状,及早识别高钾血症早期征象,如心律不齐、全身无力等。

168. 消化系统患者有哪些护理常规?

答:(1)病情观察

①及时了解有无呕吐、便血、腹痛、腹泻、便秘等。

②呕吐、呕血、便血、严重腹泻时,应观察血压、体温、脉搏、呼吸、神志,并详细记录。

③腹痛时,注意观察其部位、性质、持续时间及与饮食的关系,如有病情变化及时报告医师处理。

(2)一般护理

①危重及进行特殊治疗的患者,如上消化道出血、肝硬化晚期、肝昏迷、肝脓肿、急性胰腺炎等,应绝对卧床休息。轻症及重症恢复期患者可适当活动。

②饮食护理。对溃疡病、肝硬化腹水、急性胰腺炎、溃疡性结肠炎等患者,根据病情指导其食用相应的易消化、高蛋白、低盐或无盐、低脂肪无渣或少渣的治疗膳食。

③当需要进行腹腔穿刺术、肝脾穿刺活检、纤维内镜、经皮肤肝穿刺介入疗法等检查时,应做好术前准备及患者的术前指导、术中配合及术后护理工作。

④备齐抢救物品及药品。

⑤加强心理护理,做好患者及家属的安慰工作,避免不良因素的刺激。

⑥严格执行消毒隔离制度。

(3)健康指导

①强调饮食质量及饮食规律和节制烟酒。

②指导慢性消化系统疾病患者掌握发病的规律性,防止复发和出现并发症。

③向患者阐述一些与疾病有关的医疗知识。

④说明坚持长期服药的重要性。

⑤指导患者保持情绪稳定。

169. 慢性胃炎分为哪几种类型?临床特点是什么?

答：慢性胃炎临床分三型。

(1)浅表性胃炎：以上腹部疼痛、烧灼感和反酸等为主要表现。

(2)肥厚性胃炎：上腹部疼痛、胃烧灼和反酸症状更明显，甚至有规律性疼痛。

(3)萎缩性胃炎：常有上腹部胀闷不适、嗳气和消化不良等。

170. 慢性胃炎患者的饮食护理措施是什么?

答：(1)注意饮食规律及饮食卫生。

(2)选择营养丰富易于消化的食物，少量多餐，忌暴饮暴食。

(3)避免刺激性和粗糙食物，勿食过冷、过热和易产气的食物和饮料。

(4)养成细嚼慢咽的饮食习惯。

(5)胃酸缺乏者可酌情食用酸性食物。

171. 何谓上消化道大出血?

答：上消化道大出血是指屈氏韧带以上的消化道出血。数小时内失血量超过1000mL或占循环血容量20%，导致急性周围循环衰竭而危及生命，是常见的临床急症。

172. 上消化道出血与下消化道出血的区别是什么?

答：上消化道出血是指屈氏韧带以上的消化道，包括食管、胃、十二指肠或胆道病变引起的大出血，多有呕血及黑便。下消化道出血是指屈氏韧带以下的消化道出血，多无呕血而仅有黑便。

173. 如何估计上消化道出血患者的出血量?

答：详细询问呕血和黑便的发生时间、次数、量及性状。

(1)大便隐血试验阳性提示出血量5~10mL/天；出现黑便表示出血量在50~70mL以上。每次出血后黑便的持续时间取决于患者排便次数，如每天排便1次，粪便色泽约在3天后恢复正常。

(2)胃内积血量达250~300mL时可引起呕血。1次出血量在40mL以下时，可因组织液与脾贮血补充血容量而不出现全身症状；出血量超过400~500mL，可出现头晕、心悸、乏力等症状；出血量超过1000mL，临床即出现急性周围循环衰竭的表现，严重者引起失血性休克。

174. 如何观察上消化道出血患者是否再次出血?

答: (1)反复呕血,呕吐量增加或由咖啡色转为鲜红色。

(2)黑便量和次数增加,粪质稀薄,色泽较为暗红色,伴肠鸣音亢进。

(3)经补液和输血后周围循环衰竭表现未改善,或好转后又恶化,血压波动,中心静脉压不稳定。

(4)红细胞计数、血细胞比容、血红蛋白测定不见下降,网织红细胞计数持续下降。

(5)在足量补液、尿量正常的情况下,血尿素氮持续增高或再次增高。

(6)门静脉高压的患者原有脾大,在出血后暂时缩小,若不见脾恢复肿大提示出血未止。

175. 如何监测上消化道大量出血患者的病情?

答: (1)监测生命体征。

(2)监测意识状态。

(3)观察皮肤温湿度、甲床色泽和周围静脉充盈情况。

(4)记录液体出入量。

(5)观察呕吐物和大便的性质、颜色及量。

(6)定期复查血细胞比容、血红蛋白、红细胞计数、血尿素氮、血清电解质和酸碱平衡的变化。

176. 溃疡病最重要的发病因素是什么?

答: 溃疡只发生在胃肠道分泌胃酸的黏膜处和经常与胃酸接触的部位。由于胃酸过多,激活胃蛋白酶,可使胃十二指肠发生“自身消化”,从而出现溃疡。事实上“没有胃酸就没有溃疡”。

177. 消化性溃疡常见的并发症有哪些?

答: 并发症有出血、穿孔、幽门梗阻、癌变等。

178. 消化性溃疡患者的饮食应注意什么?

答: (1)给予高蛋白、高纤维索、高热量、易消化的饮食,宜少食多餐(每天4～5餐)。

(2)避免摄入过咸、过甜、过辣的刺激性食物,如浓肉汤、咖啡、浓茶、油炸食物和香料等，以免诱发疼痛；避免食用生冷、硬、粗纤维多的蔬菜、水果、干果等，如芹菜、韭菜、未加工的豆类、玉米等。

(3)十二指肠溃疡表现为空腹痛或午夜痛，患者应准备制酸性食物，如苏打饼干等在疼痛前食用。

(4)嘱咐患者定时进餐，每餐不宜过饱，两餐之间可适量饮用脱脂牛奶。

(5)养成良好的饮食习惯，细嚼慢咽，以减少消化道的机械刺激，保护消化道黏膜，中和胃酸。

179．消化性溃疡患者为什么要使用制酸剂?应注意什么?

答：制酸剂能有效地中和胃酸，减轻胃液对溃疡内神经末梢的刺激，降低胃蛋白酶的活性，有利于病情的改善，故而可达到迅速止痛、缓解症状的目的。应注意：

(1)制酸剂的疗效与胃酸分泌量的多少、胃排空时间的长短、药物溶解度的大小和作用速度的快慢都有密切的关系。

(2)制酸剂与抗胆碱药可酌情配合使用，相互补充，增加疗效。

(3)制酸剂一般在两餐之间、胃酸分泌高峰时及睡前服用，以液体(凝胶、溶液)的效果最好，其次为粉剂，再次为片剂，后者应嚼碎服用，可酌情增加服药次数，而不必增加每次药量。

180．胃溃疡和十二指肠溃疡中上腹疼痛特点有何异同?

答：详见下表。

胃溃疡和十二指肠溃疡中上腹疼痛特点的比较

相同点	慢性	病程可长达6～20年或更长	
	周期性	发作-缓解周期性交替，以春秋季节发作多见	
	疼痛性质	多呈钝痛、灼痛或饥饿样疼痛	
		胃溃疡	十二指肠溃疡

胃溃疡和十二指肠溃疡中上腹疼痛特点的比较续表

不同点	疼痛部位	中上腹或在剑突下和剑突下偏左	中上腹或在中上腹偏右处
	疼痛时间	常在餐后1小时内发生，经1~2小时后再次逐渐缓解，至下餐进食后再次出现	常发生在两餐之间，持续至下餐进食后缓解，部分十二指肠溃疡患者可发生半夜疼痛
	疼痛规律	进食—疼痛—缓解	疼痛—进食—缓解

181. 胃溃疡急性穿孔保守治疗期间最重要的护理措施是什么?

答：溃疡病急性穿孔，胃液漏入腹腔，可引起急性腹膜炎，而保守治疗期间胃肠减压可减少消化液的外漏，同时使胃得以修复，故最重要的护理措施是使胃肠减压。

182. 做大便隐血试验应注意什么?

答：试验期为3~5天。此期间忌食易造成隐血阳性的食物，如绿色蔬菜、肉类、动物血、含铁丰富的食物和药物；可进食牛奶、豆制品、白菜、土豆、冬瓜、粉丝等。从第4天起，连续留3天大便做隐血检查。

183. 血液系统患者有哪些护理常规?

答：(1)病情观察

①严密观察病情变化，注意有无进行性贫血、出血、发热、感染等症状，及时记录体温、脉搏、呼吸、血压、意识等情况变化，并经常了解有关检测项目，以结合临床判断病情严重程度，做各种急救准备。

②遵医嘱正确及时完成治疗，严格执行无菌操作，防止医源性感染，预防和观察治疗副反应，确保医疗安全。

③协助做好各种实验室检查，耐心做好解释工作，取得患者合作，正确采集标本及时送验，确保检验的可靠性。

④对患者和家属宣传疾病相关的自我保健护理知识，以及预防并发症，预防疾病复发等健康指导。

(2)对症护理

①贫血的护理

a.严重时要卧床休息，限制活动，避免突然改变体位后发生晕厥，注意安全。

b.贫血伴心悸、气促时应给予吸氧。

c.给予高热量、高蛋白、高维生素类食物，如瘦肉、猪肝、豆类、新鲜蔬菜等，注意色、香、味等的烹调方法，促进食欲。

d.观察贫血症状。如面色、睑结膜、口唇、甲床苍白程度，注意有无头昏眼花、耳鸣、困倦等中枢缺氧症状，注意有无心悸气促、心前区疼痛等贫血性心脏病的症状。

(3)出血护理

①认真做好查对工作，应由两人进行严格查对，严格遵守输血技术规范，严密观察输血反应。给重度贫血者输血时速度宜缓慢，以免诱发心力衰竭。

②做好心理护理，减轻紧张、焦虑情绪。

③明显出血时应卧床休息，待出血停止后逐渐增加活动量。对易出血患者要注意安全，避免活动过度及外伤。

④严密观察出血部位、出血量，注意有无皮肤黏膜淤点、淤斑、牙龈出血、鼻出血、呕血、便血、血尿，女性患者月经是否过多，特别要观察有无头痛、呕吐、视力模糊、意识障碍等颅内出血症状，若可疑重要脏器出血及有出血性休克时应给予急救处理。

⑤按医嘱给予止血药物或输血治疗。

⑥各种操作应动作轻柔、防止组织损伤引起出血。有出血性疾病时，应避免手术，避免或减少肌内注射，施行必要穿刺后应压迫局部或加压包扎止血。

⑦应避免刺激性食物、过敏性食物以及粗、硬食物，有消化道出血患者应禁食，出血停止后应遵循冷流质—温流质—逐渐给予半流质—软食—普食的进食原则。

(4)感染的预防

①病室环境清洁卫生，定期空气消毒，限制探视，防止交叉感染，白细胞过低时应进行保护性隔离。

②严格执行消毒隔离制度和无菌技术操作，防止各种医源性感染。

③保持患者机体清洁、防止机体细菌传播，做好口腔护理、会阴及肛门的护理，预防各种感染。

④观察患者有无发热、感染及伴随症状及体征。注意保暖，高热时给予物理或药物降温，鼓励多饮水，警惕感染性休克。

⑤按医嘱给予抗感染治疗，合理配制抗生素，观察药物效果及不良反应。

⑥对患者家属做好预防感染的健康教育工作。

184. 何谓贫血?有几种临床类型?

答：贫血是指外周血中单位容积内血红蛋白浓度(Hb)、红细胞(RBC)计数和(或)血细胞比容(HCT)低于相同年龄、性别和地区的正常标准。

一般认为，在平原地区，成年男性Hb<120g/L、RBC<4.5×1012/L及(或)HCT<0.42；成年女性Hb<110g/L，RBC<4.0×1012/L及(或)HCT<0.37；孕妇Hb<100g/L，RBC<3.5×1012/L及(或)HCT<0.3，就可诊断为贫血。

临床分为再生障碍性贫血、急性失血性贫血、溶血性贫血、缺铁性贫血、巨幼细胞性贫血、铁粒幼细胞性贫血、珠蛋白生成障碍性贫血等。

185. 如何预防血液病患者发生继发感染?

答：(1)向患者介绍感染的危险因素及防护措施，做好心理护理。

(2)给予高蛋白、高热量、富含维生素食物，补充营养，增强机体抵抗力。

(3)保持病室清洁，定期进行空气消毒，用消毒液擦拭家具、地面，限制探视，以防止交互感染。若患者白细胞数<1×10^9/L、中性粒细胞<0.5×10^9/L时，实行保护性隔离。

(4)保持个人卫生，餐前、餐后、睡前、晨起用朵贝尔液漱口；预防真菌感染可用碳酸氢钠液漱口；排便后用1:5000高锰酸钾液坐浴；女患者每日清洗会阴部两次，经期增加清洗次数；定期洗澡、更换内衣。

(5)根据室内外温度变化及时调整衣着，预防呼吸道感染。

186. 何谓缺铁性贫血?

答：缺铁性贫血是指体内贮存铁缺乏，使血红蛋白合成减少，导致红细胞生成障碍而引起的一种小细胞、低色素性贫血。可发生在各年龄组，婴幼儿和育龄妇女发病率较高。

187. 如何为缺铁性贫血患者做饮食指导?

答：(1)宜进食高热量、高蛋白及含铁较多的食品。含铁较多的食品有：动物肝、肾、血和瘦肉；蛋黄；豆类、紫菜、木耳等。

(2)维生素C和含有维生素C的食物、肉类等富含氨基酸的食物、糖和脂肪等高热量食物，有利于铁吸收。

(3)浓茶、牛奶、咖啡和植物纤维不利于铁吸收，不能与铁同服或同饮。

(4)饮食应均衡，不挑食、不偏食。

(5)提倡婴幼儿母乳喂养和及时添加辅食。孕妇和婴幼儿食品中可加少量铁剂。

188．口服铁剂治疗缺铁性贫血时应注意什么？

答：(1)口服铁剂易引起胃肠道反应，如恶心、呕吐及胃部不适，服用时从小剂量开始并在饭后或餐中服用，可减轻反应，嘱患者按时按量服药。

(2)口服铁剂同时可服用维生素C，胃酸缺乏者可同服稀释盐酸溶液均可促进铁吸收。

(3)服铁剂时忌饮茶、奶、咖啡，因为茶中鞣酸与铁结合生成不易吸收物质，奶含磷较高，均影响铁的吸收。

(4)口服液体铁剂时，患者必须用吸管吸入，避免牙齿染黑。

(5)服铁剂期间，大便会变成黑色，这是由于铁剂造成的，并非上消化道出血，应向患者说明，以消除其顾虑。

(6)铁剂治疗使血红蛋白恢复正常后，患者仍需继续服用铁剂1个月，6个月时再服药1个月，目的是补足体内贮存铁。

189．何谓白血病？有哪些临床表现？

答：白血病是一种病因未明的造血系统恶性疾病，特点为白血病细胞在骨髓及其他造血组织中弥漫性恶性增生，浸润破坏体内脏器和组织。临床表现为贫血、发热、出血和肝、脾、淋巴结不同程度肿大，外周血中可出现幼稚细胞。而正常人外周血中无幼稚细胞。

190．白血病患者化疗时会出现哪些不良反应？如何护理？

答：（1）有胃肠道反应者，控制静脉滴注时滴速，提供清淡、易消化、少刺激性的食物，少量多餐、细嚼慢咽；治疗前后1小时内避免进餐，进食前指导患者做深呼吸及吞咽动作，进食后取坐位或半卧位。

（2）严密观察血象、尿液变化，定期检测肝肾功能，做心电图检查，早期发现有无骨髓抑制、出血性膀胱炎、肝脏和心脏损害，以便通知医生及时处理。

（3）口腔溃疡者，保持口腔清洁，可用0.5%普鲁卡因含漱，减轻疼痛。

（4）鼓励患者多饮水，保证每日尿量1500mL以上，并服碳酸氢钠碱化尿液，加快尿酸排泄。

（5）对脱发者，告之停药后头发可再生，在脱发期间可适当佩戴假发、头巾等。

（6）建立通畅的静脉通路，保证化疗顺利进行，严防药液外渗导致局部组织损伤；一旦外渗，局部用0.5%普鲁卡因封闭或立即冷敷。

191. 患者化疗期间应如何保护血管?

答：(1)遵医嘱正确给药，将化疗药物稀释至要求浓度，并在规定时间内输完；输注两种药物时，应需间隔30～40分钟，以减少对血管刺激。

(2)长期静脉化疗，要两臂交替、由远及近地选择静脉，保证受刺激的静脉有足够的恢复时间；药物刺激性强、剂量过大时宜选用大血管。

(3)注射时先用生理盐水开路，确定针头在静脉内后方可注入药物，药物输注完毕再用生理盐水10～20mL冲洗后拔针，以减轻药物对局部组织的刺激。

(4)输注时随时观察穿刺部位有无肿胀，告知患者如有疼痛或不适，立即报告；拔针后轻压血管数分钟止血，防止药液外渗或发生血肿。

(5)一旦发现药液漏出血管外，立即停止注药。利用原针头及注射器行多向强力回抽3～5mL血液，以除去一部分药液。再注入化疗药物相应的解毒剂(如8.4%碳酸氢钠5mL)后拔针，最后皮下注射解毒剂封闭。局部冷敷后再用25%硫酸镁湿敷或中药"六合丹"外敷，亦可用0.05%普鲁卡因局部封闭。

(6)一旦发生静脉炎，停止使用该静脉，给予热敷、硫酸镁湿敷理疗。伴有全身发热或条索状红线迅速蔓延时，可采用治疗用紫外线灯照射，每日1次，每次30分钟。禁止挤压或按摩，以防血栓脱落引起栓塞。

192. 为什么白血病化疗期间要口服别嘌呤醇?

答：白血病化疗期间大量白血病细胞被破坏，血液及尿液中尿酸浓度可明显增高，可产生尿酸性肾结石，严重者致肾衰竭，故给予别嘌呤醇以抑制尿酸合成。

193. 血液患者颅内出血的表现有哪些?怎样协助医生进行处理?

答：颅内出血的表现有：患者突然剧烈头痛、恶心、呕吐，视力模糊，继之意识障碍，甚至昏迷。处理措施：

(1)应立即置患者平卧位，头偏一侧。

(2)头部置冰袋或戴冰帽，给予高流量吸氧。

(3)迅速建立静脉通路，遵医嘱给脱水剂、止血药或浓缩血小板。

(4)密切观察意识状态、瞳孔大小、生命体征等，并随时报告医生病情，做好记录。

194. 如何做好血液病患者出血的预防和护理?

答: (1)休息与饮食指导: 若出血仅局限于皮肤黏膜且较轻者, 原则上无须太多限制; 若血小板计数 $<50\times10^9$/L, 应减少活动, 增加卧床休息时间; 严重出血或血小板计数 $<20\times10^9$/L者, 必须绝对卧床休息, 协助做好各种生活护理。鼓励患者进食高蛋白、高维生素、易消化的软食或半流质饮食, 禁食过硬、过于粗糙的食物。保持排便通畅, 排便时不可过于用力, 以免腹压骤增而导致内脏出血, 尤其颅内出血。便秘者可使用开塞露或缓泻剂促进排便。

(2)皮肤出血的预防与护理: 保持床单平整, 被褥衣裤轻软; 注意避免肢体的碰撞或外伤。沐浴或清洗时避免水温过高和过于用力擦洗皮肤; 勤剪指甲, 以免抓伤皮肤。高热患者禁用酒精擦浴降温。各项护理操作动作要轻柔; 尽可能减少注射次数; 静脉穿刺时, 应避免用力拍打及揉搓, 扎压脉带不宜过紧和时间过长; 注射或穿刺部位拔针后需适当延长按压时间, 必要时局部加压包扎。此外, 注射或穿刺部位应交替使用, 以防局部血肿形成。

(3)鼻出血的预防与护理: 保持室内相对湿度在50%~60%, 秋冬季节可局部使用液体石蜡或抗生素软膏, 以防鼻黏膜干燥出血; 指导患者勿用力擤鼻涕, 避免用手抠鼻痂和外力撞击鼻部, 避免人为诱发出血。少量出血时, 可用棉球或明胶海绵填塞, 无效者可用0.1%肾上腺素棉球或凝血酶棉球填塞, 并局部冷敷; 出血严重时, 尤其后鼻腔出血, 可用凡士林油纱条行后鼻腔填塞, 并加强口腔护理, 避免局部感染。

(4)口腔和牙龈出血的预防与护理: 指导患者用软毛牙刷刷牙, 忌用牙签剔牙; 尽量避免食用煎炸、带刺或含骨头的食物、坚果类食品, 以及质硬的水果(如甘蔗)等; 进食时要细嚼慢咽, 避免口腔黏膜损伤。牙龈出血时, 可用凝血酶或0.1%肾上腺素棉球、明胶海绵片贴敷牙龈或局部压迫止血, 并及时用生理盐水或1%过氧化氢清除口腔内陈旧血块, 以免引起口臭而影响患者的食欲和情绪。

(5)关节腔出血或深部组织血肿的预防与护理: 减少活动量, 避免过度负重和易致创伤的运动。一旦发生出血, 应立即停止活动, 卧床休息; 关节腔出血者宜抬高患肢并固定于功能位, 深部组织出血者要注意测量血肿范围, 局部可用冰袋冷敷, 以减少出血, 同时可采取压迫止血。当出血停止后, 应改为热敷, 以利于淤血消散。

(6)脑出血的预防与护理: 除注意皮肤黏膜出血外, 应观察患者有无呕血、黑便等消化道出血的表现，有无突然头痛、视力模糊、呼吸急促、喷射性呕吐甚至昏迷，以及双侧瞳孔不等大等颅内出血表现。一旦发生，应及时报告医生，并做好急救工作的准备和配合。

195．何谓弥散性血管内凝血（DIC）?临床表现有哪些?

答：弥散性血管内凝血是指许多疾病发展过程中可能出现的一种复杂的病理过程，其特点是微循环中形成广泛的微血栓，消耗大量血小板和凝血因子，继发性纤溶亢进。临床表现为出血、栓塞、微循环障碍及溶血。

196．过敏性紫癜在临床上分为哪几种类型?

答：临床上分为5种类型，即单纯型、腹型、关节型、肾型和混合型。

197．何谓成分输血?

答：成分输血是将血液中各种成分进行分离，加工成各种血液制品，然后按患者的实际需要，有针对性输注的治疗方法。

198．为患者输血或成分输血时应注意什么?

答：输血前认真核对；血小板取回后，应尽快输入；新鲜血浆于采集后6小时内输完；抗血友病球蛋白浓缩剂用等渗盐水稀释时，应沿瓶壁轻轻注入，勿剧烈冲击或振荡，以免泡沫形成而影响注射；输入时要观察有无输血反应发生，如溶血反应、过敏反应等。

199．何谓糖尿病?诊断标准是什么?

答：糖尿病是一种常见的内分泌代谢疾病，由于多种原因引起胰岛素绝对或相对不足及靶细胞对胰岛素敏感性降低，导致糖、蛋白质和脂肪代谢紊乱的临床综合征。

诊断标准：典型症状+随机血糖≥11.1mmol/L，或空腹血浆葡萄糖≥7.0mmol/L，或葡萄糖耐量试验中2hPG≥11.1mmol/L；症状不典型者，需另一天再次证实。

200．糖尿病并发症有哪些?

答：(1)急性并发症：糖尿病酮症酸中毒；高渗性非酮症酸中毒昏迷；低血糖昏迷等。

(2)慢性并发症：糖尿病肾病；心脑血管疾病，如冠心病，神经病变，糖尿病足，眼底病变等。

201．糖尿病临床类型有几种?

答：糖尿病临床分为1型糖尿病、2型糖尿病、其他特殊类型糖尿病和妊娠期糖尿病。

202．何谓糖尿病酮症酸中毒?

答：糖尿病酮症酸中毒是指糖尿病代谢紊乱加重时，脂肪分解加速，大量脂肪酸在肝脏经β氧化产生大量乙酰乙酸、β-羟丁酸和丙酮，三者统称为酮体。酸性的血清酮体积聚超过肝外组织的氧化能力时，大量消耗体内储备碱，引起代谢性酸中毒。

203．糖尿病酮症酸中毒的诱因和临床表现是什么?

答：诱因：感染、胰岛素剂量不足或治疗中断、饮食不当、妊娠和分娩、创伤、手术，以及严重的躯体疾病，如心力衰竭、严重的精神刺激等。

临床表现：多数患者在发生意识障碍前出现疲乏、四肢无力、极度口渴、多饮多尿，随后出现食欲减退、恶心、呕吐，常伴头痛、嗜睡、烦躁、呼吸深快有烂苹果味(丙酮)等。随着病情进一步发展，出现严重失水、尿量减少、皮肤弹性差、眼球下陷、脉搏细速、血压下降。晚期各种反射迟钝，甚至昏迷。

204．葡萄糖耐量实验(OGTT)的方法是什么?应注意什么?

答：方法：试验当天清晨空腹取血测血糖后，将75g葡萄糖(WHO推荐成人口服75g、儿童为每千克体重1.75g，总量不超过75g的葡萄糖)溶于250～300mL水中，于5分钟内服下，其后0.5小时、1小时、2小时、3小时分别抽血测血糖。

注意事项：试验前10小时禁食；试验前1天起禁烟酒、咖啡和茶；试验前3天停服利尿剂、避孕药和降糖药，每天饮食需含糖类至少150g。

205．测量糖化血红蛋白的意义是什么?

答：糖化血红蛋白可反映取血前4～12周血糖的总水平，可以弥补空腹血糖只反映瞬时血糖值的不足，现已成为糖尿病控制情况的监测指标之一。

206．为什么糖尿病患者要进行血糖监测?

答：由于糖尿病患者自身调节代谢的能力丧失，内外环境的微小改变(如气候变化、饮食不当、紧张劳累、情绪波动等)都会导致血糖波动，为使病情控制在满意的水平，就需要经常对糖尿病的一些指标进行监测或自我监测，获取血糖及有关代谢异常的信息，以作为调整饮食、运动及药物治疗的可靠依据，判断现行的治疗是否正确，是否达标等。

207．糖尿病综合治疗包括哪些？

答：综合治疗包括饮食疗法、运动疗法、药物疗法、血糖监测和糖尿病健康教育。

208．糖尿病饮食疗法的原则是什么？

答：控制总热量；建立营养素的合理结构；控制体重在理想范围；改善血糖、血脂；保持体力。

209．如何做好糖尿病患者的饮食护理？

答：(1)根据标准体重及劳动强度计划一天总热量。

(2)以低脂肪、适量蛋白质、糖类和高纤维的膳食为原则。

(3)定量定时进餐，按配餐量进食。

(4)严格限制各种甜食，禁止餐间未经同意自行进食其他食物。

(5)鼓励多食含纤维素高的食物，每天饮食中食用纤维含量40~60g为宜，包括豆类、蔬菜、粗谷物、含糖量低的水果等。

210．如何把握糖尿病患者的运动量？

答：运动量以遵循个体化及循序渐进原则，运动中及运动后稍感疲劳、略有出汗、次活动量合适。若出现胸闷、气短应停止运动，再次运动则活动量要小。每次时间20~30分钟，可逐渐延长，以1小时内为宜，每周至少3次以上。

211．糖尿病患者运动时应注意什么？

答：(1)运动前评估糖尿病的控制情况，根据患者具体情况决定运动方式、时间及所采用的运动量。

(2)预防意外发生，随身携带糖果，当出现低血糖症状时及时食用。

(3)运动时随身携带糖尿病卡以备急需。身体状况不良时应暂停运动；当血糖>14mmol/L，不宜运动。

(4)运动后应做好日记，以便观察疗效和不良反应。

212．糖尿病足的常见诱因及护理措施是什么？

答：(1)诱因：趾间或足部皮肤瘙痒而搔抓致皮肤溃破；水疱破裂；烫伤；碰撞伤；修脚损伤；新鞋磨破伤等。

(2)护理措施：①足部观察与检查，每天检查双足一次，观察足部皮肤颜色、温度改变。②促进肢体的血液循环，冬天注意足部的保暖。③选择合适的鞋袜，避免足部受伤。④保持足部清洁，避免感染。

213．何谓低血糖?导致低血糖的因素有哪些?临床表现有哪些?应采取的急救处理措施是什么?

答：体内血糖低于正常值，实验室检查血糖≤2.8mmol/L(≤50mg/dL)为低血糖。

导致低血糖的因素有：胰岛素剂量过大或饮食失调、食量减少，或不按时进餐等。

临床表现：交感神经兴奋症状，包括心慌、出汗、饥饿、无力、手抖、视物模糊、面色苍白等；中枢神经系统症状为头痛、头晕、定向力下降、吐字不清、精神失常、意识障碍，直至昏迷。

急救处理措施：神志清醒者，应立即口服含15g糖的糖水、含糖饮料或饼干、面包等。15分钟后测血糖，如果血糖仍低于2.8mmol/L，继续补充以上食物1份。如果病情严重，神志不清，应立即静脉注射50%葡萄糖液40～60mL或静滴10%葡萄糖液。患者清醒后应进食米、面食物，以防再度昏迷。

214．胰岛素分为几类?应如何保存?

答：按作用时间分为速(短)效、中效和长效胰岛素。速(短)效：普通胰岛素、半慢胰岛素锌混悬液；中效：低精蛋白锌胰岛素(NPH)、慢胰岛素锌混悬液；长效：精蛋白锌胰岛素(PZI)、特慢胰岛素锌混悬液。

胰岛素应避免高温及阳光照射，宜放置在2～8℃的冰箱中保存；每次从冰箱取出后，应放至室温再进行注射；切勿将胰岛素放在冰箱的冷冻室内，一旦冷冻绝不能使用；外出乘飞机时不能托运，防止冰冻及破碎；要时刻关注胰岛素的有效期。

215．注射胰岛素的常用部位有哪些?

答：常用注射部位有上臂三角肌、臀大肌、大腿前侧和腹部等。

216．注射胰岛素有哪些不良反应?

答：不良反应有：低血糖反应、过敏反应、注射局部皮下脂肪萎缩或增生等。

217．注射胰岛素应注意什么?

答：(1)准确执行医嘱，做到制剂种类正确，剂量准确，按时注射。

(2)掌握胰岛素的注射时间，普通胰岛素于饭前0.5小时皮下注射，鱼精蛋白锌胰岛素在早餐前1小时皮下注射。

(3)长、短效胰岛素混合使用时，应先抽吸短效胰岛素，再抽吸长效胰岛素，然后混匀，切不可逆行操作，以免将长效胰岛素混入短效内，影响其速效性。

(4)胰岛素采用皮下注射法，宜选择皮肤疏松部位，如上臂三角肌、臀大肌、大腿前侧和腹部等，注射部位应交替使用以免形成局部硬结和脂肪萎缩，影响药物吸收及疗效。

(5)注射胰岛素时应严格无菌操作，防止发生感染。

218. 胰岛素昏迷治疗临床观察分几期？

答：分为嗜睡期、意识模糊期(混浊或朦胧)、迷睡期、昏迷期四期。

219. 胰岛素治疗时最严重的并发症是什么？

答：是稽延性昏迷，即鼻饲糖水终止15～20分钟、静脉注射葡萄糖5分钟后意识仍未完全恢复，甚至昏迷加深。如不及时抢救可导致死亡。

220. 何谓甲状腺危象？其诱因和临床表现是什么？

答：甲状腺危象是甲状腺功能亢进症的致命并发症，是由于大量的甲状腺素进入血液或机体处于应激状态，使组织对甲状腺素的反应增强，代谢率极度增高所致。主要诱发因素：感染、严重精神刺激、创伤、放射性碘治疗早期、甲亢手术前准备不充分等。临床表现：高热，体温＞38℃；心率增快，脉搏在160次/分钟；烦躁不安、大汗淋漓、呕吐腹泻，甚至脱水昏迷。

221. 应该如何预防和护理甲状腺危象患者？

答：(1)避免诱因：指导患者自我心理调整，避免感染、严重精神刺激、创伤等诱发因素。

(2)病情观察：密切观察患者生命体征、神志等变化。若原有甲亢症状加重，并出现严重乏力、烦躁、高热、多汗、心悸等应警惕甲亢危象发生，立即报告医生并协助处理。

(3)护理措施：①卧床休息、给氧，迅速建立静脉通路。②遵医嘱及时准确用药，如甲基或丙硫氧嘧啶及甲巯咪唑等；给予碘剂以抑制甲状腺素进入血液；迅速控制甲亢危象；同时积极备好抢救物品。③密切观察生命体征和病情变化，控制心动过速；准确记录24小时出入液量。④体温过高者给予物理降温，迅速控制高热症状。⑤躁动不安者使用床挡，保护患者安全，必要时给予镇静剂。⑥昏迷者加强皮肤、口腔护理，定时翻身，预防压疮、肺炎等并发症。

222．什么是甲状腺切除术后最危急的并发症?

答：呼吸困难和窒息是甲状腺切除术后最危急的并发症。一般发生在术后48小时内，患者表现为进行性呼吸困难、烦躁不安、发绀，甚至窒息、死亡。

223．何谓甲状腺功能亢进症?有哪些特征?

答：甲状腺功能亢进症简称甲亢。是指甲状腺功能增高，分泌激素增多，或因甲状腺激素在血循环中水平增高所致的一组内分泌病。病理呈弥散性、结节性或混合性甲状腺肿；临床上呈高代谢综合征，神经、心血管系统等兴奋性增强、甲状腺肿大等特征。

224．简述甲状腺危象的主要诱因、危象先兆及甲亢危象的表现?

答：主要诱因有：感染、过度劳累、严重精神刺激、放射性碘治疗后、甲亢尚未控制即进行手术治疗等。

危象先兆：表现为原有甲亢症状加重，患者常有严重乏力、烦躁、发热（39℃以下）、多汗、心悸、心率常达120次/分钟以上，可伴纳减、恶心、腹泻等。有危象先兆者并不一定具备上述全部症状，故在出现一部分重要表现时，即应加以注意。

甲亢危象：是危象先兆的进一步加重。表现为高热（39℃以上）大汗、谵妄、昏迷、呕吐和腹泻等，心率常在160次/分钟以上。

225．甲亢浸润性突眼的临床表现是什么?

答：眼球突出，双侧多不对称；常有异物感、畏光、流泪、视力减退、复视、斜视；眼球活动度变小，甚至固定；严重者眼睑闭合困难，易继发感染形成角膜溃疡或全角膜炎而失明。

226．甲亢突眼患者应如何保护眼睛?

答：(1)佩戴有色眼镜，以防光线刺激和灰尘、异物的侵害；复视者单侧戴眼罩。

(2)经常用眼药水湿润眼睛，避免过度干燥；睡前涂抗生素眼膏，用无菌生理盐水纱布覆盖双眼。

(3)睡觉或休息时，抬高头部，遵医嘱使用利尿剂，限制钠盐摄入，以减轻球后组织水肿。

(4)指导患者在眼睛有异物感、刺痛或流泪时，勿用手直接揉搓眼睛。保护性用眼，经常做眼球运动，使眼部肌肉放松。

(5)遵医嘱服用药物，以减轻浸润性突眼。

(6)定期到医院做角膜检查，一旦发生角膜溃疡或全眼球炎时，应配合医师做相应处理。

227．如何向甲亢患者做健康指导？

答：(1)向患者及家属说明甲亢临床表现、相关检查、抗甲状腺素药物的作用及不良反应等知识，遵医嘱坚持服药，定期复查白细胞。

(2)学会自我监测，清晨卧床时测脉搏和体重；控制情绪，对各种事情不做过激反应；知晓不能用手挤压甲状腺的道理。

(3)指导患者掌握饮食要求及眼部的护理方法。

(4)一旦出现高热、心悸、呕吐、腹泻等症状应及时就诊。

228．何谓肥胖症？其标准是什么？

答：肥胖症是指人体内脂肪堆积过多和（或）分布异常，体重增加。WHO(1997)公布：正常体重指数为18.5～24.9，≥25为超重；25～29.9为肥胖前期；30.0～34.9为中度肥胖；35.0～39.9为重度肥胖；≥40.0为极重度肥胖。

229．何谓痛风？其饮食原则是什么？

答：痛风是指长期嘌呤代谢紊乱、血尿酸增高的一组异质性疾病。饮食原则是避免进食高嘌呤饮食，如动物内脏；鱼虾类、蛤蟹等海味；肉类；菠菜、蘑菇、黄豆、扁豆、豌豆、浓茶等。不食用太浓或刺激性调味品，戒酒。指导患者进食碱性食物，如牛奶、鸡蛋、马铃薯、各类蔬菜、柑橘类水果等，使尿液的pH≥7，以减少尿酸盐结晶的沉积。

230．如何鉴别上下运动神经元瘫痪？

答：详见下表。

上下运动神经元瘫痪的鉴别

鉴别点	上运动神经元瘫痪（也叫中枢性瘫痪或硬瘫）	下运动神经元瘫痪（也叫周围性瘫痪或软瘫）
病损部位	大脑皮质、内囊、脊髓	前角、前根，神经丛或周围神经
瘫痪范围	一个以上肢体受累	个别或几个肌群受累

上下运动神经元瘫痪的鉴别续表

肌萎缩	不明显	明显
肌张力	痉挛性增高	受累肌肉张力减低或弛缓
腱反射	亢进	减弱或消失
病理反射	巴宾斯基征阳性	阴性
肌束颤动	无	可有
电变性反应	无	有

231. 内囊出血的临床表现有哪些?

答:内囊出血是脑出血最多见的类型。典型表现为"三偏征",即出血灶对侧偏瘫,对侧偏身感觉障碍,双眼对侧同向性偏盲;主侧半球出血可有失语。

232. 诱发脑卒中发病的危险因素有哪些?

答:(1)高年龄。(2)高脂血症。(3)不良饮食习惯(如高盐、高脂、缺钙等)。(4)精神紧张。(5)酗酒及吸烟等。

233. 昏迷患者预防压疮的护理措施有哪些?

答:(1)定时翻身:昏迷患者每2小时翻身一次,按摩受压部位。

(2)保持皮肤清洁干燥:保持床铺平整,及时清除排泄物。

(3)供给充足热量:不能自主进食者,鼻饲给予营养丰富流质饮食,保证每日总热量的摄入,并注意鼻饲管的护理。

234. 感觉障碍患者的护理措施有哪些?

答:(1)加强与患者沟通:耐心听取患者对感觉异常的叙述,进行必要的解释,消除患者焦虑情绪。

(2)指导患者进行自我护理:患者衣服、被褥宜柔软,以减少皮肤刺激;随时注意感觉障碍肢体的保暖、防冻和重压;学会能在健肢的协助下对患肢温水擦浴及按摩。

(3)防止意外发生:对有浅感觉障碍的患者,在热敷、保暖、洗发、擦身和沐浴时,注意温度调节,防止烫伤;冷敷时注意防止冻伤。

(4)加强防护意识:对有深感觉障碍的患者,在活动过程中应注意保护,防止外伤及跌倒。

(5)观察病情：观察记录感觉障碍的分布范围，注意生命体征的变化。

235．昏迷患者尿便异常的护理措施有哪些？

答：(1)尿失禁患者：可采用尿布或尿袋，注意会阴部清洁。

(2)留置导尿者：每4小时开放一次，每日更换引流袋一次，每周更换尿管一次，观察病情变化。

(3)便秘患者：使用缓泻剂，保持大便通畅，以防用力排便时导致颅压升高。

(4)大便失禁者：注意肛周皮肤护理，保持会阴部清洁、干燥。

236．急性感染性多发性神经炎清理呼吸道无效的护理措施有哪些？

答：(1)评估患者：对其呼吸状态及排痰能力进行评估，解释排痰重要性，多饮水。

(2)协助排痰：有效咳嗽；翻身叩背，每2小时一次；每日两次雾化吸入。

(3)机械吸痰：对无力咳痰者可以机械吸痰，必要时气管切开。

(4)观察病情：观察呼吸状况，咳嗽、咳痰的情况，呼吸道是否通畅。

237．何谓热射病？

答：头部长时间直接暴露在烈日下或强辐射下，热光线及红外线可穿过颅骨引起脑组织损伤，充血、水肿，大脑温度可达40～42℃，体温不一定升高，称热射病。

238．何谓偏瘫？

答：偏瘫是神经内科常见的症状之一，特点是同侧的上肢和下肢同时出现活动障碍，可分为弛缓性瘫痪和痉挛性瘫痪。

239．何谓交叉性瘫痪？

答：交叉性瘫痪是指病变一侧脑神经麻痹和病变对侧肢体的瘫痪。中脑病变时出现病侧动眼神经麻痹，对侧肢体瘫痪；脑桥病变时出现病侧外展、面神经麻痹和对侧肢体瘫痪；延脑病变时出现病侧舌咽、迷走舌下神经麻痹和对侧肢体瘫痪。

240．脑血管疾病的危险因素有哪些？

答：(1)无法干预的因素，如年龄、性别、种族和遗传等。

(2)可以干预的因素，如高血压、心脏病、糖尿病、短暂性脑缺血发作(TIA)等，也是最重要的危险因素。

(3)相关性发病因素，如吸烟、酗酒、肥胖、高脂血症、饮食、体力活动减少和口服避孕药等。

241．出血性脑血管疾病语言沟通障碍的护理措施有哪些?

答：(1)加强心理护理：耐心解释，强调言语训练的重要性，制订训练计划。

(2)运用肢体语言：训练早期做好非语言沟通，如写字、点头、手势等。

(3)循序渐进的训练原则：从单音节到单句子，由简单到复杂。

(4)树立康复信心：多给予鼓励和肯定，增进患者的康复信心。

242．出血性脑血管疾病患者急性期如何降低颅压缓解疼痛?

答：(1)一般护理：绝对卧床休息，头部抬高15°~30°；限制入液量，禁食患者控制液体量为尿量加500mL；预防便秘。

(2)用药护理：迅速建立静脉通路，遵医嘱给予降颅压治疗，如甘露醇250mL每6小时一次。

(3)对症护理：对中枢性高热患者使用冰帽物理降温。

(4)病情观察：观察有无脑疝先兆，如有剧烈头痛、频繁呕吐、意识障碍加重、呼吸不规则及两侧瞳孔不等大，及时向医生报告病情。

243．为什么脑出血患者经常发热?

答：应注意观察引起发热的原因。(1)中枢性高热，多为发病后即出现高热，因病变损害了丘脑下部的体温调节中枢所致。

(2)合并感染时，如肺炎或脑膜炎等，多为病初体温正常，以后体温逐渐升高，呈弛张热，是由于出血后血液被机体吸收所引起，多为低热。

244．如何对出血性脑血管疾病的患者做健康指导?

答：(1)健康宣教：介绍有关疾病知识，避免劳累、激动等诱发因素。

(2)监测血压：教会患者及其家属测量血压的方法。

(3)调整饮食：低盐、低脂饮食，戒烟、忌酒。

(4)康复训练：指导患者及家属积极进行康复锻炼，保持肢体功能位，预防并发症。

(5)随诊：如出现脑出血先兆表现及时就诊，并指导患者家属若再发脑出血时现场急救措施。

245．何谓短暂脑血管发作(TIA)？

答：短暂脑血管发作是颈内动脉系统或椎-基底动脉系统短暂但反复发作的供血障碍，导致局限性神经功能缺失症状，出现相应的症状及体征。一般每次发作持续数分钟至数小时，最长不超过24小时，可有反复发作，不遗留神经功能缺损的症状和体征。

246．脑血栓形成的主要临床表现是什么？

答：脑血栓形成好发于中老年，多见于50～60岁以上者；多有动脉硬化及高血压病史；发作前可有短暂脑血管发作(TIA)；安静休息时发病较多，常在睡醒后出现症状；症状多在几小时或更长时间内逐渐加重；多数患者意识清楚，而偏瘫、失语、吞咽困难等神经系统表现明显。

247．如何对缺血性脑血管疾病的患者做健康指导？

答：(1)健康宣传教育：向患者家属介绍缺血性脑血管病知识，积极预防和治疗心脏病、高脂血症、糖尿病等。

(2)监测血压：保持血压稳定水平，不可过低。

(3)用药指导：对血黏度高的患者可预防使用小剂量阿司匹林。

(4)生活指导：低脂饮食，多运动，纠正不良生活习惯。

(5)康复指导：保持肢体功能位，加强锻炼。

248．脑栓塞的病因及临床表现是什么？

答：(1)病因：是指由各种栓子(血液中异常的固体、液体或气体)随血流进入脑动脉造成血流阻塞，引起相应供血区脑组织缺血坏死而出现脑功能障碍，栓子来源可分为心源性、非心源性、来源不明性三大类。

(2)临床表现：任何年龄均可发病。通常发病无明显诱因，安静与活动时均可发病，以活动中发病多见，起病急骤是本病的主要特征。多属完全性卒中，常见的临床症状为局限性抽搐、偏盲、偏瘫、偏身感觉障碍、失语等。意识障碍较轻且很快恢复，严重者突然昏迷、全身抽搐，可因脑水肿或颅内压增高，继发脑疝而死亡。

249．脑疝的先兆症状及应急处理措施是什么？

答：(1)脑疝的先兆症状是：剧烈头痛、频繁呕吐（呈喷射状），伴有不同程度的意识改变，出现烦躁不安或昏迷，血压升高，呼吸不规则，意识障碍加重，一侧瞳孔散大，对光反射迟钝，健侧肢体活动障碍，脉搏慢而有力。

(2)应急措施为：①立即静滴20%甘露醇250mL内加地塞米松5~10mg。②通知医师、明确诊断。③协助医师做好对症处理和脑室体外引流术前准备等。④严密观察意识、瞳孔、血压、脉搏、肢体活动等病情变化，做好护理记录。

250．脑疝发作时如何进行紧急处理？

答：(1)应用脱水剂降低颅压；

(2)高流量吸氧；

(3)保持呼吸道通畅；

(4)备好吸引器、气管切开包、气管插管和脑室穿刺引流包等。

251．神经系统有哪些特殊检查？

答：腰椎穿刺术、脑室穿刺和持续引流术、数字减影脑血管造影(DSA)、脑血管介入检查和治疗等。

252．何谓癫痫持续状态？

答：癫痫持续状态又称癫痫状态，是指一次癫痫发作持续30分钟以上不能自行缓解，或连续多次发作、发作间期意识或神经功能未恢复至正常水平。癫痫持续状态是神经内科常见急诊之一，常伴有高热、酸中毒、脱水，死亡率相当高。在给氧、安全防护的同时，必须在短时间内终止发作。

253．癫痫持续状态的急救护理措施有哪些？

答：(1)尽快控制发作：迅速建立静脉通路，遵医嘱给予地西泮10~20mg缓慢静脉注射。

(2)保持呼吸道通畅：取平卧位头偏向一侧，解开衣领、领带和腰带；及时吸痰，清除口鼻分泌物；备好气管切开包和人工呼吸器，随时协助气管切开和人工辅助呼吸。

(3)纠正脑缺氧：立即给予高流量持续吸氧，防止脑水肿。

(4)预防和控制并发症：抽搐发作时做好安全防护，切勿强行按压肢体，防止骨折和关节脱臼；有牙关紧闭者应放置牙垫，防止舌咬伤；高热者做好降温、皮肤和口腔护理。

(5)病情监测：严密观察患者意识、瞳孔及生命体征；观察抽搐发作的持续时间与频率；观察发作停止后患者意识恢复状态，以及血酸碱度和电解质的变化、抗癫痫药物的血药浓度等。

254．对癫痫病大发作的患者如何护理？

答：置患者于原处平卧，迅速将牙垫放入口腔内上下臼齿之间，防止咬破唇舌。如手边没有牙垫时，可用毛巾或被角代替。松解衣领和裤带，保护下颌及四肢，防止发生脱臼和骨折。抽搐停止后，头转向一侧，以防口涎吸入气管。如呼吸不好，及时做人工呼吸。

255．如何对癫痫患者做健康指导？

答：(1)健康宣传教育：介绍本病基本知识，指导患者日常生活，鼓励参加有益的社交活动，保持心情愉快。

(2)避免诱发因素：避免过度劳累、睡眠不足、情感冲动等诱发因素，生活规律，劳逸结合。

(3)加强自我防护意识和能力：避免危险活动，如登高、游泳、驾驶车辆、带电作业等。随身携带病情诊疗卡，并注明家庭住址、单位、电话号码等。

(4)用药指导：按时服药，强调遵医嘱用药的重要性，不可随意增减剂量或停药。

(5)随诊：病情有变化，及时就诊。

256．抗癫痫治疗时患者或家属最应注意什么？

答：最应该注意的是不能骤然停用患者所服用的药物(包括更换药)，否则极易发生癫痫持续状态。

257．患者痉挛发作时，主要从哪几方面鉴别是癔症还是癫痫发作？

答：(1)意识：癫痫发作时意识完全丧失，癔症发作时一般意识不完全丧失。

(2)痉挛表现：癫痫发作为强直期-阵挛期-恢复期，时间较短，最多几分钟，癔病发作无规律、多变，时间可长达数十分钟。

258．如何划分意识障碍的程度？

答：以觉醒度改变为主的意识障碍通常分为嗜睡、昏睡、浅昏迷和深昏迷。

259．脑神经有哪几对?

答:脑神经共有12对。包括嗅神经、视神经、动眼神经、滑车神经、三叉神经、外展神经、面神经、听神经、舌咽神经、迷走神经、副神经和舌下神经。

260．患者头痛时应给予哪些护理?

答:(1)告知患者可能诱发或加重头痛的因索,如情绪紧张、进食某些食物、饮酒、月经来潮、用力性动作等;

(2)保持环境安静、舒适、光线柔和;

(3)指导患者应用减轻头痛的方法,如缓慢深呼吸、听轻音乐、练习气功、生物反馈疗法、引导式想象、冷或热敷以及理疗、按摩、指压止痛法等;

(4)做好心理疏导。

261．颅内手术后,剧烈转动头部可引起哪些并发症?

答:颅内手术时,因手术的损伤,会有一定程度的脑水肿,造成颅内压增高,若翻身时过于剧烈的转动头部,可能导致部分脑组织从压力较高的地方向压力低的地方移位,通过正常生理孔道疝出,形成脑疝。

262．脑血栓形成的最常见原因是什么?

答:脑血栓形成最常见的原因是脑动脉粥样硬化,多发于有动脉硬化、糖尿病、高脂血症的中老年人。

263．如何判断脑死亡?

答:脑死亡即全脑死亡,包括大脑、中脑、小脑和脑干不可逆死亡。脑死亡标准为:无感受性及反应性;无运动、无呼吸;无反射;脑电波平坦。上述标准24小时反复复查无改变,并排除体温过低(低于32℃)及中枢神经抑制剂的影响,即可做出脑死亡的判断。

二、外科

1．何谓颈椎病?

答:颈椎病是指颈椎间盘退行性病变及继发性椎间关节退行性病变所致脊髓、神经、血管损害的相应症状和体征。是50岁以上人群的常见病,其中男性居多。

2. 何谓腰椎间盘突出症?

答:腰椎间盘突出症是指由于椎间盘变性、纤维环破裂、髓核组织突出刺激和压迫马尾神经或神经根所引起的一种综合征,是腰腿痛最常见的原因之一。腰椎间盘突出症可发生于任何成人,最多见于中年人,以20~50岁为多发年龄,男性多于女性。

3. 腰椎间盘突出症术后如何进行腰背肌锻炼?

答:指导患者锻炼腰背肌,可增加腰背肌肌力、预防肌萎缩和增强脊柱稳定性。一般手术后7天开始,先用飞燕式,然后用五点支撑法。1~2周后改为三点支撑法,每日3~4次,每次50下,循序渐进,逐渐增加次数。但腰椎有破坏性改变、感染性疾患、内固定物植入、年老体弱及心肺功能障碍的患者,不宜进行腰背肌锻炼。

4. 何谓糜烂?

答:糜烂是指皮肤或黏膜上皮细胞坏死、脱落,造成表浅上皮缺损,其缺损深度局限在表皮,如口腔糜烂、宫颈糜烂等。

5. 何谓溃疡?

答:溃疡是指皮肤或黏膜组织坏死、脱落所形成的局限性缺损,深度超过表皮,如口腔溃疡、胃和十二指肠溃疡、皮肤溃疡等。

6. 何谓肛裂?

答:肛裂是指齿状线以下肛管皮肤层裂伤后,形成的经久不愈的小溃疡。多见于青中年人。

7. 为什么肛裂患者排便前和排便后有两次疼痛高峰?

答:因为排便时肛裂创面的神经受到刺激,会出现肛门剧烈疼痛,虽然便后有短暂的疼痛减轻,但肛管内括约肌痉挛性收缩可引起再次剧痛,且持续时间较长。

8. 何谓肛瘘?有哪几部分组成?

答:肛瘘是指肛门周围的肉芽肿性管道,由内口、瘘管和外口三部分组成。常见于青壮年男性。

9. 何谓直肠肛周脓肿?

答:直肠肛周脓肿是指发生在直肠肛管周围间隙内或其周围软组织内的急性

化脓性感染，并发展成为脓肿。多数脓肿可穿破皮肤或在手术切开后形成肛瘘。以青壮年男性多见。

10．何谓痔?临床分哪几类?

答：痔是指肛垫病理性肥大和移位，传统认为是直肠下端黏膜或肛管皮肤下的曲张静脉团。根据痔所在的部位不同分为内痔、外痔及混合痔三种。

11．大肠癌手术术前肠道准备的临床意义是什么?常用的肠道准备方法有哪几种?

答：临床意义是可以有效地减少或避免术中污染、术后感染，有利于吻合口愈合，增加手术的成功率。

(1)传统肠道准备法：①术前3天进少渣半流质饮食，术前2天起进流质饮食，术前12小时禁食、4小时禁水。②术前3天，每天番泻叶茶饮或30mL蓖麻油口服。术前2天晚用1%～2%肥皂水灌肠一次，术前1天晚及术晨清洁灌肠。③口服肠道抗生素药物，如新霉素、甲硝唑、庆大霉素等。

(2)全肠道灌洗法：将适量氯化钠、碳酸氢钠、氯化钾溶解于37℃温开水中，配成等渗平衡电解质液，总量达6000mL以上，于术前12～14小时开始口服，引起容量性腹泻，以达到彻底清洗肠道的目的。

12．何谓窦道?

答：人体某些深部组织发炎，炎症逐渐向外延伸，形成一个狭窄的管道，通到身体的表面，有一个外口，这种病理性盲管叫窦道。

13．何谓瘘管?

答：由于感染、外伤或肿瘤破溃等，造成体表与体腔之间一种病理性管道，这种管道有两个或两个以上的开口叫瘘管。

14．何谓菌血症?

答：菌血症是指致病菌除在局部繁殖外，并进入血液循环，因机体抵抗力较强，细菌在血液内不能大量繁殖，而且在短期内即被消灭，只有轻微的或短暂的全身反应。

15．何谓脊髓休克?

答：脊髓休克是指一时性脊髓震荡，但无神经细胞或纤维破坏。出现感觉、运动、反射暂时消失，于数小时或数日后开始恢复。

16. 何谓清洁伤口、污染伤口、感染伤口？

答：清洁伤口通常是指没有污染的伤口；污染伤口是指伤口沾有细菌，但尚未发生感染的伤口；感染伤口是指损伤后时间较长或已发生感染和化脓的伤口。

17. 何谓外科热？

答：外科热是指术后患者可有轻微体温升高，但一般不超过38℃，2～3天后恢复正常，是由于手术局部组织破坏的分解产物、渗液和血肿吸收后出现的反应。又称吸收热。

18. 何谓TPN？

答：TPN（完全胃肠外营养）是指完全从静脉供应患者所需要的全部营养要素，包括丰富的热量，必需氨基酸和非必须氨基酸、维生素、电解质及微量元素，使患者在不进食的情况下仍然可以维持良好的营养状况，增加体重，愈合创伤，幼儿可以继续生长和发育。

19. 何谓中间清醒期？

答：中间清醒期是指脑外伤患者伤后因脑震荡立即发生原发性昏迷，在血肿未形成之前意识就已恢复，以后由于血肿的形成和发展，使颅内压增高，再度进入昏迷状态，这之间的一段清醒期，称中间清醒期，多系硬脑膜外血肿所致。

20. 何谓反常呼吸？

答：多根多处肋骨骨折后，因前后端失去支持，其中间部分形成胸壁软化，此软化部分，吸气时不但不随胸廓向外扩展，反因胸内压降低而随之内陷；呼气时软化胸壁向外凸出，这种与正常呼吸相反的胸壁浮动现象，称为反常呼吸。

21. 何谓纵隔扑动？

答：纵隔扑动是指开放性气胸时，患侧胸膜腔负压消失与大气压相等，吸气时健侧胸膜腔负压升高，使纵隔向健侧移位；呼气时健侧负压降低，两侧胸膜腔压力差减小，纵隔则复位。由于这种纵隔随呼吸来回摆动，所以也称为纵隔摆动。

22. 何谓腹膜刺激征？

答：腹膜刺激征是指腹部触诊时有腹肌紧张、压痛和反跳痛，三者合称腹膜刺激征。

23. 何谓板状腹?

答：板状腹是指胃、十二指肠穿孔时，由于胃酸的强烈刺激，腹肌紧张多较明显，可呈木板样强直，临床上称为"板状腹"。

24. 何谓应激性溃疡?

答：应激性溃疡是指机体在某些严重紧急病态下发生于胃、十二指肠的一种急性溃疡。

25. 何谓克鲁肯柏瘤?

答：克鲁肯柏瘤是指胃癌经淋巴逆流、血行转移或种植而形成的卵巢肿瘤。

26. 何谓夏柯三联征?

答：腹痛、寒战高热和黄疸三者合称为夏柯三联征。是胆总管结石的典型症状。

27. 何谓AOSC五联征?

答：AOSC五联征是指急性梗阻性化脓性胆管炎除腹部绞痛、寒战高热和黄疸外，尚有意识障碍和感染性休克。

28. 何谓墨菲征阳性?

答：墨菲征阳性是指患者平卧，检查者站在患者右侧，将左手掌平放在患者的右肋缘部，拇指置于腹直肌外缘与肋弓交界处（胆囊点），其余各指放在肋骨上，首先以拇指用力按压腹壁，然后嘱患者深吸气使肝脏下移，当有炎症的胆囊触到拇指时，即因疼痛而屏气，又称胆囊触痛征。

29. 何谓排尿困难?

答：排尿困难是指膀胱内有尿不易排出，排尿开始迟缓、费力，然后尿线变细，射程变短，继之尿线中断呈点滴状。

30. 何谓反常活动?

答：在肢体无关节部位骨折时，出现不正常的活动（假关节）称反常活动。

31. 何谓骨擦音?

答：骨擦音是指骨折端相互摩擦时，可听到骨擦音或感到骨擦感。

32. 何谓Buerger运动?

答：Buerger运动又称抬腿运动。方法是让患者平卧，抬高患肢约45°，维持2～3分钟，然后将患肢沿床边下垂3～5分钟，再放平患肢2～3分钟，同时进行踝部和足趾的活动。每日练习数次，每次5～6回。

33. 何谓脂肪瘤、纤维瘤?两者有何不同?

答：脂肪瘤为分化良好的脂肪组织构成的瘤状物。位于皮下者表现为质软、无痛、分叶状肿物，界限清楚，生长缓慢。位于深部的脂肪瘤容易恶变，故应及时切除；纤维瘤位于皮下者由纤维组织构成，质硬、光滑、活动度好，边界清楚，瘤体一般不大，生长缓慢，发展到一定程度一般不再增长，恶变者少。两者不同点为构成的组织成分不同。

34. 何谓丹毒?好发在哪些部位?

答：丹毒是指B-溶血性链球菌从皮肤、黏膜的细小破损入侵皮肤及淋巴管的急性炎症。主要好发于下肢及面部，蔓延迅速，但很少发生组织坏死或化脓。

35. 何谓成骨肉瘤?好发在哪些部位?有何临床特点?

答：成骨肉瘤是一种最常见的恶性骨肿瘤，其特点是恶性瘤细胞直接形成的骨样组织，故也称骨肉瘤，但肿瘤的成骨过程不明显者也不能排除骨肉瘤。

好发的部位为股骨下端、股骨近端和肱骨近端的干骺端。

临床特点是疼痛明显、持续，夜间加重；患部出现包块，发展迅速，局部皮温增高，静脉怒张，压痛重，可出现震颤及血管杂音；早期可出现消瘦、贫血、乏力、食欲减退等全身症状。

36. 何谓皮样囊肿?有何临床特点?

答：皮样囊肿是指在胚胎发育中发生，出生后继续增大的疾病，如囊性畸胎瘤。好发于眼眶和颅骨骨缝处，皮下者为圆形，边界清楚。

37. 何谓器官移植?

答：器官移植是指通过手术的方法将某一个体的活性器官移植到另一个体的体内，继续发挥原有的功能。器官移植是治疗各类终末期内脏器官功能衰竭的有效手段。移植的器官称为移植物，提供移植物的个体称为供者或供体，接受移植物的个体称为受者或受体。

38. 何谓排斥反应?移植术后常见哪些排斥反应?如何处理?

答：排斥反应是受者对移植器官抗原的特异性免疫应答反应。

分类：根据其发生的时间、免疫机制及组织形态学的不同，移植术后常见的排斥反应可分为超急性、延迟性、急性和慢性排斥反应。

处理措施：急性排斥反应经治疗可得到逆转，加速血管排斥反应也可治疗急性排斥反应；超急性排斥反应和慢性排斥反应目前尚无有效的治疗方法，主要以预防为主。对急性排斥反应的治疗，关键是及时诊断和处理。治疗方案的选择取决于急性排斥反应的程度及植入器官的种类。轻度排斥反应可采用大剂量皮质类固醇类激素冲击治疗，对于肝移植后的轻度排斥反应，常需要加用他克莫司联合用药；中度以上或耐激素治疗的排斥反应可采用抗胸腺细胞球蛋白或莫罗莫那-CD$_3$；急性排斥反应治疗不彻底或反复发生，可导致慢性排斥反应和移植器官功能丧失。

39．何谓损伤？

答：外界刺激作用于人体，造成组织或器官在解剖上的破坏和生理上的紊乱，称为损伤。

40．损伤分哪几类？

答：(1)闭合性损伤：受伤部位的皮肤完整，而深部组织断裂或受损伤。如挫伤、掖伤、震荡伤、挤压伤等。

(2)开放性损伤：受伤部位皮肤或黏膜的完整性受到破坏，形成开放性的伤口或创面，使皮下组织与外界相通。如擦伤、刺伤、切割伤、撕脱伤、枪伤、炸伤、化学性灼伤、各种动物咬伤及虫类蜇伤等。

41．外科手术前为什么需要进行麻醉？

答：(1)消除手术中引起的疼痛，使患者能在无痛的条件下接受手术治疗。

(2)防止手术操作引起的不良神经反射。如术中牵拉胃肠、刺激支气管、盆腔脏器等，引起迷走神经反射性兴奋而产生心动过缓和血压下降，故必须阻断这种神经反射，使手术顺利进行。

(3)减轻患者对手术的恐惧感，顺利接受手术治疗。

42．为什么麻醉前需要禁食？如何掌握禁食的时间？

答：(1)主要原因：①避免手术期间发生胃内容物的反流、呕吐或误吸而导致的窒息和吸入性肺炎。②减轻麻醉后由于内脏活动减弱或某些手术中牵拉刺激所引起的术后腹胀及呕吐。③胃肠道手术要求胃肠道腔内空虚，防止胃内容物污染手术视野。④有些疾病术中需更换麻醉方式，如乳房肿物局麻切除术中冰冻报告为乳房癌，麻醉需更改为全麻，因此术前需按全麻要求做好禁食水准备。

(2)禁食水时间：①成人择期手术前应禁食12小时，禁水4小时，以保证胃排空。②小儿术前应禁食（奶）4～8小时，禁水2～3小时。

(3)急症患者也应充分考虑胃排空问题。饱胃又需立即手术者，即使是区域阻滞或椎管内麻醉，也有发生呕吐和误吸的危险。选用全麻时应考虑行清醒气管内插管，有利于避免或减少呕吐和误吸的发生。

43. 麻醉前用药的目的是什么？

答：(1)消除患者紧张、焦虑及恐惧的心理，使患者在麻醉前情绪安定，积极配合。同时也增强全麻药的效果，减少全麻药用量及不良反应。对一些不良刺激可产生遗忘作用，是对患者的一种保护性措施。

(2)提高患者的痛阈，缓解原发疾病及麻醉前有创性操作而引起的疼痛，使患者在麻醉操作过程中能充分合作。

(3)抑制呼吸道腺体分泌功能、减少唾液分泌、保持口内干燥，防止发生误吸。

(4)消除因手术或麻醉引起的不良反射，特别是迷走神经反射，抑制因激动或疼痛所引起的交感神经兴奋，以维持血流动力学的稳定。

(5)术前晚服用镇静药，保证术前晚充分睡眠和休息，使手术顺利进行。

44. 何谓硬脊膜外腔阻滞麻醉？

答：硬脊膜外腔阻滞麻醉，简称硬膜外麻醉。是将麻醉剂（利多卡因）注入硬脊膜外腔，使某一部分脊神经暂时麻痹，使躯干某一截段的感觉神经和运动神经麻痹，痛觉、触觉及温觉消失。

45. 何谓蛛网膜下隙阻滞麻醉？

答：蛛网膜下隙阻滞麻醉，又称脊髓麻醉或脊椎麻醉，简称腰麻。是将麻醉剂（普鲁卡因）注入蛛网膜下隙，使部分脊神经根产生暂时性麻痹，麻醉平面以下部位的感觉神经和运动神经被麻痹，痛觉、触觉及温觉消失。

46. 硬膜外麻醉与蛛网膜下隙麻醉有何相同点与不同点？

答：硬膜外麻酸醉与蛛网膜下隙麻醉统称为椎管内麻醉。根据药物注入的腔隙不同，分为蛛网膜下隙麻醉与硬膜外麻醉。

其相同点有：麻醉作用相同，即麻醉剂使部分脊神经产生暂时性的麻痹，麻醉平面以下部位的感觉神经和运动神经被麻痹，痛觉、触觉及温觉消失。

不同点有：腰麻时局麻药直接作用于脊神经根和脊髓水平面。硬膜外麻醉有硬脊膜相隔，药液注入后不直接作用于裸露的脊神经根，而依赖本身药液的容积向两端扩散、渗透至椎间孔，作用于较弱的神经鞘膜部。腰麻与硬膜外麻醉比较，用药的浓度较高，但容积较小，剂量也小，而稀释后的浓度比硬膜外麻醉低。

47．何谓连续硬膜外麻醉?其优点是什么?

答：连续硬膜外麻醉，是将特制的塑料管经穿刺针插入硬脊膜外腔，经此导管将麻药按需分次注入，达到控制时间长，安全、有效的目的。

其优点是麻醉剂注入硬脊膜外腔，未进入蛛网膜下隙，药量又是分次注入，每次进入药量小，故引起的各种不良反应少，是目前临床上应用最广泛的一种麻醉方法。

48．腰麻术后血压下降的原因是什么?应如何处理?

答：腰麻术后常发生血压下降的临床征象，其主要原因是麻醉平面以下区域的交感神经被阻滞，副交感神经的作用相对增强，使麻醉区域的血管扩张，局部的有效循环血量相对减少，从而不得不靠平面以上未麻醉区域的血管收缩来代偿，致使回心血量减少，心输出量降低，进而降低血压。

一般术后回病房，应常规平卧、密切观察患者的血压、脉搏。如发现患者血压下降、脉搏增快、面色苍白，应及时报告医生，同时进行静脉输液（生理盐水200～300mL）扩充血容量，亦可静脉注射麻黄素促进血管收缩，血压回升。

49．腰麻术后引起头痛的原因是什么?应如何处理?

答：(1)原因：硬网膜核蛛网膜的供血差，穿刺孔不易愈合，而脑脊液的漏出导致颅内压降低和颅内血管扩张而引起血管性头痛。头痛的发生与穿刺针的粗细有关。

(2)处理：①为预防应采用细穿刺针，避免反复多次穿刺。②围术期应输入足够量的液体，以防脱水。③腰麻术后常规去枕平卧6小时或采用头低脚高位。④一旦发生，可口服镇痛剂或安定类药物，针灸或胶带捆紧腹部以缓解疼痛。⑤严重者可在硬膜外腔内注入生理盐水。

50．腰麻术后发生尿潴留的原因是什么?应如何处理?

答：主要是支配膀胱的副交感神经纤维很细，对麻药很敏感，当腰麻术后，骶前神经受阻滞，逼尿肌松弛，不能自主排尿而引起尿潴留；亦可能因下腹部或肛门、会阴部伤口疼痛或不习惯于卧床排尿引起，故术后护理要观察患者是否已排尿，术后6小时尚未排尿，要检查膀胱充盈情况。如发生尿潴留，则应协助患者改变体位以适应排尿习惯；可在下腹部作热敷听流水声或冲洗会阴等方法诱导排尿，必要时作导尿术。切忌用暴力压迫膀胱，以免发生意外。

51. 硬膜外麻醉术后护理需注意什么？

答：硬膜外麻醉在给麻药后，亦可因麻醉区血管扩张而出现一时性血压下降及呼吸抑制。在补充血容量及给氧辅助治疗下，很快能得到纠正，又因利多卡因药物作用消失时间较短，一般术毕回病房后病情已稳定，故护理上只需测3～4小时血压、脉搏就可以了，患者可以给枕自由卧位，护理方便简单。

52. 对全麻术后的患者有哪些护理要点？

答：(1)全麻未清醒前，患者处于意识丧失阶段，为防止各种合并症或意外的发生，必须有专人守护，直至清醒为止。

(2)体位。常规去枕平卧6～8小时。

(3)保持呼吸遭通畅。全麻未清醒前，下颌关节部位的肌肉松弛，舌根易后坠而阻塞咽喉通道，一般在咽喉部置通气导管，并可通过导管吸出呼吸道分泌物，以保证呼吸道通畅。待患者逐渐清醒，自己用舌将通气导管推出时，方可将导管取出。

(4)恶心呕吐。乙醚全麻后常出现恶心呕吐等胃肠道反应，故麻醉未清醒前，患者应平卧头侧向一边，防止唾液和呕吐物误吸入呼吸道。一旦发生误吸，应立即采取头低位，使声门裂高于食道入口，呕吐物流向鼻咽腔然后从口角流出。此时也可用吸引器清除口鼻腔的残余呕吐物，保持呼吸道通畅。

(5)认真观察血压、脉搏、呼吸，每15～30分钟一次，防止麻醉后并发症发生。若发现异常体征，应区别麻醉剂的影响或手术后出血情况，以便采取紧急措施，排除险情。

(6)循环系统。维持血流动力学平稳，注意血压变化，并维持在正常范围。

(7)麻醉清醒前，患者可出现躁动不安，如拔管、坠床等危险，守护者必须注意安全，可按医嘱给镇静止痛剂，必要时采用约束带，保护患者的安全。

53. 何谓术后镇痛？

答：术后镇痛是人体对手术伤害刺激后的一种反应。它所引起的病理生理改变能影响术后恢复，导致呼吸、泌尿及心血管系统的并发症。术后镇痛不仅旨在减轻患者手术后的痛苦，而且在于提高患者自身防止围术期并发症的能力。

54. 何谓围术期?其目的是什么?

答：围术期是指以手术治疗为中心，包括术前、术中及术后的一段时间。具体是指从手术治疗时起，直到与本次手术有关的治疗结束为止，时间约在术前5～7天至术后7～12天。围术期处理是贯穿于术前、术中、术后的一个连续的整体处理，以使患者获得最佳的手术治疗效果。由于手术对机体的损伤较重，极易导致内环境失调，产生各种并发症甚至导致死亡。因此，加强围术期的处理至关重要，目的是降低手术引起的并发症和死亡率。

55. 皮肤和软组织化脓性感染有哪些临床特点?其原因分别是什么?

答：(1)局部红、肿、热：由于组织内充血和渗血，局部表现出红、肿、热。

(2)疼痛：主要是炎症反应，使组织内压力增高，刺激痛觉神经末梢的表现，一般局部有触痛或压痛。

(3)功能障碍：其原因一方面由于疼痛，局部肢体活动后疼痛加剧而引起；另一方面是局部器官受感染的影响，不能正常进行生理活动，如脓胸影响呼吸，腹膜炎引起肠麻痹等。

(4)体温增高：感染后产生大量致热原，进入血循环，引起寒战。通过寒战肌肉不自主地收缩产生大量的热，随即高热。

(5)脉搏加快：由于交感神经兴奋所致。为适应发热代谢增高所需的氧消耗，而使呼吸加快。

(6)血液中白细胞增多。

56. 疖和痈有何区别?

答：疖是一个毛囊及其所属皮脂腺的急性化脓性感染，可扩展到皮下组织。痈则是多个相邻的毛囊及其所属皮脂腺或汗腺的急性化脓性感染，或由多个疖融合而成。

57. 何谓毒血症、败血症和脓毒血症?其血培养结果有何不同?

答：毒血症是指致病菌在局部组织繁殖，形成细菌感染灶，细菌虽然没有进入血液循环，但细菌所产生大量毒素进入血循环，引起全身中毒症状。血培养为阴性。

败血症是指致病菌进入人体血液循环，在血液中迅速繁殖，出现严重的全身性感染及毒血症表现。血培养为阳性。

脓毒血症是指化脓性病灶的细菌栓子或脱落的感染血栓间歇性进入人体血液循环，并在全身器官和组织形成转移性、多发性脓肿。血培养有时呈阳性。

58．破伤风的发病原因及其临床表现是什么?

答：破伤风是一种外伤或产科接生后发生的特异性感染，由破伤风杆菌感染所致。此种杆菌广泛存在于泥土和人畜粪便中，是革兰阳性厌氧性芽孢杆菌。破伤风的发病，除了细菌毒力强、数量多、缺乏免疫力等因素外，局部伤口的缺氧是发病的最有利因素。

破伤风杆菌产生的痉挛毒素，作用于脊髓前角细胞或神经肌肉终板，引起有特征性的全身横纹肌紧张性收缩或阵发性痉挛。临床表现为咀嚼不便，张口困难，牙关紧闭，颈项强直，头略向后仰，面部表情肌群呈阵发性痉挛，使患者出现"苦笑脸"。背肌、腹肌、四肢肌发生僵硬，出现角弓反张，四肢屈曲；隔肌受影响后，发作时面唇青紫、通气困难，可出现呼吸暂停。在持续紧张收缩的基础上，任何轻微的刺激如声、光、震动、触摸等，均能诱发全身肌群的痉挛和抽搐，患者表现面色紫绀、呼吸急促，口吐白沫、流涎、磨牙、全身大汗淋漓等。

59．出血临床分哪几种?如何判断?

答：分为动脉出血、静脉出血和毛细血管出血。可以通过出血特点来判断。

(1)动脉出血：血色鲜红，血流急，呈喷射状。

(2)静脉出血：血色暗红，流出缓慢，量较多。

(3)毛细血管出血：血色鲜红，从伤口渗出，常找不到明显的出血点，量较少，能自行凝结。

60．现场抢救出血患者时常用哪几种止血方法?如何选择和处理?

答：有加压包扎止血法、指压止血法、止血带止血法、绞带止血法、填塞法。

(1)加压包扎止血法：适用于静脉或毛细血管出血。将无菌纱布(或干净毛巾等)填盖于创口处，再用绷带或布条加压包扎以止血。注意包扎的松紧度要适宜。

(2)指压止血法：适用于动脉出血。在出血部位的近心端摸到搏动的浅动脉，用手指、手掌或拳把血管压向下面，以阻断血流，达到临时止血的目的，此方法仅适用于短时间控制动脉止血，应随时改用其他的止血方法。

(3)止血带止血法：适用于四肢大动脉出血，用胶皮管在出血部位的近心端将整个肢体用力绑扎，以完全阻断肢体血流，达到止血目的。使用止血带时，接触面积应较大，以免造成神经损伤。

(4)绞带止血法：没有胶皮管时可用布带代替。因布带无弹性，用一般方法绑扎难以止血，故强调要"绞绑"。即将布带绕肢体一圈，两头交叉打一活结，使一头留成一小套；取一小木棒穿进活结下，绞紧，再将小木棒一头插入小套内，拉紧小套，把木棒固定住。

(5)填塞法：适用于肌肉、骨折断端等部位渗血。先用1～2层大的无菌纱布覆盖伤口，以纱布条、绷带充填其中，再加压包扎。

61．如何选择不同部位指压法止血的压迫点？

答：(1)头颈部大出血，压迫近颈根部气管外侧的颈动脉、颞动脉或颌动脉（不能同时压两侧，以免阻断全部脑血流）。

(2)上臂出血，在锁骨上摸到血管搏动处，向后下方压锁骨下动脉。

(3)前臂出血，在上臂中段内侧凹陷处压肱动脉。

(4)手部出血，在手腕两侧压桡动脉及尺动脉。

(5)大腿出血，在腹股沟中点内下方压股动脉。

(6)小腿出血，在腘窝中部压腘动脉。

(7)足部出血，在踝关节前后方压胫前动脉及胫后动脉。

(8)整个下肢大出血，可在下腹正中用力压迫腹主动脉。

62．使用止血带时应注意哪些事项？

答：(1)扎止血带的部位应在伤口近心端，尽量靠近伤口。前臂和小腿不适于扎止血带，因此处有两根骨头并列，骨间隙可通过血流，止血效果不佳。大腿宜绑在上1/3处，上臂止血带宜扎在中上1/3处。以防神经损伤。

(2)扎止血带前，应先垫上三角巾或毛巾，避免止血带直接接触皮肤而损伤皮肤。

(3)扎止血带时，应将胶皮管适当拉长，绕肢体2～3圈后再固定，借胶皮的弹力回缩压迫动、静脉。绑扎不要过紧或过松，以远端动脉搏动消失为合适。

(4)尽量缩短扎止血带的时间，以1小时左右为宜，最长不超过4小时。

(5)使用止血带期间，每隔半小时至1小时应放松止血带一次，放松时可用指压法临时止血，以缓解局部肢体的缺血。松解1～2分钟后，立即在稍高的平面上扎止血带，不要在同一部位反复绑扎。

(6)松解止血带时动作应缓慢，防止患肢血流突然增高，使末梢血管受损，并影响全身血液的重新分布，造成血压下降。

(7)上止血带的患者在护送过程中，对伤情应有明显标记，写明血流阻断的具体时间，以便他人按时放松止血带，防止肢体长时间阻断血流，造成组织严重缺血坏死。

(8)使用止血带时要注意肢体的保温，因伤肢血液循环被阻断，抗寒能力低下，容易发生冻伤。

63．伤口是如何愈合的？

答：伤口是通过结缔组织修复、伤口收缩以及上皮再生而达到愈合的。

64．影响伤口愈合的主要因素有哪些？

答：(1)伤口污染严重或形成感染。

(2)异物存留或失活组织过多。

(3)受伤部位血液循环不良。

(4)局部组织制动不够或组织不能连接。

(5)营养不良，维生素及铁、锌等微量元素缺乏。

(6)使用类固醇激素、抗炎药物、细胞毒药物和放射治疗等。

(7)年龄及全身性疾病。

65．什么是脓肿形成后有效的处理措施？

答：脓肿一旦形成应及时切开引流，去除脓液和坏死组织，控制感染。

66．换药的基本原则是什么？

答：(1)换药前要仔细了解病情和伤口情况，充分备好必要的用物，并向患者说明换药的必要性，取得合作。

(2)掌握无菌原则，严格区分无菌和有菌，防止交叉感染。

(3)保证充分引流，分泌物的积聚不利伤口愈口，一般感染伤口应放凡士林纱条或盐水纱条引流，深部伤口渗出液多的可放引流管，保证引流通畅，促进伤口愈合。

(4)排除各种不利于伤口愈合的因素，尽量建立有利于组织修复的条件，促进伤口愈合。

67. 何谓面部三角区?该部位有疖肿时为什么不能挤压?

答：嘴角两侧到鼻根部(内眦)之间的区域为面部三角区，也称之为"危险三角区"。由于面部静脉无瓣膜，血液可双向流动，挤压三角区的炎性疖肿时，可使感染沿丰富的静脉血管扩散，再经小静脉流入内眦静脉、眼静脉逆向流动入颅内海绵窦，引起海绵窦血栓性静脉炎，发生海绵窦炎或颅内脓肿而危及生命。

68. 何谓疝?临床分哪几类?

答：疝是指体内任何内脏器官或组织离开了正常解剖的部位，通过先天性或后天性形成的缺损、孔隙或薄弱点，进入另一部位，称之为疝。临床根据疝的可复程度和血供情况分为：①易复性疝。②难复性疝。③嵌顿性疝。④绞窄性疝。

69. 如何防止疝修补术后腹压升高?腹压升高有何危害?

答：(1)术前：①注意有无存在腹压升高的因素，如咳嗽、便秘、排尿困难等，应先期处理。②积极治疗腹压升高的原发病，吸烟者术前戒烟两周，注意保温，预防感冒，保持大便通畅。③术前晚灌肠。

(2)术后：①平卧3天，膝下垫一软枕，术后3～5天可考虑离床活动。②防止剧烈咳嗽。③保持排便通畅。④积极处理尿潴留。

(3)危害：任何使腹压升高的因素都会影响修补部位的愈合，导致手术失败。

70. 何谓切口疝?形成的原因有哪些?

答：切口疝是指腹腔内器官或组织由腹壁手术切口突出的疝。

全身性原因：

(1)慢性营养不良；

(2)维生素缺乏；

(3)老年人切口愈合能力差；

(4)全身性疾病如糖尿病、贫血、恶性肿瘤等；

(5)长期激素治疗、抗癌化疗或放疗的患者。

局部原因：

(1)切口血肿、感染；

(2)皮肤切除过多，切口张力大；

(3)躯体某些部位如下肢，血循环较差；

(4)切口缝合技术不当，皮肤对位不佳，缝线过松或过紧；

(5)缝线拆除过早；

(6)腹部压力突然增高，如咳嗽、打喷嚏、呕吐、呃逆、大声哭闹、用力排便等，引起切口裂开。

71. 腹壁切口裂开从病理角度分哪两类?其临床特点有哪些?

答：分完全性和不完全性两类。

完全性切口裂开是腹壁各层组织包括表皮、皮下组织、肌层、腹膜完全裂开，肠袢或其他脏器自裂口处脱出，患者可出现不同程度的休克。

不完全性切口裂开，仅腹壁的一层或数层裂开，多数是腹膜裂开，仍有一部分组织(大多是皮肤)保持完整，腹内脏器可部分脱出于腹壁组织之间。

72. 腹壁切口全层裂开的临床表现及紧急处理措施有哪些?

答：临床表现：患者腹壁切口处突然流出大量粉红色血性液体，检查伤口可从裂开的切口处见到肠管、网膜等内脏器官外露。

紧急处理：一旦发生切口裂开，要沉着冷静加以处理。首先去除各种继续增加患者腹压的因素，如半卧位要立即放平，告诉患者暂时不要做咳嗽、用力等增加腹压的动作。其次移去覆盖在腹部的被褥、衣物，已经流出腹腔的内脏切勿推回腹腔，可用多层无菌巾覆盖，尽量减少污染的机会。及时与医生和手术室联系，用平车护送患者进手术室缝合处理。

73. 烧伤面积的计算方法有几种?如何评估?

答：(1)新九分法

①成人：头颈部占9%，其中发部3%，面部3%，颈部3%；双上肢占18%，其中双上臂7%，双前臂6%，双手5%；躯干占27%，其中躯干前面13%，躯干后面13%，会阴1%；双下肢占46%，其中双臀5%，双大腿21%，双小腿13%，双足7%。

②小儿：头颈部9+(12-年龄)%，双上肢18%，躯干27%，双下肢46-(12-年龄)%。

(2)手掌法

患者自己的一侧手掌(五指并拢)的面积占体表面积的1%。

74. 烧伤的深度分几度?各度烧伤的组织损伤程度及临床表现有哪些?

答：烧伤分为Ⅰ度、浅Ⅱ度、深Ⅱ度及Ⅲ度。

Ⅰ度烧伤(红斑期)：损伤程度达表皮角质层，生发层健在。临床表现为轻度红、肿、痛、热，感觉过敏，表面干燥无水泡。

浅Ⅱ度烧伤(水泡期)：损伤达真皮浅层，部分生发层健在。临床表现为剧痛，感觉过敏，有水泡；泡皮剥脱后可见创面均匀发红、潮湿、水肿明显。

深Ⅱ度烧伤(水泡期)：损伤达真皮深层，有皮肤附件残留。临床表现为痛觉较迟钝，有水泡或无水泡，基底苍白，间有红色斑点，创面潮湿。

Ⅲ度烧伤(焦痂期)：损伤达皮肤全层，有时可深达皮下组织、肌肉和骨骼。临床表现为皮肤痛觉消失、无弹性、干燥、无水泡，如皮革状，苍白、焦黄或炭化。

75．甲状腺大部切除术后出现呼吸困难有何临床特点?常见的原因及紧急处理措施有哪些?

答：临床特点：呼吸困难和窒息是最危急的并发症，多发生于术后48小时内，主要为进行性呼吸困难、烦躁、发绀，甚至窒息。如因切口出血，还可有颈部肿胀、切口渗血等。

常见原因：①切口内出血压迫气管。②喉头水肿。③气管塌陷。④双侧喉返神经损伤。

紧急处理措施：术后床旁常规备无菌手套及气管切开包。发生上述情况，应及时剪开缝线，去除血肿，恢复呼吸后送手术室处理；若呼吸仍未改善，应立即行气管切开术。

76．甲状腺大部切除术后合并喉上神经损伤、喉返神经损伤时有哪些临床特点?

答：喉返神经一侧损伤，可因声带麻痹而引起声音嘶哑；双侧损伤，可因双侧声带麻痹致失声，严重者发生呼吸困难，甚至窒息；喉上神经外支损伤，可使环甲肌瘫痪声带松弛而音调降低；喉上神经内支损伤，可使喉部黏膜感觉丧失，进食、特别是饮水时发生误咽而咳呛。

77．甲亢术后发生甲亢危象的临床特点有哪些?引起甲亢危象的原因有哪些?

答：(1)甲亢危象是甲亢术后的严重并发症之一，可危及患者生命。临床特点：术后12～36小时内出现高热(>39℃)、脉快而弱(>120次/分钟)、大汗、烦躁不安、谵妄，甚至昏迷，常伴有呕吐、水泻。若处理不及时或不当，患者可迅速死亡。

(2)原因：①术前准备不充分，甲亢症状未能很好地控制。②长期甲亢所致肾上腺皮质激素的合成和分泌亢进，使肾上腺皮质功能减退。③手术创伤致甲状腺素过量释放。

78．甲亢术后发生甲亢危象的急救措施有哪些?

答：对发生甲亢危象者，应遵医嘱及时落实各项急救和护理措施。

(1)应用碘剂，口服复方碘化钾溶液3～5mL，紧急时将10%碘化钠5～10mL加入10%葡萄糖500mL溶液中静脉滴注，以降低循环血液中甲状腺素水平或抑制外周转化。

(2)应用氢化可的松，每日200～400mg分次静脉滴注，以拮抗应激反应。

(3)应用肾上腺素阻滞剂，以降低周围组织对儿茶酚胺的反应。

(4)应用镇静剂，冬眠合剂Ⅱ号半量肌内注射，6～8小时一次。

(5)降温，采用物理、药物降温和冬眠治疗等综合措施，使患者体温维持在37℃左右。

(6)静脉输入大量葡萄糖溶液。

(7)吸氧，以减轻组织缺氧。

(8)对有心力衰竭者，加用洋地黄制剂。

79．甲状腺大部切除术后发生手足抽搐有何临床特点?其原因有哪些?

答：临床特点：甲状腺大部切除术后发生手足抽搐，多数患者症状轻且短暂，常在术后1～2天出现面部、唇或手足部的针刺、麻木或强直感；少数严重者可出现面肌和手足伴有疼痛性的持续性痉挛；每天发作多次，每次持续10～20分钟或更长，甚至可发生喉、膈肌痉挛和窒息。

原因：手术时甲状旁腺被误切除、挫伤或其血液供应受累，致血钙浓度下降，神经、肌肉应激性增高所致。

80．甲状腺大部切除术后发生手足抽搐时如何处理?

答：(1)加强血钙浓度动态变化的监测。

(2)适当限制肉类、乳品和蛋类等含磷较高食品的摄入，以免影响钙的吸收。

(3)指导患者口服补充钙剂，对症状重或长期不能恢复者，可加服维生素D，以促进钙在肠道内的吸收。

(4)抽搐发作时，应立即遵医嘱静脉注射10%葡萄糖酸钙或氯化钙10～20mL。

81．甲状腺功能亢进的手术适应证和禁忌证有哪些？

答：(1)适应证：①继发性甲亢或高功能腺瘤。②中度以上的原发性甲亢。③腺体较大，伴有压迫症状，或胸骨后甲状腺肿等类型的甲亢。④药物治疗无效或复发者。⑤妊娠早中期的甲亢患者凡具有上述指征者，也可考虑手术治疗。

(2)禁忌证：①青少年患者。②症状较轻者。③老年患者或有严重器质性疾病不能耐受手术治疗者。

82．何谓甲状腺舌管囊肿？有何临床特点？

答：甲状腺舌管囊肿是指与甲状腺发育有关的先天性畸形。多见于15岁以下儿童。其临床特点是颈前中线、舌骨下方的1～2cm圆形肿块，边界清楚，表面光滑，有囊性感，无压痛，并随吞咽或伸、缩舌而上下活动。

83．甲状腺大部切除手术后的主要并发症及其原因是什么？

答：(1)术后呼吸困难和窒息。发生在术后48小时内。其原因：①切口内出血压迫气管；②喉头水肿及痉挛；③气管软化发生塌陷；④痰液血块等异物堵塞。

(2)喉返神经损伤。

(3)喉上神经损伤。

(4)手足抽搐。原因：术中甲状旁腺被损伤或误切，致血钙降低。

(5)甲状腺危象。原因：手术前准备不够，甲亢症状未很好控制。

84．各种皮瓣移植中出现皮瓣异常时如何护理？

答：常见的皮瓣异常有血管痉挛、栓塞、皮瓣肿胀。血管痉挛如不及时处理，可导致栓塞。要有效制动，加强保暖，避免刺激，防止栓塞。一旦确诊为栓塞，应立即手术探查，以尽快重建血液供给，挽救皮瓣。皮瓣肿胀时应抬高肢体或用棉签自移植处的远端向近端滚动按摩，以促进静脉回流，减轻肿胀。

85．胃、十二指肠溃疡外科手术的适应证有哪些？

答：(1)内科治疗无效的顽固性溃疡。

(2)胃、十二指肠溃疡急性穿孔。

(3)胃、十二指肠溃疡大出血。

(4)胃、十二指肠溃疡瘢痕性幽门梗阻。

(5)胃溃疡怀疑有恶变。

86. 胃切除术后饮食的护理要点有哪些？

答：肠蠕动恢复后可遵医嘱拔除胃管，拔管当日可少量饮水或米汤。第2天进流质饮食半量，每次50～80mL。第3天进流质饮食全量，每次100～150mL，以蛋汤、菜汤、藕粉为宜。若进食后无腹痛、腹胀等不适，第4天可进半流质饮食，如稀饭。第10～14天可进软食，少食产气食物，忌生、冷、硬和刺激性食物。进食时注意少量多餐，开始时每日5～6餐，以后逐渐减少进餐次数并增加每次进餐量，逐步恢复正常饮食。全胃切除术后，肠管代胃的容量小，开始全流质饮食时宜少量、清淡，每次饮食后需注意观察患者有无腹部不适。

87. 胃大部切除术后并发倾倒综合征的护理措施有哪些？

答：(1)早期倾倒综合征：指导患者通过饮食加以调整，包括少食多餐，避免过甜、过咸、过浓的流质饮食；宜进低糖类、高蛋白饮食。餐时限制饮水喝汤。进餐后平卧10～20分钟。多数患者经调整饮食后，症状可减轻或消失，术后0.5～1年内能逐渐自愈。极少数症状严重而持久的患者需手术治疗。

(2)晚期倾倒综合征：出现症状时稍进饮食，尤其是进糖类饮食即可缓解。饮食中减少糖类的含量，增加蛋白质的比例，少量多餐可防止晚期倾倒综合征的发生。

88. 胃大部切除术后常见哪些并发症？

答：早期主要包括术后出血、感染、吻合口瘘和梗阻；远期主要有碱性反流性胃炎、倾倒综合征和营养障碍。

89. 幽门梗阻的患者术前如何进行胃的准备？

答：幽门梗阻的患者术前除持续胃肠减压排空潴留物外，还需做术前胃的准备，即术前3天每晚用300～500mL温生理盐水洗胃，以减轻胃壁水肿和炎症，有利于术后吻合口愈合。

90. 三腔双囊管的护理要点有哪些？

答：(1)置管前必须详细检查气囊是否漏气，管腔是否通畅；测试气囊的注气量，一般胃囊为150～200mL，食道囊为80～100mL。

(2)鼻腔狭小不能置管者，也可经口置入。但要放置牙垫，以免咬断管壁。

(3)置管后，注气必须先注胃囊，后注食道囊，以免向外牵引时滑脱。

(4)三腔管尾端采用滑轮牵引装置，牵引重量不超过1kg，避免用胶布固定，以免鼻翼部发生压疮。

(5)为避免食管胃底部黏膜长时间受压，发生组织溃烂坏死，应每间隔12小时气囊放气10～20分钟。食道囊压力不易过高，以免产生压迫性溃疡。

(6)严密注意因胃内气囊过小或气囊破漏后，气囊上滑的情况发生。此时因三腔管受反牵引力的牵拉，极易将三腔管拔除，致使食管气囊堵塞于咽喉部引起患者窒息。一旦发生，应立即抽出食管气囊内的气体，并将三腔管拔除。

(7)观察置管后的效果，保持减压管、呼吸道通畅，做好口、鼻腔护理，详细记录。

(8)待病情稳定，出血停止，拔管前应先放出食道囊气体，观察24小时无继续出血倾向时，口服30mL液体石蜡3～5分钟后抽出胃囊气体，将管慢慢拔除。

91．胃癌和大肠癌的癌前期病变有哪些？

答：胃癌的癌前期病变有萎缩性胃炎、慢性胃溃疡、胃息肉等。大肠癌的癌前期病变有肠道腺瘤样息肉等。

92．胃肠减压的护理要点有哪些？

答：插胃管前检查胃管是否通畅，减压装置是否有效，各管道衔接是否正确，并向患者说明插胃管的目的和注意事项，以取得合作。减压期间应注意以下几点：

(1)禁食、禁水、可静脉输液，必须经口服时，如片剂药要研碎调水后注入，注入后夹管30分钟，以免将药物吸出，影响疗效。

(2)保持通畅有效的吸引减压。

(3)持续减压较长时间者，应注意口腔护理。

(4)注意观察吸出液体的性状和颜色，尤应注意是否有出血。

(5)及时更换引流袋，并记录吸出量。

(6)经减压后如病情好转，肠蠕动恢复，腹胀消失或肛门排气，可考虑停止胃肠减压和拔管。

93．绞窄性肠梗阻有哪些特点？

答：(1)剧烈持续性腹痛，没有缓解时间。

(2)早期出现休克、脉快、体温上升，白细胞升高，血压下降。

(3)腹膜刺激征明显，肠鸣音减弱或消失。

(4)腹胀不对称或触及痛性肿块。

(5)呕吐血性或棕红色液，血性腹泻或直肠检查时指套上有血迹。

(6)X线下可见膨胀的孤立肠襻，空回肠交错移位，闭袢肠管内有液体。

(7)胃肠减压后，腹胀减轻，但腹痛无明显缓解，补液后缺水现象不改善。

(8)腹腔穿刺抽出棕红色臭液，常超过500mL。

94．急性肠梗阻的临床特点有哪些?其原因有哪些?

答：各种类型肠梗阻的共同特点是腹痛、呕吐、腹胀及肛门停止排便排气。其原因是：(1)腹外疝。(2)粘连性肠梗阻。(3)肠套叠。(4)肠扭转。(5)蛔虫性肠梗阻。(6)其他如先天性畸形、肿瘤、结核、狭窄、内疝等。

95．急性阑尾炎有哪些临床特点?

答：(1)腹痛，转移性右下腹痛是急性阑尾炎的典型症状。单纯性阑尾炎仅表现为较轻的隐痛和钝痛。梗阻、化脓性阑尾炎呈阵发性剧痛、胀痛。坏疽性阑尾炎则有较重的持续性跳痛。腹痛的同时，右下腹麦氏点有固定而明显的压痛。

(2)胃肠道症状，前期有恶心、呕吐、伴食欲减退、便秘。盆腔位的阑尾炎可引起排便次数增多、里急后重和尿痛。

(3)全身反应，多数患者早期可有乏力、低热、咽痛等。炎症加重可出现全身中毒症状。

96．直肠癌有哪些临床特点?

答：(1)排便习惯的改变，最初多为排便次数增多，大便稀烂，混有黏液，有时也可出现便秘，有肛门不适或下坠感，并伴有腹部隐痛。

(2)黏液便血，为较早期症状，鲜红或较暗红色，量少，往往被认为是痔、结肠炎或慢性痢疾而被忽视。

(3)慢性肠梗阻表现，先有腹胀或腹部不适，后出现阵发性腹痛、便秘或大便变细、有压迹。

(4)转移症状，癌肿侵犯周围组织器官，可出现相应的症状。

97．如何更换人工肛门造口袋?

答：当人工肛门袋内充满1/3的排泄物时，需及时更换清洗。可用中性肥皂或0.5%氯己定(洗必泰)溶液清洁皮肤，擦干后涂氧化锌油，以保护皮肤，防止局部炎症、糜烂；同时观察造口周围皮肤有无湿疹、充血、水疱、破溃等。

98. 如何正确指导患者选择人工肛门造口袋?

答：常用的人工肛门袋有一件式及两件式之分。一件式肛门袋的底盘与便袋合一，只需将底盘上的胶质贴面直接贴于皮肤上即可，用法简单，但容易刺激皮肤。两件式肛门袋的底盘与便袋分离，先将底盘粘贴、固定于造口周围皮肤，再套上便袋，使便袋上的凹面小胶环与底盘上的凸面胶环相吻合并扣牢，其优点是不漏气、不漏液，容易更换。也可通过防漏药膏、防臭粉等提高防漏、防臭效果。

99. 如何处理使用后的人工肛门造口袋?

答：人工肛门造口袋替换时(一次性造口袋除外)，应先取下后打开尾端外夹，倒出排泄物，用中性洗涤剂和清水洗净，用1:1000氯己定(洗必泰)溶液浸泡30分钟，擦干、晾干以备下次替换。

100. 结肠造口灌洗有什么意义?如何操作?有哪些注意事项?

答：意义：洗出肠内积气、粪便，养成定时排便习惯。

方法：连接好灌洗装置，在集水袋内装入适量温水(500~1000mL，水温37~40℃)，经灌洗管道缓慢灌入造口内，灌洗时间约10分钟。灌洗液完全注入后，应在体内尽可能保留10~20分钟，再开放灌洗袋，排空肠内容物。

注意事项：灌洗期间若感腹部膨胀或腹痛，应放慢灌洗速度或暂停灌洗；灌洗时间应固定，每天1次或每2天1次；定时结肠灌洗可以训练有规律的肠道蠕动，使2次灌洗之间无粪便排出，达到人为控制排便，养成类似于常人的习惯性排便行为。

101. 何谓腹腔镜胆囊切除术?有哪些优点、适应证和禁忌证?

答：腹腔镜胆囊切除术是指在电视腹腔镜窥视下通过腹壁的3~4个小戳孔，将腹腔镜手术器械插入腹腔行胆囊切除术。

优点：属微创手术，具有创伤小、恢复快、瘢痕小等优点。

适应证：与开腹胆囊切除术基本相同，但还不能完全替代开腹胆囊切除术，尤其当腹腔镜探察发现胆囊周围严重粘连时，应及时中转开腹手术。

禁忌证：①不能排除胆囊癌变者。②合并胆管狭窄。③腹腔内严重感染。④凝血功能障碍及出血倾向。⑤合并妊娠。⑥既往有腹部手术史，疑有腹腔广泛粘连者。

102. 胆道术后T形管引流的临床意义有哪些?

答: (1)引流胆汁和减压,防止因胆汁排出受阻导致胆总管内压力增高、胆汁外漏而引起胆汁性腹膜炎。

(2)引流残余结石,使胆道内残余结石,特别是泥沙样结石可通过T形管排出体外。

(3)支撑胆道,防止胆总管切口瘢痕狭窄、管腔变小、粘连狭窄等。

(4)经T形管溶石或造影等。

103. 胆囊结石手术的适应证有哪些?

答: (1)胆囊造影时胆囊不显影。

(2)结石直径超过2cm。

(3)胆囊萎缩或瓷样胆囊。

(4)B超提示胆囊局限性增厚。

(5)病程超过5年,年龄在50岁以上的女性患者。

(6)结石嵌顿于胆囊颈部。

104. 胆道术后T形管引流拔管指征如何?拔管后如何处理残留窦道?

答: T形管引出的胆汁色泽正常,且引流量逐渐减少,可在术后10天左右,试行闭管1～2天,夹管期间应注意观察患者有无发热、腹痛、黄疸等症状,行T形管胆道造影。如造影无异常,再持续开放T形管24小时充分引流造影剂后,再次闭管2～3天,患者仍无不适反应时即可拔管。如胆道造影发现有结石残留,则需保留T管6周以上,再作取石或其他处理。拔管后残留窦道可用凡士林纱布填塞,1～2天内可自行闭合。

105. 胆道蛔虫症的典型临床表现有哪些?

答: 胆道蛔虫症的典型临床表现有以下三个方面:

(1)剑突右下方阵发性钻顶样绞痛,间歇期间可平息如常。

(2)阵发性腹痛伴有恶心、呕吐。

(3)体征轻微、腹软,仅在剑突右下方深部可有轻度压痛。总之,自觉症状严重而腹部体征轻微为本症的主要特点。

106. 何谓门脉高压症性胃病?

答: 门脉高压症性胃病是指门脉高压症时,胃壁淤血、水肿,胃黏膜下的动静脉交通支广泛开放，胃黏膜微循环发生障碍，导致胃黏膜防御屏障功能破坏，形成门脉高压症性胃病。

107．门脉高压症常用外科手术治疗的目的是什么?

答：(1)脾切除术可以减少门静脉血流量20%～40%，从而降低门静脉压力，同时还可以纠正脾功能亢进、促进腹水的消退。

(2)分流术是用吻合血管的方法，将门静脉系和腔静脉系连通起来，使压力较高的门静脉系血液直接分流到腔静脉，从而降低门静脉压力。

108．外科急腹症有哪些共同表现?

答：(1)腹痛，是病变刺激支配腹膜和腹内器官的神经所致。

(2)胃肠道症状，如恶心、呕吐、腹胀、排便排气停止。

(3)腹膜刺激症状，如腹部有压痛、反跳痛、肌紧张。

(4)肠鸣音改变，如肠蠕动增强则肠鸣音亢进，肠蠕动减弱则肠鸣音减弱，肠麻痹时则肠鸣音消失。

109．何谓血栓闭塞性脉管炎?其发病因素有哪些?

答：血栓闭塞性脉管炎是指一种累及血管的炎症性、节段性和周期性发作的慢性闭塞性疾病。主要侵袭四肢的小动脉，小静脉也常受累。好发于青壮年男性。其病因外在因素主要是与吸烟、寒冷与潮湿的生活环境、慢性损伤和感染有关；内在因素是与自身免疫功能紊乱、性激素和前列腺素失调及遗传因素有关。而主动或被动吸烟是参与本病发生和发展的重要环节。

110．何谓大静脉瓣膜功能试验?有何临床意义?

答：大静脉瓣膜功能试验是指先嘱患者平卧，抬高下肢排空静脉，在大腿根部扎止血带阻断大隐静脉，然后让患者站立，10秒内放开止血带。若出现自上而下的静脉逆向充盈，提示为瓣膜功能不全；若未放开止血带前，止血带下方的静脉在30秒内已充盈，则表明交通静脉瓣膜关闭不全。

111．何谓深静脉通畅试验?有何临床意义?

答：深静脉通畅试验是指先用止血带阻断大腿浅静脉主干，后嘱患者连续用力踢腿或做下蹲活动10余次，随着小腿肌泵收缩迫使浅静脉血向深静脉回流而排空。若在活动后浅静脉曲张更为明显、张力增高，甚至出现胀痛，提示为深静脉不通畅。

112. 何谓交通静脉瓣膜功能试验?有何临床意义?

答:交通静脉瓣膜功能试验是指先嘱患者仰卧,抬高下肢,在大腿根部扎上止血带,然后从足趾向上至腘窝缠第1根弹力绷带,再自止血带处向下,缠绕第2根弹力绷带。再让患者站立,一边向下解开第1根弹力绷带,一边向下缚第2根弹力绷带。如果在第2根弹力绷带之间的间隙内出现静脉曲张,即说明此处有功能不全的交通静脉。

113. 何谓DVT?其致病因素有哪些?

答:DVT(深静脉血栓形成)是指血液在深静脉内不正常地凝结、阻塞管腔,导致静脉回流障碍。周身主干静脉均可发病,以下肢静脉多见,如不予及时治疗,将造成慢性深静脉功能不全,影响生活和工作,甚至可致残。静脉壁损伤、血流缓慢和血液高凝状态是导致深静脉血栓形成的三大致病因素。

114. 何谓动脉5P征?

答:急性动脉栓塞时,可有持续性疼痛、肢体苍白、无脉、感觉异常和麻痹等症状及体征,其英文词首字母均为P,故称动脉5P征。

115. 何谓脑疝?

答:脑疝是颅内压力增高到达一定程度时,导致颅腔内某一分腔的局部压力比邻近分腔内的压力为高,使部分脑组织从高压的颅分腔通过颅内空隙被挤向低压的颅分腔内,并产生相应的临床症状和体征,这种局灶性颅内压增高造成的脑组织移位,称之为脑疝。

116. 脑疝形成的原因有哪些?

答:任何能引起颅腔内压力分布不均的因素都可引起脑疝。常见的病因有颅脑损伤引起的颅内血肿、颅内脓肿,颅内肿瘤、颅内寄生虫病、脑水肿、先天性脑积水,脑脊膜膨出症及各种肉芽肿性病变等。

117. 脑疝分哪几种?小脑幕切迹疝的临床特点有哪些?

答:脑疝根据移位的脑组织及通过的硬脑膜间隙和孔道,分为小脑幕切迹疝、枕大孔疝和大脑镰下疝三种。小脑幕切迹疝又称颞叶沟回疝,是位于小脑幕切迹缘颞叶的海马回、沟回疝入小脑幕裂孔的下方。

其临床特点:(1)颅内压增高症状:剧烈头痛、进行性加重,并伴有烦躁不安、恶心、喷射性呕吐。

(2)进行性意识障碍：患者从清醒逐渐转为嗜睡、浅昏迷以致深昏迷。

(3)瞳孔改变：早期两侧瞳孔不等大，患侧瞳孔由缩小逐渐扩大，呈不规则，光反应由迟钝至消失，但健侧瞳孔仍正常，晚期可双侧瞳孔散大，光反应消失。

(4)运动障碍：发生在瞳孔散大的对侧，表现为肢体自主活动减弱、瘫痪、肌张力增加、腱反射亢进、锥体束征阳性，对疼痛刺激反应减弱或消失。

(5)生命体征变化：若脑疝不能及时解除，病情进一步发展，则患者出现深昏迷，双侧瞳孔散大固定，血压骤降，呼吸浅而不规则，脉搏快慢不均且弱，体温高至41℃或低至35℃，最后血压下降，呼吸心跳停止。

118. 何谓颅内压?如何测定?

答：颅腔是由颅骨形成的半封闭的体腔，成年后颅腔容积固定不变，为1400～1500mL。颅腔内容物包括脑组织、脑脊液和血液，三者与颅腔容积相适应，使颅内保持一定的压力。所以颅内压就是指颅腔内容物对颅腔壁所产生的压力。由于颅内脑脊液介于颅腔壁与脑组织之间，故脑脊液的静水压就代表颅内压。可通过侧卧位腰椎穿刺或直接脑室穿刺测定。成年人正常颅内压为0.69～1.96kPa，儿童正常颅内压为0.49～0.98kPa。

119. 何谓颅内压增高?

答：颅内压增高是许多颅脑疾病，如颅脑损伤、脑肿瘤、脑出血和脑积水等共有的综合征。由于上述原因使颅腔内容物体积增加或颅腔容积减少超过颅腔可代偿的容量，而导致颅内压持续高于1.96kPa，并出现头痛、呕吐和视神经盘水肿三大病症，称为颅内压增高。

120. 何谓颅脑损伤?临床分哪几类?

答：颅脑损伤是指脑膜、脑组织、脑血管以及脑神经在受到外力作用后所发生的损伤。

临床分类：(1)根据脑损伤病理改变的先后分为原发性和继发性脑损伤。①原发性脑损伤是指暴力作用于头部后立即发生的脑损伤，主要有脑震荡、脑挫裂伤等。②继发性脑损伤是指头部受伤一段时间后出现的脑受损病变，主要有脑水肿和颅内血肿等。

(2)根据受伤后脑组织是否与外界相通分为开放性和闭合性脑损伤。①开放性脑损伤是指由锐器或火器直接造成，常伴有头皮裂伤、颅骨骨折和硬脑膜破裂，有脑脊液漏。②闭合性脑损伤是指头部接触钝性物体或间接暴力所致，脑膜完整，无脑脊液漏。

121. 颅内血肿临床分哪几类?

答：(1)根据血肿的来源和部位分为：①硬脑膜外血肿，出血积聚于颅骨与硬脑膜之间。②硬脑膜下血肿，出血积聚在硬脑膜下腔，是最常见的颅内血肿。③脑内血肿，出血积聚在脑实质内，又分浅部和深部血肿两种类型。

(2)根据血肿引起颅内压增高及早期脑疝症状所需时间又分为：①急性型，3天内出现症状。②亚急性型，3天至3周出现症状。③慢性型，3周以上才出现症状。

122. 何谓脑挫裂伤?

答：脑挫裂伤是常见的原发性脑损伤，包括脑挫伤及脑裂伤。前者指脑组织遭受破坏较轻，软脑膜完整；后者指软脑膜、血管和脑组织同时有破裂，并伴有外伤性蛛网膜下隙出血。由于两者常同时存在，统称为脑挫裂伤。

123. 何谓脑膜刺激征?常见于哪些脑病?

答：脑膜刺激征是指脑脊膜及神经根受刺激而引起头痛、恶心、呕吐、体温升高、颈项强直等症状。常见于脑膜炎、脑炎、脑水肿和颅内压增高、颅内感染和蛛网膜下隙出血等等。

124. 何谓脑震荡?有何临床特点?

答：脑震荡是最常见的轻度原发性脑损伤，为一过性脑功能障碍，无肉眼可见的神经细胞或纤维破坏的病理改变，但在显微镜下可见有神经组织结构紊乱。

临床特点：患者在受伤后立即出现短暂的意识障碍，持续数秒或数分钟，一般不超过30分钟，同时伴有皮肤苍白、出汗、血压下降、心动缓慢、呼吸微弱、肌张力降低、各生理反射减弱或消失。清醒后多数不能回忆受伤前及当时的情况，称为逆行性遗忘。常有头痛、头昏、恶心、呕吐等症状。神经系统检查无阳性体征。

125. 胸部有哪些解剖和生理特点?

答：胸部由胸壁、胸膜和胸腔内器官三部分组成。胸骨上缘和第1肋构成胸部上口，横膈封闭胸部下口；食管、主动脉、下腔静脉、奇静脉、胸导管和迷走神经等分别穿过各自裂孔进入腹腔。骨性胸廓具有支撑、保护胸腔内器官和参与呼吸的作用；胸膜有脏层和壁层，脏层包裹肺叶，壁层覆盖于胸廓的内面、横膈和纵隔，两层之间的密封间隙为胸膜腔，胸膜腔内压力随呼吸运动而变化，正常压力为-0.78～-0.98kPa，胸膜腔内负压的存在，对保持肺扩张和通气功能有着十分重要的作用。

126. 胸部损伤有哪些临床特点?

答：(1)胸痛：伤处疼痛和压痛。伴有肋骨骨折者，呼吸时疼痛明显加重。

(2)呼吸困难：有肋骨骨折、血气胸、气管和支气管堵塞、肺膨胀不全，导致缺氧和二氧化碳潴留时，表现为烦躁不安、鼻翼翕动、呼吸短促、发绀。

(3)咯血：伤后咯血或痰中带血，说明有肺实质损伤或支气管损伤。

(4)休克：损伤致胸腔内大出血或中枢调节作用失常等严重情况发生，患者表现为烦躁、面色苍白、脉快而细弱，血压下降

127. 为什么损伤性血胸患者胸腔内积血不凝固?

答：因为损伤性血胸患者，胸膜腔内积血，由于肺、心和膈肌运动起着去纤维蛋白作用，多不凝固。

128. 何谓张力性气胸?有何危害?

答：张力性气胸是指胸壁裂口与胸膜腔相通，且形成活瓣，气体随每次吸气时从裂口进入胸腔，而呼气时活瓣关闭，气体只能入不能出，致使胸膜腔内积气不断增多，压力不断升高，导致胸膜腔压力高于大气压，又称为高压性气胸。

危害：胸腔内高压使患侧肺严重萎陷，纵隔向健侧移位，并挤压健侧肺组织，影响胸腔静脉回流，导致严重的呼吸和循环障碍。

129. 胸腹部手术后发生肺不张的原因是什么?

答：胸腹部手术后发生肺不张的主要原因是排痰不畅，阻塞呼吸道所致。因手术切口疼痛、仰卧体位、活动受限，影响患者咳嗽、咳痰，使支气管内被黏稠的痰堵塞。也可因麻醉和术后误吸口腔、胃肠道内容物，直接堵塞支气管。支气管被堵塞后，受阻下段肺叶或肺段萎缩，即形成肺不张。

130. 如何防治手术后发生肺不张,其治疗措施有哪些?

答：(1)预防：①吸烟的患者，术前1周内应停止吸烟，以减少上呼吸道分泌物。②有呼吸道感染的患者，应控制感染后再接受手术治疗。③做好术前指导，胸部手术患者术前练习腹式呼吸，腹部手术患者练习胸式呼吸，使术后能维持正

常呼吸。④避免手术中或手术后发生呕吐和误吸，术前常规禁食，麻醉期间应平卧头偏向一侧，尽量吸出气管内分泌物。⑤手术后鼓励和协助患者深呼吸和咳痰，适当变换体位，定时做好雾化吸入等。

(2)治疗措施：一旦发生肺不张，应加强排痰措施。①协助患者咳出堵在气管内的痰液，可用双手按住切口两侧，嘱患者深吸气后用力咳痰，要说明咳痰的重要性，以取得患者合作。②年老体弱无力咳嗽者，可用吸痰法刺激咽喉部诱发咳嗽。③严重呼吸困难者，应做气管切开。

131．何种情况下可以考虑拔除胸腔闭式引流管？

答：置引流管48～72小时后，临床观察引流瓶中无气体溢出，且颜色变浅，24小时引流液量少于50mL、脓液少于10mL，胸部X线摄片显示肺膨胀良好无漏气，患者无呼吸困难或气促时，即可终止引流，考虑拔管。

132．胸腔闭式引流拔管后的护理要点有哪些？

答：拔出胸腔闭式引流管后用凡士林油纱布和厚敷料封闭胸壁伤口并包扎固定；24小时内密切观察患者是否有胸闷、呼吸困难、发绀、切口漏气、渗液、出血和皮下气肿等，若发现异常应通知医生及时处理。

133．何谓体外循环？

答：体外循环是指利用特殊人工装置，从上下腔静脉和右心房将回心静脉血引出体外，在人工心肺机内进行气体交换，经过氧合并排出二氧化碳后，再经过调节温度和过滤，由血泵输回体内动脉，继续进行血液循环的生命支持技术。由于特殊的人工装置取代了人体心肺功能，故又称为心肺转流或人工心肺机。

134．体外循环有何临床意义？

答：体外循环的目的是暂时取代心肺功能，在心肺转流、阻断患者的心脏血流状态下，维持全身组织器官的血液供应和气体交换，为实施心内直视手术操作提供无血或少血的手术。

135．体外循环术后循环系统的护理要点有哪些？

答：(1)监测和记录出入水量：包括24小时或每小时尿量，以估计容量是否充足。

(2)监测血压：动脉测压比袖带式间接测压更精确，并且能连续观察动脉收缩压、舒张压和平均压的数值，常经桡动脉插管进行测量。体外循环术后平均动脉压应控制在9.3~12.0kPa,并要保持其平稳。

(3)监测心功能:术后48小时内,连续监测并记录生命体征,每15分钟测一次,连测3次,平稳后改为每30分钟测一次;监测左心房压、右心房压、肺动脉和肺动脉嵌压,为恢复并维持正常的血流动力学提供客观依据。

(4)观察皮肤色泽和温度:密切观察患者的皮肤色泽、温湿度、口唇、甲床、毛细血管和静脉充盈情况。若甲床由苍白变红润,提示组织灌注良好;若出现发绀,提示灌注不足和(或)氧合不全,应通知医生及时处理。

(5)补液的护理:保留必需的静脉输液通道;严格无菌技术操作;应用血管活性药物时,严格遵医嘱配制药物浓度和剂量,并应用输液泵控制输液速度和量。

136.动脉压监测的注意事项有哪些?

答:(1)严格执行无菌技术操作规程,防止感染。

(2)测压前调整为零点。

(3)在测压、取血、调零点等过程中,防止空气进入导致气栓。

(4)观察动脉穿刺部位有无出血、肿胀,导管有无脱落,远端皮肤颜色和温度等;拔管后压迫局部,防止出血。

137.临床常见的排尿异常有哪几种?

答:(1)尿频:正常人排尿次数,一般白天为4~5次,夜间0~1次,每次尿量200~400mL。次数明显增多者为尿频。

(2)尿急:有尿意就迫不及待要排尿,不能自控,但尿量却很少,常与尿频同时存在。

(3)排尿困难:尿液不能通畅地排出,表现为排尿迟缓、费力、尿线变细、射程短、尿线中断或不成线、点滴而出等,常见于膀胱以下尿路梗阻。

(4)尿潴留:尿液潴留在膀胱内不能排出,多为膀胱下尿路梗阻或膀胱失去收缩力所致。

(5)尿失禁:膀胱内尿不能控制而自行流出。

(6)尿痛:排尿时感到疼痛,可发生在尿初、排尿过程中、尿末或排尿后。常见于膀胱或尿路感染、结石或结核等。

(7)尿流中断:排尿过程中突然中断并伴有疼痛,多见于膀胱结石。

138.常见病理性尿液有哪几种?

答:(1)血尿:根据血液含量可分为镜下血尿和肉眼血尿。未经离心沉淀的尿，每高倍视野内可见1～3个红细胞，称为镜下血尿；肉眼能见到尿中有血色或血块，称为肉眼血尿。常见于尿路结石、尿路结核、泌尿系肿瘤等。

(2)脓尿：离心尿液沉渣行显微镜检查，每高倍视野中可见白细胞5个以上者为脓尿。多见于泌尿系结核、非特异性感染等。

(3)乳糜尿：尿液混浊呈乳白色，内含有脂肪、蛋白质及凝血因子Ⅰ。常为丝虫病后遗症。

(4)晶体尿：尿液中含较多的盐类，呈石灰水样，内含有机或无机物质的沉淀、结晶形成晶体尿，静置后有白色沉淀物。

139．膀胱尿道镜检适应证有哪些？

答：(1)观察后尿道及膀胱病变。

(2)取活体组织做病理检查。

(3)输尿管插管：收集双侧肾盂尿标本或做逆行肾盂造影，亦可放置输尿管支架管做内引流或进行输尿管套石术。

(4)治疗：早期肿瘤电灼、电切，膀胱碎石、取石、钳取异物等。

140．何谓膀胱损伤?临床分哪几种？

答：膀胱损伤是指膀胱壁在受到外力的作用时发生膀胱浆膜层、肌层、黏膜层的破裂，引起膀胱腔完整性受损、血尿外渗。

临床分类：根据膀胱损伤是否与体表相通分为开放性损伤和闭合性损伤。根据膀胱损伤的程度分为挫伤和膀胱破裂。

141．尿路结石临床分哪几类?有何临床特点？

答：尿路结石按所在的部位分为上尿路结石和下尿路结石。上尿路结石包括肾和输尿管结石；下尿路结石包括膀胱结石和尿道结石。

临床特点：尿路结石主要表现为肾区疼痛和血尿，严重时可出现肾积水。膀胱结石主要是膀胱刺激症状，如尿频、尿急和排尿终末疼痛，典型的症状为尿流中断；排尿突然中断并伴有疼痛。下尿道结石表现为排尿困难、点滴样排尿及尿痛，甚至造成急性尿潴留。

142．何谓体外冲击波碎石？

答：体外冲击波碎石是利用碎石机产生的冲击波在体外聚焦击碎体内的结石，随尿排出体外达到治疗尿路结石的方法。

143．何谓前列腺增生?有何临床特点?

答：前列腺增生是指前列腺细胞增生导致的泌尿系梗阻而出现的一系列临床表现及病理生理改变，俗称前列腺肥大。是男性老年常见的良性疾病。

临床特点：尿频：是最常见的早期症状，夜间更为明显。

排尿困难：进行性排尿困难是前列腺增生最主要的症状，但发展缓慢。

尿潴留：严重梗阻者膀胱残余尿增多，长期可导致膀胱无力，发生尿潴留或充溢性尿失禁。

144．如何做好前列腺增生手术后膀胱冲洗的护理?

答：前列腺增生手术后都有肉眼血尿，需用生理盐水冲洗膀胱3～7天。

护理要点：(1)冲洗速度，可根据尿色而定，色深则快，色浅则慢。随冲洗持续时间延长，血尿颜色逐渐变浅，如尿色深红或逐渐加深，说明有活动性出血，应通知医生及时处理。

(2)确保冲洗及引流管道通畅，如引流不畅应及时做高压冲洗抽吸血块，以免造成膀胱充盈、痉挛而加重出血。

(3)准确记录尿量、冲洗量和排出量，尿量=排出量-冲洗量。

145．类风湿关节炎活动期的标志是什么?

答：病变的关节在静止不动后可出现半小时甚至更长时间的僵硬，活动受限，如胶粘着的感觉，适度活动后逐渐减轻，尤以晨起时最明显，称为晨僵。晨僵的程度和持续时间可作为判断病情活动度的指标。晨僵出现在95%以上的类风湿关节炎患者。

146．类风湿关节炎关节疼痛的特点是什么?

答：类风湿关节炎关节痛往往是最早的关节症状，最常出现的部位为腕、掌指关节、近端指间关节，大关节亦常受累。多呈对称性、持续性，但时轻时重，常伴有压痛，一般活动后可减轻。痛风的关节痛固定于少数关节，剧烈难忍；风湿热的关节痛多呈游走性；骨关节炎所致膝关节痛于活动后缓解。

147．类风湿关节炎关节病变的特点是什么?

答：在病变后期，因滑膜炎的绒毛破坏了软骨和软骨下的骨质造成关节纤维性或骨性强直畸形，又因关节周围的肌腱、韧带受损使关节不能保持在正常位置，出现关节畸形和活动障碍。

148. 断肢再植术后护理的要点是什么?

答：断肢再植术后的护理要点为：

(1)复温加保温，保持室温在20～25℃，局部用电热毯，红外线灯60～100W照射，灯距30～50cm，以提高局部温度，避免患肢血管痉挛。

(2)患肢一般应放在略高于心脏水平。

(3)注意患者血压、脉搏的变化，及时补充血容量。防止休克。

(4)严密观察局部血液循环情况。

(5)术后进行抗凝治疗，应及时观察有无出血倾向。

(6)术后患者应绝对卧床休息两周。

(7)2～3周伤口愈合，逐渐开始功能锻炼。

149. 骨折的分类有哪几种?

答：(1)根据骨折处是否与外界相通分为：①闭合性骨折，骨折处皮肤或黏膜完整，不与外界相通。②开放性骨折，骨折附近的皮肤或黏膜破裂，骨折处与外界相通。

(2)根据骨折的程度及形态分为：①不完全骨折，骨的完整性或连续性仅有部分中断，如裂缝骨折、青枝骨折。②完全骨折，骨的完整性、连续性全部中断，如横骨折、斜骨折、螺旋骨折、粉碎骨折、嵌插骨折、压缩骨折、骨骺分离等。

150. 如何判断肢体骨折?

答：骨折的特有体征有以下三种，只要出现其中之一，即可确诊。

(1)畸形：骨折段移位后，可发生受伤肢体外形改变，表现为肢体短缩、成角、弯曲等。

(2)反常活动：在肢体的非关节部位出现不正常活动。

(3)骨擦音或骨擦感：骨折断端之间互相摩擦时所产生的轻微音响及感觉。但不完全骨折、嵌插骨折时常不出现骨折特有体征。

151. 肋骨骨折现场急救措施有哪些?

答：(1)抢救生命：骨折往往合并其他组织和器官的损伤，若发现患者呼吸困难、窒息、大出血等，应立即就地急救。

(2)止血和包扎：发现伤口，可用无菌敷料或用当时认为最清洁的布类包扎，以免伤口进一步污染；避免回纳外露的骨折断端；若创口出血，予以压迫包扎或用止血带压迫，并记录时间，止血带应每隔30~60分钟放松一次，放松的时间以恢复局部血流、组织略有新鲜渗血为宜。

（3）固定、制动和转运：对疑有骨折的患者，可利用夹板、木板、自身肢体等固定受伤的肢体；对疑有脊柱骨折的患者应尽量避免移动，搬运时应采取滚动法或平托法移上担架、木板或门板；颈椎受伤者需在颈两侧加垫固定。经上述初步处理后迅速将患者转运到就近医院进行后续治疗。

152．骨折后常见的并发症有哪些？

答：有骨筋膜室综合征、脂肪栓塞综合征、缺血性骨坏死和缺血性肌挛缩、急性骨萎缩、关节僵硬、损伤性骨化、创伤性关节炎。

153．骨折后如何进行功能锻炼？

答：早期的功能锻炼可增加肢体的活动性和预防并发症，有助于损伤部位的功能恢复。

（1）肌肉等长舒缩练习和关节活动，伤后1~2周内，除要求制动的患者外，术后6小时开始股四头肌的等长收缩练习。可采用tens法则，即收缩股四头肌10秒，休息10秒，收缩10次为一组，重复10次，每天3~4次；身体其他部位的关节、肢体也应进行功能锻炼；鼓励下肢骨折患者每3小时用吊架锻炼一次，伤后2周，指导患者活动骨折部位上下的关节。

（2）行走锻炼，做肢外固定的患者，疼痛减轻后可早期进行患肢的行走锻炼，行走时应提供安全保护（如拐杖、助行器、手杖等），先指导患者在平地上行走，然后上下楼梯。

（3）练习呼吸，长时间卧床的患者需要练习深呼吸，以增加肺活量。

154．骨折后功能锻炼注意事项有哪些？

答：（1）鼓励患者积极活动，要循序渐进，活动范围由小到大，次数由少到多。

（2）严格控制不利于骨折端稳定性的活动，如前臂骨折不应做前臂旋转活动等。

（3）功能锻炼以恢复肢体的生理功能为主，如上肢各种活动，以增强手的功能为主。

（4）锻炼时不应急于施行手法牵拉和对骨折部位的被动按摩。锻炼不应让患者感到疲劳，也不应使骨折部位发生疼痛。

（5）向患者解释清楚功能锻炼的原则、方法、注意事项、重要性等，使之有信心地、主动地、积极地进行功能锻炼。

155. 对骨折患者应如何进行紧急处理?

答:对骨折患者应就地取材,妥善固定,避免骨折部位进一步移位和损伤;不要在现场对外露骨折断端进行复位,以免将污染带入体内;用止血带止血时应定时放松,以避免绑扎肢体远端缺血坏死;有严重损伤可能危及生命时应先挽救生命,后处理骨折;搬运疑有颈椎骨折患者时应至少有一人专门托扶头部,两人搬运肢体,避免损伤脊髓。

156. 几乎所有骨折都会有的临床表现是什么?

答:骨折局部专有体征包括畸形、反常活动、骨擦音和骨擦感。出现三个专有体征中的任何一种即可诊断骨折,但并不是所有骨折都出现专有体征,如裂缝骨折。骨折局部的一般体征包括疼痛、功能障碍、局部肿胀和淤斑,几乎所有骨折和软组织损伤都可出现,但不能依此诊断骨折。

157. 何谓脂肪栓塞综合征?典型的临床表现有哪些?

答:脂肪栓塞综合征是由于骨折部位的骨髓组织被破坏,脂肪滴进入破裂的静脉窦内,进入血液循环,引起肺、脑、肾等周身脂肪栓塞所致。是骨折的一种严重并发症,通常发生在骨折48小时内,患者可因肺水肿而导致呼吸衰竭或死亡。

典型的临床表现:进行性呼吸困难、呼吸窘迫、发绀、体温升高、心率快、血压降低、意识障碍,如烦躁、谵妄、昏迷、抽搐等症状。眼结膜下、胸部、腋下有淤点。

158. 石膏固定的患者如何观察患肢血液循环?

答:严密观察评估"5P"征:即疼痛、苍白、感觉异常、麻痹及脉搏消失。患者出现以上任何一种异常,表明肢体末梢血液循环障碍或神经受压,应立即通知医师采取措施,以避免严重并发症。如石膏夹板固定者可剪除绷带,重新固定;管形石膏固定者应将石膏一侧或双侧沿长轴方向剖开,直到皮肤完全暴露为止。血液循环改善后,再在间隙内填以棉花,用绷带包扎,若仍不能缓解,应拆除全部石膏进行检查。

159. 何谓牵引术?常见的牵引术有哪几种?

答:牵引术是利用适当的持续牵引力和对抗牵引力达到整复和维持复位,以此达到治疗的方法。常见的牵引术有三种:皮牵引、骨牵引和兜带牵引:(1)皮牵引是借助胶布贴于伤肢皮肤上或用海绵牵引带包压伤肢皮肤，利用肌肉在骨骼上的附着点，将牵引力传递到骨骼，又称间接牵引。(2)骨牵引是将不锈钢针穿入骨骼的坚硬部位，通过牵引钢针直接牵引骨骼，又称直接牵引。(3)兜带牵引是利用布带或海绵兜带兜住身体凸出部位施加牵引力。

160. 牵引术后常见的并发症有哪些?如何预防?

答：常见的并发症有足下垂、压疮、坠积性肺炎、泌尿系感染、便秘、血栓性静脉炎等。

预防：

(1)足下垂：下肢水平牵引时，距小腿关节呈自然足下垂位，加之关节不活动，会发生跟腱挛缩和足下垂。因此牵引时，应在膝外侧垫棉垫，防止压迫腓总神经；应用足底托板将小腿关节置于功能位；若病情允许，应定时做小腿关节活动，预防足下垂。

(2)压疮：由于持续牵引和长期卧床，骨隆突部位，如肩胛部、骶尾部、足跟、小腿关节等处易受压形成压疮，应使用棉垫、软枕、棉圈、气垫等加以保护；保持床单位清洁、平整和干燥。

(3)坠积性肺炎：长期卧床、头低脚高位，尤其是抵抗力差的老年人，极易发生坠积性肺炎。应鼓励患者定时利用牵引架上拉手抬起上身，做深呼吸运动及有效咳嗽，以利于肺部扩张；在保持有效牵引的条件下，协助患者定时变换体位。

(4)便秘：长期卧床及水分摄入不足容易引起便秘。应鼓励患者多饮水，进食含高纤维食物；每日做腹部按摩，刺激肠蠕动；若已发生便秘，则遵医嘱服用缓泻剂。

(5)血栓性静脉炎：指导患者进行有规律的功能锻炼，如股四头肌等长收缩，各关节的全范围活动。

161. 骨牵引术后护理应注意什么?

答：护理骨牵引术后患者应注意以下几点：

(1)作骨牵引患者，床尾或床头应抬高15～30cm，形成与牵引力相反方向的反牵引力。

(2)避免牵引针左右移动，每日1～2次用70%乙醇滴于骨牵引针孔，切勿去除牵引针孔处血痂，以防止感染。若患者感到骨牵引处疼痛，应注意有无感染，以便及时发现处理。

(3)定时测量肢体的长度，以免牵引过度。

(4)定时检查并维持牵引肢体在整复和固定所要求的位置。

(5)保持牵引效能，如注意牵引绳、滑轮及铁砝码是否起到有效的牵引作用，中途有无阻力或受被服压迫。各种治疗、护理操作都不应影响牵引效果。

(6)鼓励患者做有规律的功能锻炼，包括牵引肢体及全身的功能锻炼，下肢牵引要防止足下垂。

(7)注意被牵引肢体保暖，对长期卧床患者要防止发生压疮、泌尿系统感染、呼吸系统感染等并发症。

三、妇产科

1. 女性的一生是如何分期的?

答：女性一生按照年龄可以划分为新生儿期(出生后4周内)、幼年期(从出生5周至12岁左右)、青春期(从月经初潮到生殖器官发育成熟)、性成熟期(又称生育期，约从18岁开始，持续30年左右)、围绝经期(包括绝经前后的一段时期，一般始于40岁，历时10～20年)和老年期(一般认为60岁以后的妇女)六个阶段。

2. 何谓月经?为什么月经血不凝固?

答：月经是指伴随卵巢的周期性变化而出现的子宫内膜周期性脱落及出血。月经初潮是生殖功能成熟的标志之一。月经血刚离开血循环时是凝固的，由于剥脱的子宫内膜含有大量的纤维蛋白溶酶，使已经凝固的纤维蛋白裂解为流动的降解产物，故月经血不凝固。

3. 何谓原发性闭经?

答：闭经是妇科疾病的常见症状。凡年龄已满16周岁，而月经尚未来潮者，称为原发性闭经。

4. 何谓痛经?痛经分为哪几类?为什么会发生痛经?

答：痛经为妇科最常见的症状之一，是指行经前后或月经期出现下腹疼痛、坠胀、腰酸或合并头痛、乏力、头晕、恶心等其他不适，影响生活和工作质量者。痛经分为原发性和继发性两类。其中原发性痛经多见于青少年前期，其疼痛与子宫肌肉活动增强所致的子宫张力增加和过度痉挛性收缩有关。继发性痛经由于盆腔疾病如子宫内膜异位症、盆腔炎或宫颈狭窄等引起。

5．何谓经前期综合征？

答：经前期综合征是指妇女在月经前期出现生理、精神以及行为方面改变，严重影响学习、工作和生活质量。月经来潮后，症状自然消失。

6．何谓围绝经期综合征？其临床表现有哪些？

答：围绝经期综合征是妇女在绝经前后由于雌激素水平波动或下降所致的一系列躯体及精神心理状态。多发生在45～55岁。临床表现可有月经改变（月经频发、月经稀发、不规则子宫出血及闭经）和全身症状（潮红、潮热、精神神经症状、心血管症状、泌尿、生殖道症状、骨质疏松、皮肤和毛发的变化、性欲下降等）。

7．为什么青春期易发生功能失调性子宫出血？

答：青春期中枢神经系统下丘脑-垂体-卵巢轴正常功能的建立需经过一段时间，如果此时受到机体内部和外界许多因素的影响，如过度疲劳、精神过度紧张、恐惧、忧伤、环境和气候骤变等应激刺激或肥胖的遗传因素的影响，就可能引起青春期功能失调性子宫出血。

8．女性生殖器的自然防御功能包括哪些？

答：(1)两侧大阴唇自然合拢，遮掩阴道口、尿道口。

(2)阴道口闭合，阴道前后壁紧贴。

(3)阴道的正常菌群，尤其是乳杆菌可以抑制部分病原体的繁殖。

(4)宫颈阴道部表面覆以复层鳞状上皮，具有抗感染能力。

(5)子宫颈内有"黏液栓"，宫颈内口平时紧闭。

(6)子宫内膜周期性剥脱。

(7)输卵管黏膜上皮细胞的纤毛摆动以及输卵管的蠕动。

9．女性生殖器官的邻近器官有哪些？

答：尿道位于阴道的前面，膀胱位于子宫的前面，输尿管位于子宫颈部的外侧，直肠位于阴道及子宫的后面，阑尾的下端有时位于右侧输卵管及卵巢附近。

10．何谓阴道自净作用？

答：阴道自净作用是指正常情况下，阴道内有阴道杆菌，能分解阴道细胞内的糖原，产生乳酸，使阴道分泌物呈酸性，维持pH在4.2～5.0，以抑制外来细菌的繁殖。

11. 根据形状，骨盆分为几种类型？

答：根据骨盆形状分为四种类型：有女型骨盆、扁平骨盆、类人猿型骨盆和男型骨盆。其中女型骨盆最常见，男型骨盆最少见。

12. 何谓女性第二性征？

答：女性第二性征是指除生殖器官外的女性特有现象，包括音调变高；乳房丰满而隆起；出现阴毛及腋毛；骨盆横径发育大于前后径；胸肩部皮下脂肪增多，显现女性特有体态。

13. 卵巢的功能有哪些？

答：卵巢具有排卵和分泌性激素的内分泌功能。临近青春期，原始卵泡开始发育，形成生长卵泡。在许多生长卵泡中，每一个月经周期一般只有一个卵泡达到成熟程度，称成熟卵泡。成熟卵泡破裂出现排卵，排卵多发生在两次月经中间，一般在下次月经来潮前14天左右。卵巢能够分泌雌激素、孕激素及少量雄激素，调节月经的周期，并维持女性功能。

14. 为什么发现卵巢瘤应尽早手术？

答：由于卵巢位于盆腔内，无法直接窥视，而且早期无明显症状，又缺乏完善的早期诊断和鉴别方法，一旦发现恶性肿瘤时，往往已属晚期病变。卵巢肿瘤有多种并发症，如蒂扭转、破裂和感染等。所以卵巢肿瘤一旦发现，应尽早手术治疗。

15. 雌激素的生理作用有哪些？

答：雌激素能促使子宫的发育，肌层变厚，血运增加，子宫收缩力增强和增加子宫平滑肌对缩宫素的敏感性；使子宫内膜增生；宫颈口松弛，宫颈黏液分泌增多、变稀薄、易拉成丝状。

16. 雄激素的主要来源和功能有哪些？

答：女性体内的雄激素主要来源于肾上腺皮质，卵巢也能分泌少量雄激素。其为正常妇女的阴毛、腋毛、肌肉及全身发育所必需。能促进非优势卵泡闭锁，并能提高性欲。

17. 孕激素的生理作用有哪些？

答：孕激素在雌激素作用的基础上能降低子宫平滑肌兴奋性和降低妊娠子宫

对缩宫素的敏感性；有利于胚胎及胎儿在宫腔内的生长发育。

18．何谓受精?

答：精子和卵子结合的过程称为受精，通常在输卵管壶腹部与峡部联接处，发生在排卵后12小时内。已受精的卵子称受精卵或孕卵，标志新生命的诞生。

19．何谓着床?

答：受精卵发育至晚期，囊胚侵入子宫内膜的过程称孕卵植入，也称着床。在受精6~7天后开始，11~12天结束。

20．为什么会发生不孕症?阻碍受孕的因素有哪些?

答：不孕症是指婚后两年未避孕、有正常性生活、同居两年而未曾受孕者。阻碍受孕的因素包括：女方异常(输卵管因素、卵巢因素、子宫因素、宫颈因素、阴道因素、免疫因素等)、男方异常(精液异常、输精管道阻塞及精子运送受阻、免疫因素、内分泌因素、勃起异常)。

21．如何进行基础体温测定?有何意义?

答：每日清晨醒来后(夜班工作者休息6~8小时后)，尚未起床、进食、谈话等任何活动之前量体温5分钟(多测口腔体温)，并记录于基础体温单上，按日连成曲线。如有感冒、发热或用药治疗情况应在体温单上注明。基础体温测定是测定排卵的简易可行方法，同时协助诊断早孕。无排卵性功血者基础体温无上升改变而呈单相型曲线；排卵性功血者则表现为基础体温呈双相型。健康育龄妇女如果停经后高温持续18天不见下降，早孕的可能性大。如果高温持续3周以上，则早孕的可能性更大。

22．何谓早孕反应?

答：早孕反应是指妊娠早期（约停经6周左右），约有半数的妇女出现不同程度的恶心或伴呕吐，尤其清晨起床时更明显。食欲和饮食习惯也有所改变，如食欲缺乏，喜食酸咸食物，厌油腻、偏食等，一般于妊娠12周左右自行消失。

23．如何推算预产期?

答：根据末次月经的日期推算预产期。计算方法为：末次月经第1天起，月份减3或加9，日期加7。如为阴历，月份仍减3或加9，但日期加15。实际分娩日期与推算的预产期可以相差1~2周。如孕妇记不清末次月经的日期，可以根据早孕反应出现的时间、胎动开始时间以及子宫高度等加以估计。

24．从什么时候开始B超检查可见胎心搏动？

答：胎儿8周末时已初具人形，可以分辨出眼、耳、口、鼻，四肢已具雏形，超声显像可见早期心脏已形成且有搏动。

25．孕妇常见的心理反应有哪些？

答：(1)惊讶和震惊：在怀孕初期，不管是否计划中妊娠，几乎所有的孕妇都会产生惊讶和震惊的反应。

(2)矛盾心理：在惊讶和震惊的同时，孕妇可能会出现爱恨交加的矛盾心理，尤其是原先未计划怀孕的孕妇。

(3)接受：随着妊娠的进展，尤其是胎动的自现，孕妇真正地感受到孩子的存在，出现了"筑巢反应"。妊娠晚期，孕妇体力上负担加重，行动不便，大多数孕妇都盼望分娩日期的到来。

(4)情绪波动：表现为易激动，为一些极小的事生气、哭泣。

(5)内省：表现为以自我为中心，关注于自己及身体，注重穿着、体重和一日三餐。同时也较关心自己的休息，喜欢独处。

26．胎盘的功能有哪些？

答：(1)气体交换：供给胎儿维持生命的氧气并排除二氧化碳。

(2)营养物质供应：如葡萄糖、氨基酸、脂肪酸。

(3)排出胎儿代谢产物：如尿素、尿酸等经胎盘送入母血，再由母体排出体外。

(4)防御功能：母血中的免疫物质可以通过胎盘对胎儿起保护作用。

(5)合成功能：胎盘能合成数种激素和酶。如绒毛膜促性腺激素、胎盘生乳素、孕激素、雌激素和催产素酶以及耐热碱性磷酸酶等。

27．B超能检查出哪些方面？

答：B型超声是妇产科常用的检查方法，它可以监测胎盘位置、胎头径线、胎心搏动，还可确定胎方位，但不能判断胎肺成熟与否。若判断胎肺是否成熟，需结合实验室检查。

28．羊水有哪些功能？

答：(1)羊膜和羊水在胚胎的发育过程中起重要的保护作用，使胚胎在羊水中自由活动。

(2)防止胎体粘连；防止胎儿受直接损伤；有利于胎儿体液平衡。

(3)减少胎动给母体带来的不适感。

(4)临产时，羊水直接受宫缩压力作用使压力分布均匀，避免胎儿局部受压。

(5)临产后，前羊水囊扩张子宫颈口及阴道，破膜后羊水冲洗阴道可以减少感染发生的机会。

29. 何谓羊水过多?羊水过多的常见原因有哪些?

答：凡在妊娠期间任何时期内羊水量超过2000mL者，称为羊水过多。临床常见于多胎妊娠、胎儿畸形(以中枢神经系统和上消化道畸形最为常见)、孕妇患病（糖尿病、急性肝炎、严重贫血、母儿血型不合、妊娠期高血压疾病）及胎盘脐带病变等。

30. 何谓羊水过少?羊水过少的常见原因有哪些?

答：妊娠足月时羊水量少于300mL时称为羊水过少。临床常见于孕妇脱水、胎儿畸形(以先天性泌尿系统畸形最常见)、胎盘功能异常(过期妊娠、胎儿宫内生长受限、胎盘退行性变等)、胎儿脱水及宫内慢性缺氧等使胎儿尿的生成减少致羊水过少。

31. 何谓高危妊娠?

答：高危妊娠是指在妊娠期间有某种并发症、合并症或致病因素，可能危害孕妇、胎儿及新生儿或导致难产者。

32. 何谓妊娠剧吐?

答：妊娠剧吐是指孕妇的早孕反应严重，不能进食，频繁呕吐，发生体液失衡及新陈代谢障碍，影响身体健康甚至威胁孕妇生命。当经输液等治疗病情不见好转，体温升高达38℃以上，心率每分钟超过120次，或出现黄疸时应终止妊娠。终止妊娠后症状迅速消失。

33. 妊娠是如何分期的?

答：根据妊娠不同时期的特点，临床上将妊娠分为3个时期：妊娠12周末以前称为早期妊娠；第13～27周末称为中期妊娠；第28周及以后称为晚期妊娠。

34. 患有肝炎的妇女可以妊娠吗?

答：甲型肝炎不能经胎盘传播给胎儿，故妊娠妇女不必终止妊娠。乙型、丙型、戊型肝炎存在母婴传播，原则上不宜妊娠。丁型肝炎常和乙型肝炎伴发，母婴传播较少见。

35．妊娠后如何确定产前检查的次数?

答：产前检查从确诊早孕开始，妊娠28周前每4周检查1次，妊娠28周后每2周检查1次，妊娠36周后每周检查1次。凡属高危妊娠者，应酌情增加产前检查次数。

36．妊娠期母体的血液系统变化有哪些?

答：心搏出量约自妊娠10周即开始增加，至妊娠32～34周达到高峰，维持此水平到分娩。临产后，尤其是第二产程期间，心搏出量显著增加。血容量自妊娠6周开始增加，至妊娠32～34周时达到高峰，约增加35%，平均约增加1500mL，维持此水平至分娩。血浆的增加多于红细胞的增加，使血液稀释，出现生理性贫血。如孕妇合并心脏病，在妊娠32～34周、分娩期(尤其是第二产程)及产褥期最初3天之内，因心脏负荷较重，需密切观察病情，防止心力衰竭。

37．何谓妊娠图?其意义是什么?

答：妊娠图是指反应胎儿在宫内发育及孕妇健康状况的动态曲线图。将每次产前检查所得的血压、体重、宫底高度、腹围、水肿、蛋白尿、胎位、胎儿心率等数值记录于妊娠图上，绘制成标准曲线，观察动态变化。其中宫底高度曲线是妊娠图中最重要的曲线。

38．妊娠合并心脏病的护理原则有哪些?

答：(1)执行内科心脏病护理常规。

(2)卧床休息，根据心脏功能情况，给予半卧位。

(3)呼吸困难者给予氧气吸入。

(4)给予低盐或无盐易消化饮食。

(5)按医嘱服洋地黄类药物，服药前数脉搏，并注意中毒症状，出现中毒症状及时通知医师。

(6)注意观察，如有产兆，及时送产房。

(7)胎儿娩出后，及时用沙袋压腹部，并包扎固定，防止产后腹压突然减低，引起心力衰竭。

(8)产后每4小时测体温、脉搏、血压1次，24小时内应特别注意心力衰竭的发生，若出现发绀、呼吸困难、咯血、胸痛、脉搏骤变时，应即刻通知医师。

(9)产后注意子宫收缩及阴道流血情况。

(10)预防感染，产后根据医嘱常规使用抗生素。

(11)有心力衰竭者停止哺乳。剖宫产者，按妇科腹部手术后护理常规。

39．何谓异位妊娠?其发生原因有哪些?

答：异位妊娠是指受精卵在子宫体腔外着床发育的异常妊娠过程，俗称宫外孕，其中以输卵管妊娠最常见。任何妨碍受精卵进入宫腔的因素均可造成输卵管妊娠。包括输卵管炎症、输卵管发育不良或功能异常、神经内分泌功能失调、受精卵游走、输卵管手术、子宫内膜异位症以及放置宫内节育器等。

40．异位妊娠胎儿是否可以存活?

答：不一定，若发生输卵管妊娠流产或破裂后，胚胎被排入腹腔，大部分死亡。若存活胚胎的绒毛组织仍附着于原位或排至腹腔后重新种植而获得营养，可以继续生长发育形成继发性腹腔妊娠，胎儿可以存活。

41．什么样的人易患妊娠期高血压疾病?

答：妊娠期高血压疾病的发病原因至今尚未阐明，其好发因素如下：

(1)寒冷季节或气温变化过大，特别是气压升高时。

(2)精神过度紧张或受到刺激致使中枢神经系统功能紊乱者。

(3)年龄＜18岁初产妇或者高龄初产妇。

(4)有慢性高血压、慢性肾炎、糖尿病等病史的孕妇。

(5)营养不良，如贫血、低蛋白血症者。

(6)体形矮胖者。

(7)子宫张力过高者(如羊水过多、双胎妊娠、糖尿病巨大儿及葡萄胎等)。

(8)家族中有高血压史，尤其是孕妇之母有重度妊高征史者。

42．妊娠高血压综合征的基本病变是什么?

答：妊娠高血压综合征的基本病变是全身小动脉痉挛，由于小动脉痉挛，造成管腔狭窄，周围阻力增大，内皮细胞损伤，通透性增加，体液和蛋白质渗漏，表现为血压上升，蛋白尿和水肿等。

43．使用硫酸镁治疗妊高征时，什么时候应停用药物?

答：因为硫酸镁过量会抑制呼吸及心搏骤停，危及生命，中毒反应首先表现为膝腱反射消失，随之出现全身肌张力减退，呼吸减慢，尿量减少，严重者心搏骤停，所以，膝腱反射消失，呼吸少于16次/分，尿量少于600mL/24小时（或25mL/小时）应停药。

44. 妊娠期早期心力衰竭的诊断依据有哪些？

答：(1)轻微活动出现胸闷、心悸、气短。

(2)休息时心率>110次/分钟、呼吸>20次/分钟。

(3)夜间因胸闷需坐起呼吸或至窗口呼吸新鲜空气。

(4)肺底部听诊有少量持续性湿啰音，咳嗽后不消失。

45. 妊娠期如何预防心力衰竭？

答：(1)充分休息，避免过劳：保证孕妇至少10小时/天的睡眠且中午宜休息2小时，休息时应采取左侧卧位或半卧位。

(2)营养科学合理：摄入高热量、高维生素、低钠低脂饮食且富含多种微量元素饮食，少量多餐。

(3)预防诱发心力衰竭的各种因素，如贫血、心律失常、妊娠高血压疾病、各种感染。如有感染征象，应及时给予有效的抗感染治疗。

(4)健康宣教与心理支持：完善家庭支持系统，指导孕妇及家属掌握妊娠合并心脏病的相关知识，及时为家人提供信息，减轻孕妇及家人的焦虑心理，使其安全度过妊娠期。

46. 妊娠期贫血的诊断标准是什么？

答：由于妊娠期血液系统的生理变化，妊娠期贫血的诊断标准不同于非孕期妇女。如血红蛋白<100g/L，红细胞计数<3.5×1012/L或血细胞比容<0.30，可诊断妊娠期贫血。

47. 如何指导贫血孕妇使用铁剂？

答：铁剂的补充应首选口服制剂。建议妊娠4个月后，可补充硫酸亚铁0.3g，每日3次，同时服用维生素C 0.3g及10%稀盐酸10mL以促进吸收。铁剂对胃黏膜有刺激作用，引起恶心、呕吐、胃部不适等症状。因此，应饭后或餐中食用。服用铁剂后，由于铁和肠内硫化氢的作用形成黑色便，应予以解释。服用抗酸药物时需与铁剂交错时间服用。对于重度缺铁性贫血或口服铁剂胃肠道反应重者，可采用肌内注射法补充铁剂，常见制剂有右旋糖酐铁和山梨醇铁。

48. 为什么妊娠期间易患急性肾盂肾炎？

答：妊娠后输尿管平滑肌松弛，蠕动减慢、减弱，增大的子宫压迫输尿管使其扩张导致尿液潴留，妊娠期间尿液中的葡萄糖、氨基酸、水溶性维生素等营养物质增多，有利于细菌生长，有使无症状菌尿症发展为急性肾盂肾炎的倾向。

49．妊娠期肝内胆汁淤积症有哪些特点?

答：妊娠期肝内胆汁淤积症是妊娠中晚期特有的并发症，临床上以皮肤瘙痒和黄疸为特点，主要危害胎儿，由于胆汁酸的毒性作用使围产儿发病率和病死率明显升高。

50．何谓尖锐湿疣?妊娠期患尖锐湿疣如何处理?

答：尖锐湿疣是指由人类乳头瘤病毒感染引起的鳞状上皮疣状增生病变的性传播疾病。妊娠36周以前，病变小仅位于外阴者，可选用局部药物治疗。若病灶大，有蒂，可行物理及手术治疗。巨大尖锐湿疣可先行手术切除湿疣主体，待愈合后再行局部药物治疗，配偶或性伴侣需同时治疗。妊娠近足月或足月时，病灶局限于外阴者，可行冷冻或手术切除病灶，经阴道分娩。病灶广泛，存在于外阴、阴道、宫颈或巨大病灶堵塞软产道时，应行剖宫产结束分娩。产后部分尖锐湿疣可自行消退。

51．对孕妇使用硫酸镁的注意事项有哪些?

答：在用药前及药物过程中均应检测孕妇血压，同时还应检测以下指标：

(1)膝腱反射必须存在。

(2)呼吸不少于16次/分钟。

(3)尿量不少于600mL/24小时或不少于25mL/小时，尿少提示排泄功能受抑制，镁离子易蓄积而发生中毒。由于钙离子可与镁离子争夺神经细胞上的同一受体，阻止镁离子的继续结合，因此应随时准备好10%的葡萄糖酸钙注射液，以便出现毒性反应时予以解毒。

52．胎心音如何听诊?如何判断胎心音?

答：妊娠24周以前，胎心音多在脐下正中或稍偏左或偏右能听到，妊娠24周以后，胎心音多在胎儿背侧上方的孕妇腹壁听得最清楚。枕先露时，胎心音在脐下方右或左侧；肩先露时，胎心音在脐下方听得最清楚。胎心音呈双音，第一音与第二音相近，如钟表的"滴答"声，速度较快，120~160次/分钟。

53．如用电子胎心监护测胎心率，提示胎儿缺氧的指标是多少?

答：行电子胎心监护时，正常胎心率可上下波动，一般在10~25次/分，变异的频率≥6次/分。若发现早期减速，主要是胎头受压引起，不受体位和吸氧影响；若发现变异减速，多是子宫收缩时脐带受压兴奋迷走神经引起，孕妇左侧卧位可缓解；若发现晚期减速，多提示子宫胎盘功能不良，系胎儿缺氧引起。

54．如何进行胎动计数?有何临床意义?

答：孕妇自妊娠18～20周开始自觉有胎动，每小时3～5次。妊娠周数越多，胎动越活跃，但至妊娠末期胎动逐渐减少。胎动计数是孕妇自我监测胎儿宫内情况的一种重要手段。嘱孕妇每日早中晚各数1小时胎动，每小时胎动数应不少于3次，12小时内胎动累计数不得小于10次。胎动正常表示胎儿在宫内存活良好。凡12小时内胎动累计小于10次，或逐日下降大于50%而不能恢复者，应视为子宫胎盘功能不足，胎儿有宫内缺氧。如自觉胎动过频或者胎动过分剧烈，表示胎儿在宫内严重缺氧，有胎死宫内的危险。

55．宫缩压力试验的目的是什么?

答：宫缩压力试验的目的在于观察宫缩对胎心率的影响，从而测定胎儿胎盘储备能力。

56．妊娠足月胎儿的脐带有哪些特征?

答：妊娠足月胎儿的脐带长30～100cm，平均约55cm，直径0.8～2.0cm，表面有羊膜覆盖呈灰白色。脐带断面中央有一条脐静脉，两侧有两条脐动脉。血管周围为华通胶，有保护脐血管的作用。

57．何谓前置胎盘?何谓前置胎盘的期待疗法?

答：前置胎盘是指孕28周以后，若胎盘附着于子宫下段，甚至胎盘下缘达到或覆盖宫颈内口处，其位置低于胎儿先露部时。前置胎盘的期待疗法是指在保证孕妇安全的前提下，使胎儿能达到或接近足月，从而减少早产，提高胎儿成活率。这种方案适用于妊娠不足36周或估计胎儿体重小于2300g、阴道流血量不多、孕妇全身状况良好并且胎儿存活者。

58．何谓胎儿窘迫?其原因有哪些?

答：胎儿窘迫是指胎儿在宫内有缺氧征象，危及胎儿健康和生命者。胎儿窘迫是一种综合症状，主要发生在临产过程，也可发生在妊娠后期。胎儿窘迫的病因有母体因素(母体血中含氧量不足)、胎儿因素(胎儿心血管系统功能障碍、胎儿畸形等)及脐带、胎盘因素(脐带传递通道受阻、胎盘功能低下等)。

59．如何早期发现胎儿窘迫?

答：胎儿窘迫主要表现为胎心音改变，胎动异常及羊水胎粪污染或羊水过少，严重者胎动消失。在窘迫的早期可表现为胎动过频，如缺氧未纠正或加重则胎动次数转弱且次数减少，进而消失。胎儿轻度或慢性缺氧时胎心率加快，如长时间或严重缺氧，则会使胎心率减慢。胎心率若<100次/分钟，提示胎儿危险。胎儿窘迫时主要评估羊水量和性状。羊水胎粪污染分三度：I度为浅绿色；Ⅱ度为黄绿色并混浊；Ⅲ度为棕黄色，稠厚。

60．何谓胎盘早剥?为什么会发生胎盘早剥?

答：胎盘早剥是指正常位置的胎盘在胎儿娩出前，部分或全部从子宫壁分离。其原因可能与以下因素有关：

(1)孕妇血管病变：妊娠期高血压疾病、慢性高血压病和肾炎。

(2)机械性因素：如腹部受撞击、挤压，摔伤或行外倒转术纠正胎位、子宫内压骤减子宫突然收缩、分娩过程中胎儿下降牵拉脐带等。

(3)子宫静脉压突然升高：孕妇长时间取仰卧位时妊娠子宫压迫下腔静脉，子宫静脉淤血，静脉压升高，导致蜕膜静脉床淤血或破裂，部分或全部胎盘自子宫壁剥离。

61．何谓子宫胎盘卒中?

答：子宫胎盘卒中是指胎盘早剥发生胎盘后血肿，血液积聚在胎盘与子宫壁之间，由于局部压力逐渐增大，血液侵入子宫肌层，致使子宫肌纤维发生分离、变性、断裂，甚至波及子宫浆膜层，使子宫表面呈紫蓝色淤斑。

62．为什么会发生胎膜早破?有哪些危害?

答：胎膜早破是指在临产前胎膜自然破裂，是常见的分娩期并发症。胎膜早破对妊娠和分娩都会造成不利影响，可导致早产及围生儿死亡率的增加，可使孕妇宫内感染和产褥感染率增加。

63．何谓先兆临产?如何识别先兆临产?

答：分娩发动前，出现预示孕妇不久即将临产的症状，称之为先兆临产。先兆临产包括：

(1)假临产：宫缩持续时间短(不超过30秒)且不恒定，间歇时间长而不规则；宫缩的强度不增加；常在夜间出现，白天消失。

(2)胎儿下降感：胎先露下降入骨盆，宫底位置随之下降。

(3)见红：宫颈内口附近的胎膜与该处的子宫壁分离，毛细血管破裂经阴道排出少量血液，与宫颈管的黏液相混排出，是分娩即将开始比较可靠的征象。

64．临产开始的标志有哪些？

答：有规律且逐渐增强的宫缩，持续30秒或以上，间歇5～6分钟。同时伴随进行性宫颈管消失、宫口扩张和胎先露下降。用镇静药物不能抑制临产。

65．何谓总产程？产程是如何划分的？

答：总产程即分娩全过程，是指从开始出现规律性宫缩至胎儿胎盘完全娩出为止。临床上分3个产程。

第一产程又称宫颈扩张期，从出现规律宫缩开始至宫口开全。初产妇需11～12小时，经产妇需6～8小时。

第二产程又称胎儿娩出期，从宫口开全到胎儿娩出为止。初产妇需1～2小时，经产妇通常数分钟即可完成。

第三产程又称胎盘娩出期，从胎儿娩出到胎盘娩出止，需5～15分钟，最多不应超过30分钟。

66．第一产程时为什么要鼓励产妇排尿？

答：因为充盈的膀胱影响宫缩及胎头下降，因此临产后即进入第一产程时要鼓励产妇每2～4小时排尿一次，必要时导尿。

67．临产后何时行肥皂水灌肠？哪些情况禁忌灌肠？

答：初产妇宫口扩张不足4cm、经产妇宫口扩张不足2cm时，应行肥皂水灌肠。这样做既能清除粪便避免分娩时排便造成污染，又能通过反射作用刺激宫缩加速产程进展。不过，胎膜早破、阴道流血、胎头未衔接、胎位异常、有剖宫产史、宫缩强估计1小时内即将分娩、患严重心脏病等情况应禁止灌肠。

68．何谓胎头拨露和胎头着冠？

答：胎头拨露是指在第二产程期间，胎头于宫缩时露出于阴道口，露出部分不断扩大，于宫缩间歇期胎头又缩回阴道内。胎头着冠是指当胎头双顶径越过骨盆出口，胎头于宫缩间歇期也不再回阴道内。

69．何谓急产?对胎儿及新生儿有哪些影响?

答：急产是指宫颈口在短时间内迅速开全，总产程不超过3小时。对胎儿及新生儿的影响有：

(1)由于宫缩过强过频，影响子宫胎盘血液供应，胎儿在宫内缺氧而发生胎儿窘迫、新生儿窒息甚至死亡。

(2)胎儿娩出过快容易导致新生儿颅内出血。

(3)来不及消毒接产，新生儿容易发生感染，若新生儿坠地可致骨折及外伤。

70．何谓滞产?

答：总产程超过24小时称为滞产。

71．何谓早产、足月产和过期产?

答：早产是指妊娠满28周至不满37足周间分娩。足月产是指妊娠满37周至不满42足周间分娩。过期产是指妊娠满42周及其后分娩。

72．何谓子宫破裂?子宫破裂是如何分类的?

答：子宫破裂是指子宫体部或子宫下段在妊娠晚期或分娩期发生破裂。根据破裂发生原因分为自发性破裂和损伤性破裂；根据破裂程度分为完全性破裂和不完全性破裂；根据破裂发生部位分为子宫体部破裂和子宫下段破裂。

73．何谓羊水栓塞?临床上分为哪几个阶段?

答：羊水栓塞是指在分娩过程中羊水突然进入母体血液循环引起肺栓塞、休克和发生弥散性血管内凝血、肾衰竭等一系列严重症状的综合征。其临床经过分为三个阶段：急性休克期、出血期和急性肾衰竭期。

74．用胎头吸引术助产时，全部牵引时间不宜超过多长时间?

答：牵引一般不宜超过2次，全部牵引时间不宜超过20分钟，以免对胎儿造成不利影响。如牵引失败，可考虑改用产钳或剖宫产术。

75．何谓脐带脱垂?脐带脱垂对胎儿有哪些影响?

答：脐带脱垂是指胎膜破裂，脐带脱出于先露部的下方，经宫颈进入阴道内，甚至经阴道显露于外阴部。由于脐带受压于胎先露部与骨盆之间，可引起胎儿缺氧，胎心率最初加速随即减慢，甚至胎心完全消失，以头先露最严重，肩先露最轻，脐带血循环阻断超过7～8分钟则胎死宫内。

76. 何谓产后出血?为什么会发生产后出血?

答：产后出血是指胎儿娩出后24小时内出血量超过500mL者。产后出血是分娩期的严重并发症，是产妇死亡的重要原因之一，在我国居产妇死亡的首位。临床上引起产后出血的主要原因有子宫收缩乏力、胎盘因素、软产道损伤及凝血功能障碍，产后出血可由单一因素所致，也可以是多因素相互影响并存。

77. 什么是产后出血的处理原则?

答：产后出血的处理原则是针对原因迅速止血，补充血容量，纠正休克及防治感染。

78. 如何预防患有肝炎的产妇产后出血?

答：为了预防产后出血，肝炎产妇于胎儿娩出后即遵医嘱使用催产素。为了防止出血的发生，产前要备好抢救物品，肌内注射维生素K，产时注意缩短第二产程，密切观察产程进展，促进宫缩，避免发生滞产。与产后出血对人体影响相比，短期使用催产素不会对肝造成致命性损害。

79. 何谓子宫脱垂?其病因是什么?

答：子宫脱垂是指子宫从正常位置沿阴道下降，宫颈外口达坐骨棘水平以下，甚至子宫全部脱出于阴道口以外。常伴有阴道前后壁膨出。其病因有分娩损伤、产褥期过早体力活动、长期腹压增加、盆底组织发育不良或者退行性变。

80. 子宫脱垂患者阴道前后壁修补手术后应采取什么体位?

答：子宫脱垂患者经手术切除子宫后，应取平卧位，禁止半卧位，以免阴道顶端伤口受到压力而影响伤口愈合。

81. 胎盘剥离征象有哪些?

答：(1)宫体变硬呈球形，宫底升高达脐上。

(2)阴道口外露的脐带自行延长。

(3)阴道少量流血。

(4)在耻骨联合上方轻压子宫下段时，宫体上升而外露的脐带不再回缩。

82. 为什么会发生产后子宫收缩乏力?

答：(1)精神因素：多见于初产妇，尤其是高龄初产妇，由于精神过度紧张，干扰了中枢神经系统的正常功能而影响子宫收缩。

(2)产道和胎儿因素：当骨盆异常或胎位异常时，易导致继发性子宫收缩乏力。

(3)子宫因素：子宫壁过度膨胀，肌纤维过度伸展或子宫肌纤维变性，子宫肌瘤、子宫发育不良、子宫畸形等均影响子宫的收缩。

(4)内分泌失调或电解质异常：使子宫收缩乏力。

(5)药物影响：临产后不适当地使用大剂量镇静剂、镇痛剂及麻醉剂，使子宫收缩受到抑制。

(6)其他因素：营养不良、贫血和一些慢性疾病所致体质虚弱者，临产后进食与睡眠不足、过多的体力消耗、产妇过度疲劳、膀胱直肠充盈、前置胎盘影响胎先露等均可使宫缩乏力。

83．会阴裂伤分几度？

答：会阴裂伤按损伤程度分为Ⅰ、Ⅱ、Ⅲ度。Ⅰ度是指会阴皮肤及阴道入口黏膜撕裂，未达到肌层。Ⅱ度指裂伤达到肌层，累及阴道后壁黏膜。Ⅲ度指肛门外括约肌已断裂，甚至阴道直肠隔和部分直肠前壁有裂伤。

84．如何护理产褥期的产妇？

答：产后3天内是最容易发生心衰的危险时期，产妇需充分休息。为了预防感染，产程开始后就应使用抗生素直至产后1周左右，并应适当延长住院时间。

85．产褥感染与产褥病率的含义有何不同？

答：产褥感染是指分娩时及产褥期生殖道受病原体感染引起局部和全身的炎症变化。产褥病率是指分娩24小时以后的10天内，用口表每日测体温4次，有2次≥38℃。两者的含义不同，产褥病率的原因虽以产褥感染为主，但也包括产褥期生殖道以外的泌尿系统感染、乳腺炎、上呼吸道感染等。

86．产褥感染有哪些类型？

答：产褥感染在临床上可表现为急性外阴、阴道、宫颈炎，急性子宫内膜炎、子宫肌炎，急性盆腔结缔组织炎、急性输卵管炎，急性盆腔腹膜炎或弥散性腹膜炎，血栓性静脉炎，脓毒血症及败血症。

87．产褥期体温会有哪些变化？

答：产后的体温多数在正常范围内，有些产妇产后24小时内体温稍升高，但不超过38℃，可能与产程中过度疲劳、产程延长或机体脱水有关。不哺乳者产后3～4天因乳房血管和淋巴管极度充盈也可有37.8～39℃发热，称泌乳热，不属病态，一般持续4～16小时后降至正常。

88．何谓恶露?恶露是如何变化的?

答：恶露是指产后随子宫蜕膜的脱落，血液、坏死的蜕膜组织经阴道排出。产后最初3～4天为血性恶露，色鲜红，含大量的血液，量多；产后4天出现浆液恶露，色淡红，含少量血液，有较多的坏死蜕膜组织、宫颈黏液等，持续约10天左右；以后为白色恶露，色泽较白，黏稠，含大量白细胞、坏死蜕膜组织、表皮细胞和细菌，约持续3周干净。

89．何谓初乳、过渡乳和成熟乳?

答：初乳是指产后7天内分泌的乳汁。初乳中因含β-胡萝卜素呈淡黄色，并有丰富的蛋白质，尤其是免疫球蛋白和分泌性免疫球蛋白。脂肪和乳糖的含量较成熟乳少，极易消化，是新生儿早期的天然食物；过渡乳是指产后7～14天分泌的乳汁。过渡乳蛋白质含量逐渐减少，脂肪和乳糖的含量逐渐增多。成熟乳是指产后14天以后分泌的乳汁。成熟乳为白色，蛋白质占2%～3%，脂肪占4%，糖类占8%～9%，无机盐占0.4%～0.5%，还有维生素等。

90．简述正确的哺乳姿势、婴儿含接姿势及正确的挤奶手法。

答：(1)哺乳的正确姿势是婴儿身体转向母亲，紧贴母亲身体，下颏贴乳房。即胸贴胸，腹贴腹，下颏贴乳房，鼻尖对乳头。

(2)婴儿正确的含接姿势是张开嘴，嘴唇凸起，吸入大部分乳晕，吸吮时面颊鼓起有节奏吸吮和吞咽。

(3)正确的挤奶手法是大拇指放在乳晕上，其他手指在对侧向内挤压，手指固定，不要在皮肤上移动，重复挤压—松弛达数分钟，沿乳头依次挤压所有乳窦。

91．如何指导产妇进行母乳喂养?

答：(1)主张早开奶，最迟不超过半小时。生后最初1～2个月，可按需喂哺。2个月以上可根据小儿睡眠规律进行。每次哺乳时间15～20分钟。

(2)喂乳前先给婴儿换尿布，清洗双手，清洁乳头、乳晕。哺乳时母亲应取舒适姿势，哺乳结束后，应先将婴儿竖抱起，用手掌轻拍背部以帮助排出吞咽下的气体，然后将婴儿右侧卧位置于床中。

92．母乳喂养有哪些优点?

答：(1)母乳营养完备，成分比例合适，热量高、易消化吸收，母乳中含乳白蛋白和亚油酸较高，并含较多的脂肪酶；母乳中钙含量丰富，铁含量虽少但易吸收。

(2)可减少新生儿患大肠杆菌及其他病菌感染的机会。乳糖完全溶解于乳汁中，乳糖分解产酸，使母乳喂养的新生儿粪便pH较低，不利于大肠杆菌等病菌生存；母乳中含有分泌型免疫球蛋白IgA出和溶菌酶等，可有效地保护肠黏膜不被病毒或细菌侵入；母乳直接哺喂，避免污染。

(3)利于产后母亲子宫肌肉收缩，促使子宫复原。

(4)利于母子感情交流，密切母子关系。

93．表面抗原阳性产妇产后可以哺乳吗?

答：目前认为乳汁乙肝表面抗原阳性不宜哺乳，母血HBsAg、HBeAg及抗-HBc三项阳性及后两项阳性产妇均不宜哺乳。对新生儿进行免疫注射时，母亲为携带者(HBsAg)，建议母乳喂养。

94．产后为什么会出现乳房胀痛和乳头皲裂?

答：产后哺乳延迟或没有及时排空乳房，导致乳腺管不通而形成硬结，产妇出现乳房胀痛，触摸乳房时有坚硬感，并有明显触痛。初产妇因孕期乳房护理不良或哺乳方法不当或过度在乳头上使用肥皂及干燥剂等，容易发生乳头皲裂。乳头皲裂时，表现为乳头红、裂开，有时有出血，哺乳时疼痛。

95．何谓子宫复旧?产后子宫复旧如何护理?

答：子宫复旧是指胎盘娩出后的子宫逐渐恢复至未孕状态的过程。产后2小时内极易发生因子宫复旧不良导致的产后出血，故产后即刻、30分钟、1小时、2小时各观察一次子宫收缩、宫底高度，每次观察均应按压宫底，以免血块影响子宫收缩，更换会阴垫，同时记录宫底高度、恶露的性质和量。以后每天在同一时间评估子宫复旧情况及恶露。如发现异常及时排空膀胱、按摩子宫，按医嘱给予子宫收缩剂；如恶露有异味，常提示有感染的可能，配合医生做好血及组织培养标本的收集和抗生素的使用。产后当天，禁止使用热水袋外敷止痛，以免子宫肌肉松弛造成出血过多。

96．产后会阴部应如何护理?

答：会阴每天2次用1：2000苯扎溴铵溶液、1：5000稀释络合碘溶液或1：5000高锰酸钾溶液冲洗或擦洗。擦洗的原则为由上到下，从内到外，会阴切口单独擦洗，擦过肛门的棉球和镊子应弃之。大便后用水清洁会阴，保持会阴部清洁。会阴部有水肿者,可用50%硫酸镁湿热敷,产后24小时可用红外线照射外阴。会阴部有缝线者,应每天观察伤口周围有无渗血、血肿、红肿、硬结及分泌物,并嘱咐产妇向会阴伤口对侧卧。有小血肿者,24小时可湿热敷或远红外照射外阴;出现大血肿者应配合医生切开处理;有硬结者可湿热敷;切口疼痛剧烈或者产妇有肛门坠胀感,应及时报告医生,以排出阴道壁或会阴部血肿。如有伤口感染,应提前拆线引流,并定时换药。

97. 产后产妇的体温不宜超过多少?

答:产后24小时内,产妇的体温可略有升高,但不超过38℃。

98. 简述妇科腹部手术后的护理常规?

答:(1)患者回房后,值班护士安置患者,并向医师了解手术过程中的情况。

(2)术后平卧12小时后改半卧位。

(3)全麻患者按全麻护理常规。

(4)按医嘱给饮食,先给流质饮食,禁用甜食及奶类,以免腹部胀气。3天后根据肠蠕动恢复情况给予半流质或普通饮食。

(5)术后测血压每30分钟一次,至平稳后改每4小时1次,并常规测体温脉搏。

(6)插尿管者,注意尿管通畅,严密观察尿量及性质,保持外阴清洁,每日擦洗外阴1~2次,拔出尿管后,协助患者排尿。

(7)注意肠蠕动恢复情况,腹胀者可用新斯的明穴位封闭并给予肛管排气,鼓励患者早期下床活动,促进肠蠕动的恢复。

(8)注意刀口有无渗血或感染,如有引流者要注意引流通畅,及时更换敷料,保持无菌状态。

(9)术后3天无大便者,酌情给予缓泻剂或灌肠。

99. 何谓子痫?其临床表现如何?

答:当血压≥160/110mmHg,24小时尿蛋白定量>5g,可有不同程度的水肿,出现头痛、眼花、胃区疼痛、恶心、呕吐等症状,这些症状表明颅内血管病变进一步加重,可能随时发生抽搐,故称先兆子痫。在先兆子痫的基础上,进而出现抽搐或伴昏迷,即子痫。子痫多发生于妊娠晚期或临产前,称产前子痫;少数发生于分娩过程中,称产时子痫;个别发生在产后24小时内,称产后子痫。典型子痫发作表现为:

（1）眼球固定，瞬即头歪向一侧，牙关紧闭，继而口角及面部肌肉颤动，数秒后全身及四肢肌肉强直，双手紧握，双臂伸直。

（2）发作时呼吸暂停，面色青紫。持续1～2分钟，抽搐强度减弱，全身肌肉松弛，随即深长吸气，发出鼾声而恢复呼吸。

（3）抽搐发作前及抽搐时，患者神智丧失。

100．子痫的抢救及护理措施有哪些？

答：（1）患者应取仰卧位，头偏向一侧，及时吸出口腔内呕吐物，预防吸入性肺炎，保持呼吸道通畅，禁食，持续吸氧，取下活动的假牙，将卷有纱布的压舌板放于上、下齿之间，以防唇舌咬伤。

（2）立即给25%MgSO410mL+50%GS40mL慢推，同时给予冬眠1号半量肌内注射，之后可给25%MgSO4与冬眠1号交替肌注，或25%MgSO420mL+5%GS500mL静脉点滴。在控制抽搐的同时给予50%GS静脉注射或20%甘露醇静滴。以促进利尿，降低颅内压，并给镇静剂。

（3）根据病情尽快结束分娩，发生在产前或产时，可考虑行剖宫产术。

（4）患者安置单人房间，有抢救设备及防止坠床的保护措施，房间光线暗淡，以减少对产妇的刺激，减少抽搐。

（5）应设专人护理，并做特别记录，严密观察病情变化，及时测体温、脉搏、呼吸、血压，注意胎心变化、有无宫缩及阴道出血，早期发现胎盘早期剥离症状。

（6）昏迷患者应持续导尿，保持尿管通畅。用硫酸镁患者，严格记尿量，注意观察有无中毒症状并保持外阴清洁。

（7）昏迷患者暂禁饮食，并做好口腔护理。

（8）抽搐时注意记录持续时间和间歇时间，及时用开口器、压舌板，避免发生舌咬伤。

（9）随时注意血压变化，必要时按医嘱给予镇静、解痉、降压药物。

（10）每日留尿查尿蛋白。

（11）注意观察有无并发症的发生，如脑出血、肺水肿、心衰、肾衰竭等。

101．患糖尿病的孕妇对胎儿、新生儿的影响有哪些？

答：（1）增大巨大儿的发生率。

（2）增大胎儿畸形发生率。

（3）增大早产儿发生率。

(4)增大死胎、死产及新生儿死亡率。

(5)新生儿易发生呼吸窘迫综合征(RDS)和新生儿低血糖。

102．糖尿病孕妇如何选择终止妊娠时间和分娩方式？

答：(1)终止妊娠的时间：原则是在控制血糖，确保母儿安全的情况下，尽量推迟终止妊娠的时间，可等待至近预产期(38～39周)。若血糖控制不良，伴有严重的合并症或并发症，如重度子痫前期、心血管病变、酮症酸中毒、胎儿生长受限、胎儿窘迫等情况下，则在促进胎儿肺成熟后立即终止妊娠。

(2)分娩方式：妊娠合并糖尿病本身不是剖宫产指征，如有胎位异常、巨大儿、病情严重需终止妊娠时，常选择剖宫产，如胎儿发育正常，宫颈条件较好，则适宜经阴道分娩。

103．患梅毒的孕产妇对胎儿、婴幼儿有哪些影响？

答：梅毒是由苍白密螺旋体引起的慢性全身性传染性疾病。患一、二期梅毒的孕妇传染性最强，几乎100%传给胎儿，梅毒病原体在胎儿内脏和组织中大量繁殖，易引起流产、早产、死胎、死产。通常先天梅毒儿占死胎的30%左右。若胎儿幸存，娩出先天梅毒儿，病情较重。早期表现为皮肤大疱、皮疹、鼻炎及鼻塞、肝脾大等；晚期先天梅毒多出现在2岁以后，表现为楔形齿、鞍鼻、间质性角膜炎、骨膜炎、神经性耳聋等，病死率及残障率均明显升高。

104．妇科手术前后为什么需留置尿管？

答：由于膀胱位于子宫的前面，为充分暴露术野，术中应保持膀胱空虚；术中可以观察尿量及时发现异常。输尿管位于子宫颈部的外侧，子宫动脉自外侧向内跨越输尿管的前方。在子宫切除中，有可能伤及输尿管，术中分离粘连时牵拉膀胱、输尿管将会影响术后排尿功能。术后应注意保持留置尿管通畅，并认真观察尿量和性质。所以妇科手术前后应留置尿管。

105．如何指导计划生育措施的选择？

答：(1)短期内不想生育的新婚夫妇，可采用男用避孕套或女用阴道套或外用避孕药，必要时采用紧急避孕。

(2)有一个孩子的夫妇，宫内节育器是首选的方法，也可选用避孕药物，以及适用于新婚夫妇的各种方法。

(3)有两个或者两个以上孩子的夫妇，最好采用绝育措施。

(4)哺乳期妇女，宜选用宫内节育器、避孕套或阴道套，不宜选用药物避孕。

(5)围绝经期妇女，可选用宫内节育器、避孕套或外用避孕药。

106．宫内节育器放置的健康指导包括哪些内容？

答：(1)术后休息3天，避免重体力劳动1周。

(2)术后2周内禁止性生活及盆浴，保持外阴清洁。

(3)术后3个月每次行经或者排便时注意有无节育器脱落。

(4)节育器放置后3个月、6个月、12个月各复查一次，以后每年复查一次，直至取出。

(5)术后可能有少量阴道出血及下腹不适，嘱其若发热、下腹痛及阴道流血量增多时，应随时就诊。

107．哪些患者不能使用药物避孕？

答：(1)严重心血管疾病。

(2)急慢性肝炎或肾炎、肝肾功能损伤。

(3)血液病或血栓性疾病。

(4)内分泌疾病如需用胰岛素控制者、甲状腺功能亢进者等。

(5)恶性肿瘤、癌前病变、子宫或乳房肿块者。

(6)哺乳期。

(7)月经稀少或年龄大于45岁者。

(8)年龄大于35岁的吸烟妇女不宜长期使用避孕药。

108．何谓紧急避孕？其目的是什么？

答：紧急避孕也称房事后避孕，是指在无保护性性生活或避孕失败后的3天内，妇女为防止非意愿妊娠而采取的避孕方法。该方法只能一次性起保护作用，一个月经周期只能用一次。目的是减少不必要的人工流产。其避孕机制是阻止或延迟排卵，干扰受精或阻止受精卵着床。

109．何谓自然避孕法？

答：女性排卵前后4～5天为易受孕期，其余时间不易受孕为安全期。自然避孕法也称安全期避孕法，是指根据妇女的自然生理规律，不用任何药物或器具，选择在月经周期中的不宜受孕期内进行性交而达到避孕目的。

110．如何服用短效口服避孕药？

答：短效口服避孕药适用于长期同居的夫妇，正确服用者，避孕的有效率达

99%以上。按规定是：从月经来潮的第5天开始服用，每晚1片，连服22日，不能间断。服法错误者可致避孕失败或月经紊乱等。

111．服用口服避孕药的妇女，出现哪种情况应该停药？

答：口服避孕药后，可因避孕药对下丘脑垂体轴的过度抑制，引起月经量减少，严重者可出现闭经，如果出现连续3个月停经，应停药使用其他避孕方法。

112．产后应如何避孕？

答：产妇在产后进行母乳喂养或月经未复潮期间，均有可能再次妊娠，另外对于妊娠期合并心脏病的产妇，若不宜再妊娠，应在产后1周做绝育术，未做绝育术者，应采取严格避孕措施。

113．何谓流产和习惯性流产？

答：流产是指凡妊娠不足28周、胎儿体重不足1000g而终止者。流产发生于妊娠12周以前者称为早期流产；发生在12周至不足28周者称为晚期流产。习惯性流产是指自然流产连续发生3次或3次以上者，每次流产多发生于同一妊娠月份，临床经过和一般流产相同。

114．对于习惯性流产患者，应如何预防再次发生流产？

答：习惯性流产患者，在确诊妊娠后治疗期用药应超过以往发生流产的妊娠月份，并配合其他综合性预防或治疗措施。

115．如何鉴别先兆流产与难免流产？

答：先兆流产时阴道流血少于月经量，有时伴有轻微下腹痛，宫口未开。难免流产时阴道流血增多，阵发性腹痛加重，宫颈口扩张，但组织尚未排出；另外，晚期难免流产还有羊水流出或见胚胎组织或胎囊堵于宫口。

116．何谓不全流产和完全流产？

答：不全流产是指妊娠产物已部分排出体外，尚有部分残留宫内，从而影响子宫收缩，致使阴道流血不止，严重时引起出血性休克。妇科检查宫颈口已扩张，有时尚可见胎盘组织堵塞于宫颈口。完全流产是指妊娠产物已完全排出，阴道出血逐渐停止，腹痛随之消失。妇科检查子宫接近正常大小或略大，宫颈口已关闭。

117．何谓人工流产？

答：人工流产是指妊娠14周以内，因疾病、防止先天性畸形儿出生、遗传病及非法妊娠等原因而采用人工终止妊娠的手术。是避孕失败后的补救措施。人工流产按照受孕时间的长短，可分为负压吸引术（孕6～10周）和钳刮术（孕11～14周）。

118．何谓人工流产综合征?

答：人工流产综合征是指在人工流产过程中，在术中或手术即将结束时，部分受术者出现心动过缓、心律不齐、血压下降、面色苍白、头晕、胸闷、大汗，甚至出现昏迷和抽搐等症状。

119．手术流产的适应证和禁忌证有哪些?

答：妊娠14周内自愿要求终止妊娠而无禁忌证者或因各种疾病不宜继续妊娠者均可接受手术流产。其禁忌证包括：

(1)生殖器官急性炎症。

(2)各种急性传染病或慢性传染病急性发作期，或严重的全身性疾病。

(3)妊娠剧吐酸中毒尚未纠正。

(4)术前相隔4小时两次体温均在37.5℃以上者。

120．何谓药物流产?药物流产的适应证有哪些?

答：药物流产也称药物抗早孕，是指应用药物终止早期妊娠的方法。临床常用米非司酮和米索前列醇配伍。药物流产主要用于(即适应证)：

(1)停经49天以内，经超声证实为宫内妊娠，本人自愿要求使用药物终止妊娠的健康妇女。

(2)手术流产的高危对象，如瘢痕子宫、多次手术流产。

(3)对手术有疑惑或恐惧心理者。

121．乳癌病变发展过程中最常见的转移部位是什么?

答：乳癌病变发展过程中,最主要的转移方式为淋巴转移，而淋巴转移最常见的转移部位是腋窝淋巴结。

122．为什么乳癌患者术后五年内应避免妊娠?

答：因为乳癌的发病与雌激素有关，妊娠时雌激素分泌增多，可促进乳癌细胞的生长，所以乳癌患者术后五年内应避免妊娠。

123．乳腺纤维腺瘤有哪些特点?

答：乳腺纤维腺瘤属于良性肿瘤，其特点是乳房有单个包块，边界清楚，活动性好，无粘连。

124．急性乳房炎的发病原因有哪些？

答：(1)乳汁淤积：①乳头发育不良，过小或内陷，妨碍哺乳。②乳汁过多或婴儿吸乳太少，致乳汁不能完全排空。③乳管不通，影响排乳。乳汁淤积有利于入侵细菌的生长繁殖。

(2)细菌侵入：①由于乳头破损，细菌沿淋巴管入侵。②婴儿口含乳头而睡或婴儿有口腔炎吸乳，使细菌直接侵入乳管。

(3)产妇分娩后全身抗病能力低下。

125．如何指导产妇在产后预防急性乳腺炎？

答：(1)预防急性乳腺炎关键在于避免乳汁淤积，同时防止乳头损伤，保持局部清洁。

(2)妊娠期应经常用温水洗净两侧乳头。

(3)如乳头内陷，可经常挤捏、提拉以矫正。

(4)要养成定时哺乳、婴儿不含乳头睡觉等良好哺乳习惯。

(5)每次哺乳要将乳汁吸空，如有淤积，可用吸乳器或按摩法以排空乳汁。

(6)哺乳后要清洁乳头，有破损或皲裂者，要及时治疗，注意婴儿口腔卫生。

126．乳房癌根治术后为什么要进行功能锻炼？从何时开始？

答：由于手术切除了胸部肌肉、筋膜和皮肤，使患侧肩关节活动明显受限制。随着时间推移，肩关节挛缩可导致冰冻肩。术后加强肩关节活动可增强肌肉力量、松解和预防粘连，最大限度地恢复肩关节的活动范围。为减少和避免术后残疾，鼓励和协助患者早期开始患侧上肢的功能锻炼。一般术后6小时即可开始活动手指及腕部。

127．乳房癌"酒窝征""橘皮样"改变的形成机制是什么？

答：乳房肿瘤增大可致乳房局部隆起，若肿瘤累及乳房悬韧带或Cooper韧带，使其缩短而致肿瘤表面皮肤凹陷，即出现所谓的"酒窝征"。若皮下淋巴管被癌细胞堵塞，引起淋巴回流障碍，则出现真皮水肿，乳房皮肤呈"橘皮样"改变。

128．乳房癌根治术后如何进行功能锻炼？应注意哪些情况？

答：(1)术后24小时内：活动手指及腕部，可作伸指、握拳、屈腕等锻炼。

(2)术后1～3天：进行上肢肌肉的等长收缩，利用肌肉泵作用促进血液、淋巴回流。可用健侧上肢或他人协助患侧上肢进行屈肘、伸臂锻炼，逐渐过渡到肩关节的小范围前屈、后伸运动（前屈小于30°，后伸小于15°）。

(3)术后4～7天：鼓励患者用患侧手洗脸、刷牙、进食等，并进行患侧手触摸对侧肩部及同侧耳朵的锻炼。

(4)术后1～2周：术后1周皮瓣基本愈合后，开始进行肩关节活动，以肩部为中心，前后摆臂。术后10日左右皮瓣与胸壁黏附已较牢固，循序渐进地进行抬高患侧上肢（将患侧的肘关节伸屈、手掌置于对侧肩部，直至患侧肘关节与肩平）、手指爬墙（每天标记高度，逐渐递增幅度，直至患侧手指能高举过头）、梳头（以患侧手越过头顶梳对侧头发、打对侧耳朵）的锻炼。

患肢功能锻炼时应注意：一般以每日3～4次，每次20～30分钟为宜；功能锻炼应循序渐进，内容应逐渐增加；术后7～10天内不能外展肩关节，不要用患侧肢体支撑身体，以防止皮瓣移动而影响创面愈合。

129．慢性宫颈炎的临床类型包括哪些?

答：慢性宫颈炎根据病理组织形态和临床表现可有如下类型：

(1)宫颈糜烂。

(2)宫颈肥大。

(3)宫颈息肉。

(4)宫颈腺囊肿。

(5)宫颈黏膜炎(也称宫颈管炎)。

130．宫颈糜烂临床是如何分度的?

答：根据糜烂面积的大小可分为三度。

(1)轻度：糜烂面积小于整个宫颈面积的1/3。

(2)中度：糜烂面积占整个宫颈面积的1/3～2/3。

(3)重度：糜烂面积占整个宫颈面积的2/3以上。

131．什么样的妇女易患宫颈癌?

答：宫颈癌的发病可能是多种原因综合作用引起的，早婚、早育、多产、宫颈慢性炎症以及有性乱史者宫颈癌的发病率明显增高。凡有阴茎癌、前列腺癌或妻子曾患宫颈癌者均为高危男子。与高危男子有性接触的妇女易患宫颈癌。此外，宫颈癌发病率还与经济状况、种族和地理因素有关。通过性交而传播的某些病毒，如单纯疱疹病毒、人乳头瘤病毒、人巨细胞病毒的感染与宫颈癌的发病有关。

132．育龄妇女为何易患子宫肌瘤？

答：子宫肌瘤是女性生殖器中最常见的良性肿瘤，多见于育龄期妇女。这是因为子宫肌瘤的发生和生长与激素长期刺激有关。雌激素使子宫肌细胞增生肥大，肌层变厚，子宫增大。孕激素也可以刺激子宫肌瘤细胞核分裂，促进肌瘤生长。

133．子宫肌瘤为什么会引起月经的改变？

答：月经改变是子宫肌瘤最常见的症状。浆膜下肌瘤、肌壁间小肌瘤常无明显月经改变；大的肌壁间肌瘤可导致宫腔及内膜面积增大，子宫收缩不良或子宫内膜增生过长等，致使月经周期缩短，经期延长，经量增多，不规则阴道流血等。黏膜下肌瘤常表现为月经量过多，随肌瘤逐渐增大，经期延长。肌瘤一旦发生坏死、溃疡、感染时，则有持续性或不规则阴道流血或脓血性排液等。

134．如何治疗子宫肌瘤？

答：根据患者年龄、症状、肌瘤大小、数目、生长部位及对生育功能的要求等情况进行全面分析后选择处理方案。

(1)肌瘤小，症状不明显者，或已近绝经期的妇女，可每3～6个月随访一次，必要时再考虑其他保守治疗。

(2)子宫小于2个月妊娠大小，症状不明显或较轻者，尤其近绝经期或全身情况不能手术者，在排除子宫内膜癌的情况下，可用雄激素对抗雌激素治疗；对排除子宫及宫颈的癌前病变后而希望保留生育功能者可行肌瘤核除术。

(3)子宫大于2.5个月妊娠子宫大小，或临床症状明显者，或经保守治疗效果不明显、无须保留生育功能的患者可行子宫切除术。

135．子宫颈癌的常见症状有哪些？

答：早期患者常无症状，也无明显体征。有症状者主要表现为：

(1)阴道流血：早期为接触性出血。以后可有月经间期或绝经后少量断续不规则出血。

(2)阴道排液：多发生在阴道流血之后，白色或者血性，稀薄如水样或米泔样，有腥臭味。晚期因癌组织坏死继发感染时，则出现大量脓性或米泔样恶臭白带。

(3)晚期症状：当病变累及盆壁、闭孔神经、腰骶神经、坐骨神经时，患者可出现持续性腰骶痛或坐骨神经痛。严重时下肢肿痛、输尿管梗塞、肾盂积水。

(4)末期患者表现为全身衰竭等恶病质状态。

136．子宫内膜癌的发病原因有哪些?

答:子宫内膜癌发生于子宫体的内膜层,以腺癌为主,又称子宫体癌,是女性生殖器三大恶性肿瘤之一,多见于老年妇女。子宫内膜癌的发生可能与子宫内膜增生过长有关,尤其是缺乏孕激素对抗而长期接受雌激素刺激的情况下,使子宫内膜增生,而导致子宫内膜癌的发生。未婚、少育、未育或家族中有癌症史的妇女,肥胖、高血压、绝经延迟、糖尿病及其他心血管疾病患者发生子宫内膜癌的机会增多。

137．筛查早期宫颈癌最常用的方法有哪些?

答:阴道镜检查、宫腔镜检查、宫颈刮片细胞学检查、宫颈活体组织检查均可作为筛查宫颈癌的方法,其中宫颈刮片细胞学检查经济简便,对患者损伤小,是目前发现早期宫颈癌的主要方法。

138．慢性子宫颈炎有哪些典型临床症状?

答:子宫颈炎是妇科常见病,分为急性子宫颈炎和慢性子宫颈炎,临床以慢性子宫颈炎最为多见,其典型症状为阴道分泌物增多夹杂血丝。

139．如何预防和发现宫颈癌?

答:普及防癌知识,提倡晚婚少育,积极治疗宫颈疾病,有接触性出血者及时就医是减少宫颈癌发病率的有效措施。应定期开展宫颈癌的普查普治,育龄妇女应每1~2年查一次宫颈涂片。

140．什么是子宫内膜癌首选的治疗方法?

答:手术治疗为子宫内膜癌首选的治疗方法,对不能耐受手术或不宜手术者可考虑放射治疗。

141．目前女性生殖器官恶性肿瘤发生率最高的是什么?

答:子宫颈癌是女性生殖器官最常见的恶性肿瘤之一,目前发生率最高。

142．会阴擦洗/冲洗用于哪些情况?

答:①妇科或产科手术后留置尿管者。②产后会阴有伤口者。③妇科会阴手术后患者。④急性外阴炎患者。⑤长期卧床患者。⑥长期阴道流血的患者。

143. 妇科阴式手术后尿管如何护理?

答:外阴、阴道手术后尿管留置时间较长,根据手术范围和病情,导尿管分别留置2～10天。术后应特别注意保持尿管通畅,观察尿色、尿量。特别是尿瘘修补术患者,如发现尿管不通需及时查找原因并予以处理。长期留置尿管可予以膀胱冲洗。拔尿管前应训练膀胱功能,拔除尿管后应嘱患者尽早排尿,注意观察患者自解小便的情况。如有排尿困难,给予诱导、热敷等措施帮助排尿,必要时重新留置尿管。

144. 如何进行会阴湿热敷?

答:(1)向患者介绍会阴湿热敷的原因、方法、效果。

(2)患者排空膀胱后取膀胱截石位,暴露外阴,臀下垫橡皮布。

(3)行会阴擦洗,清洁外阴伤口的污垢。

(4)热敷部位先涂上一薄层凡士林,盖上纱布,再轻轻敷上热敷溶液中的温纱布,外面盖上棉布垫保温。

(5)一般每3～5分钟更换热敷垫一次,也可用热源袋放在棉垫外或用红外线灯照射延长更换热敷垫的时间,每次热敷15～30分钟。

(6)热敷完毕,更换清洁会阴垫,并整理好床单位。

145. 如何进行阴道或宫颈上药?

答:嘱患者排空膀胱后取膀胱截石位。上药前先行阴道灌洗或擦洗,将窥阴器暴露阴道、宫颈后,用消毒干棉球拭去子宫颈及阴道后穹隆、阴道壁黏液或炎性分泌物,以使药物直接接触炎性组织而提高疗效。根据病情和药物不同可采用阴道后穹隆上药和局部用药。

146. 如何进行坐浴?

答:根据患者的病情按比例配置好所需溶液2000mL,将坐浴盆置于坐浴架上,嘱患者排空膀胱后全臀和外阴浸泡于溶液中,一般持续20分钟。结束后用无菌纱布蘸干外阴部。根据不同要求水温分三种:

(1)热浴:41～42℃,适用于渗出性炎症及急性炎性浸润。

(2)温浴:35～37℃,适用于慢性盆腔炎、手术前准备。

(3)冷浴:14～15℃,适用于膀胱阴道松弛,性无能及功能性无月经。

147．念珠菌性阴道炎与滴虫性阴道炎的白带有何不同?护理要点有什么不同?

答：念珠菌性阴道炎的白带呈白色稠厚凝乳状或豆渣状。滴虫性阴道炎的白带呈灰黄色、黄白色稀薄液体或黄绿色脓性分泌物，常呈泡沫状。念珠菌性阴道炎的护理基本上与滴虫性阴道炎相同，区别是念珠菌性阴道炎用2%～4%的碳酸氢钠液冲洗阴道，而滴虫性阴道炎则用酸性药液冲洗阴道。

148．乙状结肠代阴道手术前的护理要点有哪些?

答：(1)术前3天给予无渣半流质饮食，并服用控制肠道感染的药物。

(2)按医嘱给予1:5000高锰酸钾坐浴，每日1～2次。

(3)术前8～12小时禁饮食，术前晚给予镇静剂。

(4)术前1天沐浴，按外阴手术给予备皮，做青霉素、普鲁卡因等药物皮试。

(5)术前晚给予肥皂水灌肠，术晨给予清洁灌肠，必要时用药物保留灌肠。

(6)术前半小时给予镇静剂，如苯巴比妥钠0.1g肌内注射。

(7)术前将患者一切用物整理好，贵重物品给予保存并向患者讲清。

(8)向患者讲明该手术特点及术后注意事项，以取得术后配合治疗，达到和提高手术成功的目的。

149．老年性阴道炎的处理原则有哪些?

答：老年性阴道炎的处理原则是增加阴道抵抗力及抑制细菌生长，即增加阴道酸度和针对病因给予雌激素制剂。

四、儿科

1．对儿科护士有哪些基本素质要求?

答：儿科护士应有高尚的职业思想素质，精湛的业务技术水平，具有多学科知识及护理科研能力，有沟通技巧和获取新信息的能力。

2．何谓正常足月新生儿?

答：正常足月儿是指37周≤胎龄<42周，2500g≤生长体重≤4000g，身长在47cm以上(平均50cm)，无畸形或疾病的活产婴儿。

3．何谓早产儿?

答：早产儿又称未成熟儿，指28周≤胎龄＜37足周，出生体重低于2500g，身长不足47cm的活产婴儿。

4．早产儿易发生低体温的原因是什么?

答：早产儿由于体温调节功能差，体表面积相对较大，棕色脂肪少，而易出现低体温状态。

5．何谓围产儿?

答：在围产期内的胎儿与新生儿统称为围产儿。

6．何谓高危儿?

答：高危儿是指出生后数天或数周内，已发生或可能发生严重情况而需要严密观察的新生儿。

7．何谓新生儿硬肿症?

答：新生儿硬肿症是由于受寒冷、早产、感染、缺氧等多种原因引起的皮肤和皮下脂肪硬化与水肿的一种疾病。

8．新生儿硬肿症如何复温?

答：复温必须遵循逐渐复温的原则，切忌加温过速。根据体温和硬肿范围估计轻重程度。轻者可用温暖棉被包裹后，置于24～26℃室温中，旁置热水袋，便可逐渐复温。重者先放在26～28℃室温中，1小时后连同包被置于27～28℃暖箱中，每小时提高箱温1℃，逐渐调节至30～32℃，使皮肤温度达到36℃左右，并能在12～24小时内恢复正常并维持稳定。在此期间可每1～2小时测体温1次，体温平稳后2～6小时测1次并记录。最好同时测直肠温度，使直肠温度略高于体表温度。

9．新生儿的健康状况是如何评分的?

答：评估新生儿的健康状况，对新生儿进行Apgar评分。Apgar评分法用于判断有无新生儿窒息及窒息的程度。以出生后1分钟的心率、呼吸、肌张力、喉反射及皮肤颜色5项体征为依据，每项为0～2分，满分10分，属正常新生儿。7分以上只需进行一般处理；4～7分需清理呼吸道、人工呼吸、吸氧、用药等措施才能恢复；4分以下为缺氧严重，需紧急抢救。

10．新生儿特殊生理现象有哪些？

答：生理性体重下降；生理性黄疸；上皮珠和"马牙"；乳腺肿大和假月经。

11．何谓核黄疸？

答：新生儿血胆红素超过342μmol/L者，可因未结合胆红素过多而透过血脑屏障，使脑细胞受损而变性坏死，其中以大脑基底节、下丘脑及第四脑室底部黄染最明显，称核黄疸。

12．新生儿为什么会出现生理性黄疸？

答：因为新生儿出生时红细胞较成人数量相对多，寿命相对短，生后7天内红细胞破坏较多，所以胆红素产生的量多。新生儿肝脏系统发育尚不成熟，处理胆红素能力较弱；另外，由于新生儿肠肝系统的特点，肠壁吸收胆红素也较多，因而胆红素积存于血液中而引起黄疸，一般经10日能自然消退。

13．光照疗法治疗新生儿黄疸的原理是什么？

答：光疗可使皮下组织内的间接胆红素在光的作用下氧化分解为无毒的水溶性化合物（双吡咯），能迅速从胆汁或尿中排出体外，从而降低了新生儿血清中的间接胆红素浓度。

14．新生儿惊厥最常见的形式是什么？有何表现？

答：惊厥是婴儿时期常见的急症，表现为突然发作的全身或局部肌群强直性或痉挛性抽搐，多数伴有意识障碍、双眼上翻、凝视或斜视。临床上最常见的新生儿惊厥类型是轻微形式，表现为呼吸暂停，两眼强制性凝视，眼睑反复抽搐、眨眼、流涎、吸吮和咀嚼动作，有时伴有类似游泳和踩踏板样的肢体动作。新生儿若发生惊厥，则提示病情严重。但新生儿惊厥症状往往片断不全，而且和正常活动不易区分，所以临床护士必须提高观察能力。

15．惊厥发作时如何护理？

答：(1)惊厥发作时勿强行搬动患儿，应就地抢救；遵医嘱应用止惊药物，观察用药后的效果及不良反应；保持安静，避免声、光刺激和一切不必要的检查。

(2)立即平卧，头偏向一侧，松解衣服领扣，及时清除口、鼻、咽部分泌物，必要时行负压吸引或气管切开。有舌后坠者用舌钳将舌轻轻向外拉出。

(3)在上下齿间垫牙垫防止舌咬伤；牙关紧闭者，不要强行撬开，以免损伤牙齿；惊厥发作时，勿强行牵拉或按压肢体，防止骨折或脱臼；床应加床挡，移开床上一切硬物，由专人守护，以防坠床或碰伤。

(4) 必要时给予吸氧，以减轻脑损伤，防止脑水肿。

(5) 观察患儿的生命体征、意识状态、瞳孔大小和对光反应等，记录惊厥发作的次数、频率、持续和间歇时间及伴随症状，及时发现并发症先兆，通知医生处理。

16. 何谓新生儿窒息?临床上分哪几种?

答：新生儿窒息是指胎儿因缺氧发生宫内窘迫，以致新生儿出生后出现呼吸衰竭的临床表现。临床分青紫窒息(轻度窒息)和苍白窒息(重度窒息)，是围产儿死亡的主要原因之一。

17. 新生儿鼻饲管插入的深度是多少?

答：常规鼻饲管测量方法是从耳垂经鼻尖到剑突的距离；若病情需要十二指肠插管，则插入深度比常规长6～8cm。

18. 为什么新生儿体温不稳定?

答：因为新生儿体温调节中枢发育不完善，皮下脂肪薄，保温能力差，体表面积相对大，散热快，所以新生儿体温不稳定，应注意保温。

19. 何谓新生儿生理性体重下降?

答：新生儿出生后2～4日由于摄入量不足、胎粪和小便的排出、肺及皮肤水分的蒸发、羊水的呕出，可出现体重下降。体重下降占原有体重的6%～9%，生后第5天开始回升，7～10天恢复到初生的体重。因并非疾病所致，是属于新生儿的特殊生理现象，故称新生儿生理性体重下降。

20. 新生儿为什么容易发生臀红?

答：因为新生儿皮肤娇嫩，表皮角质层很薄，细胞间相互联系不紧，角化层容易脱落，皮肤防御功能低下，各种对臀部皮肤的不良刺激均能引起臀红。

21. 为什么新生儿会发生溢乳?

答：因为新生儿的食道上部括约肌在食物通过后不关闭，食管无蠕动，食管下部括约肌也不关闭，胃又呈水平位，贲门括约肌发育也较弱，再加上哺乳方法不当，如食乳过急、乳量太多，哭闹时哺乳，哺喂后没有轻拍背部等均可发生溢乳。

22. 新生儿发生胎头水肿的原因是什么？

答：新生儿发生胎头水肿是因为胎儿经阴道分娩时，胎头受压，颅骨重叠，胎头先露部的皮下软组织血液循环发生了障碍，致使局部组织液渗出而导致的。多发生在第二产程延长时。

23. 新生儿锁骨骨折有哪些临床表现？

答：新生儿锁骨骨折，临床表现为患侧上肢运动略受限制，骨折处有凹陷感，移动时有骨摩擦音，拥抱反射消失，轻压患处新生儿因疼痛啼哭。有时局部表现不明显，活动也不受限，只在X线摄片时发现。

24. 新生儿化脓性脑膜炎最常见的病原菌是什么？

答：化脓性脑膜炎的致病菌，不同年龄的小儿有很大差异。新生儿至2个月患儿以革兰阴性菌(大肠埃希菌)最为常见，出生后2个月至儿童期以流感嗜血杆菌、脑膜炎双球菌和肺炎链球菌为主，＞12岁儿童以脑膜炎双球菌和肺炎链球菌多见。

25. 治疗新生儿破伤风应首选的抗生素是什么？

答：治疗新生儿破伤风，首先的抗生素是青霉素，对杀灭伤口的需氧菌和破伤风杆菌有很好的效果；此外还需注射破伤风抗毒素，中和血中游离的外毒素。

26. 如何观察新生儿呼吸？

答：主要观察频率和节律。正常新生儿呼吸频率一般为40次/分。由于呼吸中枢发育尚不成熟，可有短暂的呼吸增快或呼吸暂停。如果持续呼吸频率大于每分钟60次，呼吸暂停大于15～20秒/分，则应注意病理情况。

27. 新生儿为什么呈腹式呼吸？

答：新生儿因呼吸肌发育不全，肋骨呈水平位，膈肌高位。胸廓活动小，呼吸时肺向膈肌方向移动而呈腹式。

28. 何谓新生儿呼吸困难？

答：新生儿呼吸困难系指新生儿呼吸急促，呼吸次数超过60次/分钟伴鼻翼翕动和三凹征，同时出现发绀、呻吟，严重者皮肤苍白、肌张力低下甚至休克。

29. 何谓新生儿湿肺？

答：湿肺又称暂时性呼吸困难，是由于肺液吸收延迟使液体暂时滞留肺内，从而引起呼吸增快、发绀等临床表现。多见于足月剖宫产儿或接近足月儿的早产儿，为自限性疾病。出生2～5小时后出现呼吸急促，唇周青紫，呼吸每分钟60～80次/分钟以上，但反应正常，哭声响。症状严重者青紫明显，呻吟，反应较差。有呼吸音减低或湿啰音。临床症状于出生后48～72小时消失。

30．为什么新生儿缺氧症状好转时应立即停止吸氧？

答：因为持续高浓度给氧会造成肺充血、肺水肿以至于肺不张。尤其是早产儿持续用氧会产生眼晶状体后纤维组织增生，导致视网膜脱落而失明。另外，供氧过多，会破坏红细胞，加重生理性黄疸和贫血。

31．新生儿溶血症多见于何种血型？

答：多见于母亲O型、胎儿为A型者。

32．新生儿颅内出血的护理要点有哪些？

答：(1)保持安静，头肩部抬高15°～30°，尽量不要搬动患儿头部，患儿出现烦躁时可遵医嘱给予镇静剂。

(2)保暖及给氧。

(3)禁食、静脉输液，保证一定的热量和液量。

(4)备齐抢救物品，及时清除分泌物，保持呼吸道通畅，密切观察病情变化，注意神经系统症状的出现和加重，如从兴奋转入嗜睡、昏迷。前囟张力增高、瞳孔大小不等、呼吸不规则等，应及时通知医师并积极配合抢救。

33．新生儿和早产儿用药的特点是什么？

答：新生儿肝功尚未完善，某些酶(如葡萄糖醛酸转移酶)缺乏，对药物解毒能力差，如新生儿使用氯霉素可急性中毒，引起"灰婴综合征"；维生素K_3、磺胺药等与胆红素竞争结合白蛋白，新生儿黄疸时应禁用，以免间接地使胆红素增高，透过血-脑屏障，引起核黄疸；新生儿肾脏滤过功能较差，排泄分泌功能也不完善，对从肾脏排泄的药物，排出较慢，易蓄积中毒，故剂量要控制，如洋地黄、氨基糖甙类在新生儿、早产儿要减量。

34．新生儿呕吐如何处理？

答：①严密观察，详细记录呕吐次数、时间、与进食的关系、呕吐量及性质并及时通知医生。②呕吐时，要使患儿保持侧卧位。以免误吸入呼吸道而窒息死亡，同时及时清理呕吐物，保持呼吸道通畅。③内科疾病引起的呕吐可采用少量多次喂哺，呕吐引起脱水应静脉补液；由于胃扭转引起的呕吐，患儿应经常保持半坐卧位或直立位，经过一定时间呕吐可自行缓解。④指导家长正确喂养，避免吞咽过快，吞入过多气体；奶温适中，奶头孔大小合适，喂奶时奶头充满乳液，喂毕后抱起小儿，轻拍背部，排出吞入气体。⑤必要时遵医嘱给予鼻饲喂养。

35．新生儿皮下坏疽有何临床特点？

答：(1)起病急、发展快，常见于新生儿出生后1周左右，北方地区多见，易在冬季发生，不及时治疗，短期内死亡。

(2)多发生于腰骶部、臀部，背部亦有发生。

(3)病变区皮肤广泛红肿、稍硬，边缘界限不清，红肿迅速向周围扩散，中央区皮肤渐呈暗红、变软，皮肤与皮下组织分离，皮肤有"浮漂感"。有时皮肤广泛红肿，但中央区无软化，无"浮漂感"。

(4)全身症状表现为呕吐、食欲缺乏、哭闹不安、高烧等，有时并发肺炎和败血症，后者常为致死原因。

36．新生儿脐炎应如何护理？

答：轻者局部用75%酒精擦拭，每日2～3次；重者需选用适当的抗生素静脉注射；如有脓肿形成，则需行切开引流。

37．法洛四联征患儿为什么在出生后几个月才出现青紫？

答：胎儿时期胎心的负担不大。出生后卵圆孔正常闭合。因生理的需要，动脉导管可能开放一个时期，使较多的血液进入肺内氧合，故婴儿时期动脉导管关闭之前，可无青紫。动脉导管闭合后，在室间隔缺损的部位，右心室血液的一部分与左心室血液同时进入主动脉，分布于全身；如肺动脉狭窄严重，出现明显的从右向左分流，同时肺循环量减少，氧合量不足，加之主动脉内有混合血，临床出现明显的青紫。

38．法洛四联征患儿有哪些常见的合并症？

答：法洛四联征由于长期缺氧引起红细胞代偿性增多，血液黏稠。夏天出汗多，或发热、吐泻引起脱水时，易致血栓栓塞，特别是脑栓塞。

39．法洛四联征患儿缺氧发作时应如何护理？

答：发作轻者使其取胸膝位即可缓解，重者应立即吸氧，给予新福林每次

0.05mg/kg静脉注射或普萘洛尔每次0.1mg/kg。必要时也可皮下注射吗啡，每次0.1~0.2mg/kg。纠正酸中毒，给予5%碳酸氢钠1.5~5.0mL/kg静脉注射。经常有缺氧发作者，可口服普萘洛尔1~3mg/(kg·d)。平时应去除引起缺氧发作的诱因，如贫血、感染，尽量保持患儿安静，经上述处理后仍不能有效控制发作者，应考虑急症外科手术修补。

40．先天性甲状腺功能减低症患儿有哪些特殊面容和体态？

答：(1)头大，颈短，皮肤粗糙、面色苍黄，毛发稀疏、无光泽，面部黏液水肿，眼睑水肿，眼距宽，鼻梁低平，唇厚，舌大而宽厚、常伸出口外。

(2)患儿身材矮小，躯干长而四肢短小，上部量/下部量>1.5，腹部膨隆，常有脐疝，囟门晚闭，出牙延迟。

41．21-三体综合征患儿主要特征性的临床表现有哪些？

答：(1)绝大部分患儿都有不同程度的智能发育障碍，随年龄的增长日益明显。

(2)出生时即有明显的特殊面容，表情呆滞。眼裂小，眼距宽，双眼外眦上斜，可有内眦赘皮；鼻梁低平，外耳小；硬腭窄小，常张口伸舌，流涎多；头小而圆，前囟大且关闭延迟；颈短而宽。

(3)生长发育迟缓。

(4)可有通贯手，手掌三叉点t移向掌心，atd角增大，第5指有的只有一条指褶纹。

42．何谓骨髓外造血？

答：骨髓外造血在婴儿期，当出现贫血和感染需要增加造血功能时，肝、脾、淋巴结均可恢复至胎儿时期的造血状态，表现为肝、脾、淋巴结肿大，末梢血液中可见有核红细胞和幼稚的中性粒细胞，这种现象称为骨髓外造血。

43．何谓尿布皮炎？

答：尿布皮炎又称臀部红斑。是婴儿臀部受尿液、大便污染以及不洁潮湿尿布刺激、摩擦后引起的皮肤发红和糜烂。

44．尿布皮炎应如何护理？

答：(1)轻度：①勤换尿布，保持皮肤清洁干燥；②采用暴露法、仅垫尿布，使臀部暴露于空气中或阳光下；③可用灯光射法：先洗净臀部，用鹅颈灯照射，灯距皮肤约33cm，每次照射20~30分钟，每日3次，使皮肤蒸发干燥，照射后局部可涂油膏；④清洗局部皮肤，擦2%龙胆紫溶液，保持干燥即可见效，亦可涂紫草油、硼酸软膏、鱼肝油软膏等保护皮肤。

(2)重度：除按轻度护理外，局部涂甲紫后可扑甘草粉，必要时给抗生素。

45．营养不良患儿有哪些早期表现？

答：营养不良患儿最初表现为体重不增，继之体重下降，病程持久时身长(高)也会低于正常。

46．婴儿营养不良最常见的病因是什么？

答：婴儿营养不良最常见的病因是喂养不当，如母乳不足而没有补充适当的代乳品，代乳品调配过稀或量过少等。

47．何谓婴幼儿少尿？

答：婴幼儿少尿是指一昼夜尿量<200mL。

48．何谓克汀病？分哪几种？

答：克汀病是由于甲状腺功能不足引起的体格和智能发育障碍性疾病，又称呆小病，分为散发性呆小病与地方性呆小病两种。

49．何谓佝偻病？

答：佝偻病是婴儿时期最常见的营养缺乏病，是由于维生素D缺乏而引起的钙磷代谢失常，钙盐不能正常沉着在骨骼生长部位而发生骨骼系统改变。

50．佝偻病有哪些临床表现？

答：佝偻病初期多在出生后3个月左右起病，以非特异性的神经、精神症状为主，如夜惊、多汗、易激惹、烦躁、睡眠不安等，枕秃较常见。激期除明显的夜惊、多汗、烦躁不安等神经兴奋症状外，同时伴有骨骼改变、运动功能及智力发育迟缓。

51．婴幼儿易患维生素D缺乏性佝偻病的原因有哪些？

答：(1)围生期维生素D不足。

(2)日照不足为主要病因，北方地区尤为突出。

(3)生长速度快，需要维生素D量大。食物中补充维生素D不足，尤以人工喂养者明显。

(4)疾病影响，如胃肠道或肝胆疾病或长期服用抗惊厥药物，如苯妥英钠、苯巴比妥，常影响维生素D吸收、代谢和使维生素D消耗增加。

52. 维生素D缺乏性佝偻病活动期患儿的典型表现有哪些?

答:明显的夜惊、多汗、烦躁等症状;颅骨软化、方颅或鞍形颅;前囟增大或闭合晚;出牙延迟或出牙顺序颠倒,易患龋齿;肋骨串珠、鸡胸或漏斗胸、赫氏沟、手镯征、脚镯征以及"O"形或"X"形腿等,严重时轻微外伤引起长骨骨折。此外,还可见脊柱侧弯、后突或扁平骨盆;肌肉关节松弛,坐、立、行等发育较晚,腹部膨隆,如蛙形腹。

53. 如何预防维生素D缺乏性佝偻病的发生?

答:(1)从孕妇开始要求多进行户外活动,增加日光照射。

(2)提倡母乳喂养,及时添加辅食,多食含有维生素D、钙、磷的食物。

(3)出生后1～2周的新生儿开始服用预防量维生素D(400～800IU/天)。

(4)出生后2～3周后即可让婴儿坚持户外活动,冬季也要注意保证每日1～2小时户外活动时间。

(5)早产儿、出生低体重儿或有慢性疾病者应注意采取综合性预防措施。

54. 婴儿添加淀粉类食物应从什么时候开始?

答:4个月的婴儿唾液腺逐渐发育成熟,唾液量增多,富含淀粉酶,可以开始添加淀粉类食物。

55. 婴幼儿易患呼吸道感染的原因是什么?

答:IgA有保护呼吸道黏膜免受病毒或细菌感染的作用,而婴幼儿的呼吸道黏膜缺乏分泌型IgA,故病原体易在呼吸道黏膜繁殖,从而引起呼吸道感染。

56. 婴儿添加辅食的原则有哪些?

答:(1)按月龄顺序添加。

(2)每次添加一种,待婴儿习惯后再加另一种,每日1次,由少量开始,试用3～5天后反应良好,再增加量及次数。

(3)婴儿饥饿时先喂辅食再喂奶,以免拒食。

(4)奶内加糖量应逐渐减少(因婴儿已从食物中摄取足够的糖类),不加盐或者少加盐不加味精。

(5)炎热季节,婴儿腹泻或患病时应暂停添加辅食。

(6)不能以成人食物代替,应专为婴儿亲手制作。

57．什么是婴儿手足搐搦症的主要死亡原因？

答：婴儿手足搐搦症以无热惊厥最常见。意识暂时丧失，可有缺氧、发绀，但可自行缓解，不致引起心衰及呼衰，手足搐搦者意识清楚，仅手足痉挛。而喉痉挛时喉部肌肉及声门突然发生痉挛、声嘶、呼吸困难、发绀，可突然发生窒息导致死亡。

58．为什么女婴比男婴容易发生上行性细菌感染？

答：新生女婴尿道长1cm(性成熟期3～5cm)，外口暴露且接近肛门，易受粪便污染，故上行性感染比男婴多。男婴尿道虽长，但常有包茎，不易受到感染。不过，当包茎内有积垢时也可引起上行性细菌感染。

59．婴儿期好发疾病有哪些？应做好哪些主要护理工作？

答：感染性疾病、营养缺乏性疾病和消化紊乱性疾病都是婴儿期好发疾病。期间应提倡母乳喂养，合理添加辅食，指导断奶；定期做健康检查和体格测量；预防疾病和意外的发生；完成基础计划免疫，促进小儿生长发育。

60．如何计算婴儿奶量？

答：以每日所需总能量和总液量计算。婴儿每日需能量110kcal/kg(460kJ/kg)，需水量150mL/kg。而100mL牛奶产热66kcal(276kJ)，含5%～8%的糖牛乳供能86～100kcal(359～418kJ)。通过比例计算即可获得每日婴儿所需牛乳总量和牛乳以外需水量。一般小儿全日鲜牛奶哺喂量以不超过800mL为宜，能量不够时可增补辅助食品。

61．婴儿为什么容易出现体温不升的现象？

答：低温环境中，机体散热过多过快，产热不能相应增加，容易出现体温不升。婴儿体温中枢发育尚未成熟，对外界温度变化不能及时进行调整以维持体温恒定，当外界温度过低时可引起体温不升。特别是出生低体重儿，新陈代谢低，血液循环慢，产热不足，体表面积相对大，皮肤毛细血管丰富而散热多，更易出现体温不升现象。

62．婴儿啼哭首先应考虑是哪些方面的原因？

答：(1)饥饿；温度过高、过低或卧位不适；尿布潮湿。

(2)腹痛，外伤，臀红，腿窝、颌下、耳后等处皮肤因潮湿而潮红、糜烂。

(3)有感染病灶，如中耳炎、耳疖、皮下坏疽等。

63. 婴幼儿为什么易患腹泻?

答:(1)婴幼儿消化系统发育尚未成熟,胃酸和消化酶分泌少,酶活力偏低,不能适应食物质和量的较大变化;婴幼儿水代谢旺盛,对缺水的耐受力差;婴幼儿时期,神经、内分泌、循环、肝、肾功能发育不成熟,容易发生消化道功能紊乱。

(2)生长发育快,所需营养物质相对较多,且婴儿食物以液体为主,进入量较多,胃肠道负担重。

(3)机体防御功能差:①婴儿胃酸偏低,胃排空较快,对进入胃内的细菌杀灭能力较弱。②血清免疫球蛋白和胃肠道分泌型IgA均较低。

(4)肠道菌群失调,易患肠道感染。

(5)人工喂养,缺乏母乳中含有的体液因子(SIgA、乳铁蛋白),巨噬细胞和粒细胞、溶菌酶、溶酶体等抗肠道感染作用差,而且人工喂养的食物和食具极易受污染,故人工喂养儿肠道感染发生率明显高于母乳喂养儿。

64. 何谓小儿生理性贫血?

答:新生儿出生后呼吸建立,血氧含量增加,红细胞生成素减少,骨髓暂时造血功能降低,而婴儿生长发育旺盛,血循环量迅速增加,至2~3个月红细胞数降至3.0×10^9/L,血红蛋白量降至110g/L,出现轻度贫血,称为"生理性贫血"。

65. 小儿血压计袖带的宽度是多少?

答:袖带的大小对于血压的准确测量结果影响很大,一般来说,袖带过窄,测量值偏高;袖带过宽,测量值偏低。因此要根据被测儿童的上臂长度和围度选择合适的袖带,袖带充气囊宽度相当于上臂长度的2/3,长度包绕上臂1周。

66. 小儿肺炎的三大症状及合并心衰的表现及护理有哪些?

答:小儿肺炎的三大症状即:发热、咳嗽、喘憋,可伴精神不振、食欲缺乏、烦躁不安等。

(1)合并心衰的表现:①呼吸增快:婴儿>60次/分钟,幼儿>50次/分钟,年长儿>40次/分钟;②心率增快:婴儿>160次/分钟,幼儿>140次/分钟,年长儿>120次/分钟;③突然烦躁不安、紫绀和呼吸困难加重,吸氧后不能改善;④肝脏急剧增大;⑤心脏扩大出现奔马律或水肿。

(2)合并心衰的护理:除按儿科呼吸系统疾病护理常规外,还应注意以下几方面：①绝对安静、卧床休息、补液速度不宜过快；②低盐饮食：钠盐每日0.5～1.0g，要少食多餐；③吸氧；④记出入量，定时测体重，了解水肿增减情况；⑤保持大便通畅，避免排便用力；⑥密切观察病情变化，注意生命体征，应数1分钟脉搏；⑦用药时监护：应用洋地黄时注意按时按量服药，服药前测脉搏、心率。注意洋地黄的疗效和毒性反应，以便为医师提供治疗依据。

应用利尿剂时宜于清晨或上午给予，静脉注射时不可过快，并注意低钾的表现，发现四肢无力、腹胀等情况应及时与医师联系。

67. 世界卫生组织曾提出诊断小儿贫血的标准是什么?

答：世界卫生组织曾提出诊断小儿贫血的标准以及小儿贫血的原因和分度如下：世界卫生组织曾提出：6个月～6岁小儿血红蛋白＜110g/L(11g/dL)，6～14岁小儿血红蛋白＜120g/L(12g/dL)是诊断小儿贫血的标准。

68. 小儿贫血的原因是什么?

答：小儿贫血的原因可分为三类：

(1)失血性。急性失血，如创伤大出血及出血性疾病等；慢性失血如钩虫病等；

(2)溶血性。如6-磷酸脱氧酶缺陷症，肝豆状核变性，新生儿溶血症及异型输血等；

(3)红细胞生成不足。如营养性贫血、再生障碍性贫血等。

69. 以血红蛋白为例，新生儿和儿童贫血怎样分度?

答：(1)新生儿：①血红蛋白(Hb)为144～120g/L者为轻度；②120～90g/L者为中度；③90～60g/L者为重度；④＜60g/L者为极重度。

(2)儿童：①血红蛋白(Hb)120～90g/L者为轻度；②90～60g/L者为中度；③60～30g/L者为重度；④＜30g/L者为极重度。

70. 引起小儿营养性缺铁性贫血的原因有哪些?

答：(1)先天储铁不足，如早产、双胎或多胎、胎儿失血和孕母严重缺铁等。

(2)铁摄入量不足，这是缺铁性贫血的主要原因。

(3)婴儿期生长发育较快。

(4)铁的吸收障碍，如食物搭配不合理、慢性腹泻等。

(5)铁的丢失过多，如肠息肉、美克尔憩室、膈疝、钩虫病等可致慢性失血，用不经加热处理的鲜牛奶喂养的婴儿可因对牛奶过敏而致肠出血。

71. 小儿缺铁性贫血铁剂治疗时，应注意哪些问题？

答：(1)若无特殊原因，应采用口服法给药。

(2)二价铁盐容易吸收，从小剂量开始并在两餐之间服用，因口服铁剂对胃肠道有刺激，可致恶心、呕吐、腹泻或便秘、厌食、胃部不适及疼痛等。

(3)铁剂可与维生素C、果汁等同服，以利吸收；忌与抑制铁吸收的食物同服。液体铁剂可使牙齿染黑，可用吸管吸或用注射器或滴管服之；服用后及时刷牙，以减轻着色。服用铁剂后，大便变黑或呈柏油样，停药后恢复，应向家长说明原因，消除紧张心理。

(4)注射铁剂时应选择大肌群深部肌内注射，每次更换注射部位，注射后勿按揉注射部位，以防药液渗入皮下组织使皮肤染色或刺激。

(5)观察疗效：有效者在用药3～4天网织红细胞升高，7～10天达高峰；2周后血红蛋白逐渐上升，临床症状随之好转。如服药3～4周仍无效，应查找原因。

72. 反映小儿骨骼发育最主要的指标是什么？

答：身长是反映小儿骨骼发育最主要的指标，体重是反映小儿营养状况的重要指标。

73. 儿科病房如何预防小儿发生意外伤害？

答：(1)保证环境安全：防止坠床、坠窗；电源放置于小儿不能接触的地方；暖气要有防护罩；阳台护栏要高过小儿肩部。

(2)防止烫伤：热水袋水温适宜，对新生儿、危重患儿慎用；热水瓶妥善保管；热的饭菜不宜让小儿自己取用。

(3)防止气管异物：小儿进食时勿说笑吵闹，吃东西时不宜进行治疗护理措施；婴幼儿注意哺乳及喂药姿势，喂后注意观察。

(4)免受伤害：禁止小儿玩尖锐物品，如剪刀、筷子、玻璃制品等。

(5)妥善保管药品：以免误服。

(6)严格执行查对制度：防止医疗差错的发生。

(7)其他：防止患儿私自外出，以防发生意外或走失。

74. 小儿生长发育的规律有哪些？

答：(1)生长发育是一个连续的过程，但各年龄阶段生长发育的速度不同，具有阶段性，一般年龄越小，体格增长越快。

(2)各系统器官发育不平衡，如神经系统发育较早，生殖系统发育较晚，淋巴系统则先快而后回缩，年幼时皮下脂肪发育较发达，肌肉组织到学龄期才发育加速。

(3)生长发育具有顺序性。小儿各器官功能的生长发育均遵循由上到下、由近至远、由粗到细、由低级到高级、由简单到复杂的顺序。

(4)生长发育有个体差异，如受遗传、性别、环境、教养等的影响。

75．小儿出牙年龄和顺序是什么？

答：小儿4～10个月开始萌出乳牙，12个月不出牙者视为异常。2.5岁时乳牙出齐。出牙顺序一般为从下到上、自前向后。

76．小儿体重如何计算，正确的测量方法是什么？

答：计算小儿体重：（1）1～6个月：体重（kg）=出生体重（kg）+月龄×0.7（kg）。

(2)7～12个月：体重(kg)=6+月龄×0.25。

(3)2～12岁：体重(kg)=年龄×2+7(或8)。

体重测量方法：在晨起空腹排尿后或进食后2小时测量最佳，称体重时应脱去衣裤、鞋袜后进行。测量时小儿不可接触其他物体或摇晃，计算体重时应尽量准确地减去衣物等重量。

77．为什么小儿不是成人的"缩影"？

答：在医学上小儿与成人有很多不同之处，年龄越小，差别越大。

(1)生理上，因生长快，需要营养物质和液体多，而消化能力差，易出现营养不良和消化紊乱。小儿脉搏、呼吸次数和睡眠时间因年龄而异。

(2)解剖上，始终贯穿生长发育基本规律。

(3)免疫上，体液免疫和细胞免疫不如成人，易患传染性和感染性疾病。

(4)病理上，相同致病因素可在不同年龄的机体引起不同的病理反应。

(5)预后上，小儿病情变化多端，但诊治及时恢复快，后遗症少，危重病症也可猝死，表现出正反两方面的倾向。

(6)小儿疾病大多可预防。

78．小儿添加辅食应遵循的原则是什么？

答：遵循由少到多、由稀到稠、由细到粗、由一种到多种的原则。

79．小儿惊厥最常见的原因是什么?

答：热性惊厥是小儿惊厥最常见的原因，多由上呼吸道感染引起。

80．什么是氧中毒?小儿氧中毒可引起哪些病症?

答：由于氧浓度过高，二氧化碳相应的浓度减少，从而造成呼吸异常者谓之氧中毒。小儿氧中毒可引起肺损伤、眼晶体后纤维增生、中枢神经系统损伤。

81．如何掌握小儿吸痰指征?

答：(1)凡呼吸道的分泌物由于某种原因而不能排出，导致呼吸道不通畅者。

(2)持续性咳嗽有痰鸣音者。

(3)痰液外溢者。

(4)患肺炎小儿，如应需要在喂奶、喂药前吸痰。

82．小儿缺氧时用氧浓度多少为宜?

答：凡有缺氧症状，如呼吸困难、口唇发绀、烦躁、面色灰白等情况时应立即给氧。一般采用鼻前庭给氧，氧流量为0.5～1L/分钟，氧浓度不超过40%，氧气应湿化，以免损伤呼吸道黏膜。缺氧明显者可用面罩给氧，氧流量为2～4L/分钟，氧浓度为50%～60%。若出现呼吸衰竭，则使用人工呼吸器。

83．小儿心内注射的部位在哪里?

答：婴儿为第4肋骨间隙、胸骨左缘外1～2cm处。较大儿童为第5肋骨间隙、胸骨左缘外。

84．异物为什么容易进入右侧支气管?

答：小儿右侧支气管粗短，是由气管直接延伸，因此异物易进入右侧支气管。

85．为什么小儿时期容易发生肺炎，且病情较重?

答：与小儿时期呼吸解剖、生理特点有关。

(1)婴幼儿的气管、支气管短且较狭窄，黏膜柔嫩，血管丰富，软骨柔软，缺乏弹力组织，黏液腺分泌不足，纤毛运动较差，故婴幼儿容易发生呼吸道感染，而一旦感染，则易发生充血、水肿导致呼吸道阻塞。

(2)小儿肺组织发育尚未完善，弹力组织发育差，血管丰富，间质发育旺盛，肺泡数量较少，使其含血量相对多而含气量少，易于感染，并易引起间质性肺炎、肺不张及肺气肿等。

(3)呼吸频率快、浅、不规则，呼吸中枢发育不成熟，调节功能差，储备力差。

(4)呼吸系统非特异和特异性免疫功能差。

86．不同年龄阶段小儿的正常血压是多少？

答：新生儿收缩压平均60～70mmHg，1岁时70～80mmHg；2岁后可采用下列公式计算：收缩压=年龄×2+80mmHg(或年龄×0.26+10.7kPa)，舒张压为收缩压的2/3。正常情况下，下肢血压比上肢血压约高20mmHg。

87．引起小儿呕吐的原因有哪些？

答：(1)消化道梗阻，如先天肠道狭窄、肠套叠或各种原因引起的肠梗阻。

(2)消化道感染性疾病、如胃炎、肠炎、阑尾炎等，由于炎症刺激而引起的反射性呕吐。

(3)消化道以外疾病，如全身感染性疾病和代谢障碍，可引起消化道功能异常而引起呕吐。

(4)中枢神经系统疾病，由于颅内压增高而引起喷射性呕吐。

(5)各种中毒也可引起呕吐。

88．如何观察小儿腹痛以除外小儿急腹症？

答：急腹症是指腹腔内器质性疾病并急需外科手术治疗。表现为严重的腹痛，同时存在明确的压痛和肌紧张。压痛局限于某一部位可能是阑尾炎、胆囊炎；全腹压痛肌紧张并伴有腹胀、可能是腹膜炎；腹痛伴有腹胀、肠型、反复呕吐、便秘可能是肠梗阻。腹痛的临床表现较为复杂，需密切观察病情变化。

(1)疼痛部位：器质性疾病常见特定的固定部位。

(2)严重程度：轻者诉说疼痛；较重者有痛苦表情，辗转不安或哭闹；严重者翻滚，面色苍白，大汗淋漓。胆道蛔虫、过敏性紫癜、尿路结石、急性阑尾炎、胰腺炎等常可引起剧烈腹痛。

(3)疼痛性质：可分为持续性钝痛、阵发性绞痛和持续性疼痛，伴有阵发性加重。器质性疾病的腹痛，一般属于持续性疼痛。

(4)伴随症状：①呕吐：肠梗阻时常出现频繁呕吐、呕吐量较多，呕吐发生的时间早晚与梗阻部位高低有关，内科疾病引起的呕吐常发生在疾病早期。②大便次数、性状和排气情况：肠套叠时呈果酱样大便；出血性坏死性小肠炎时可见带有脱落组织的血便；溃疡病伴出血时大便呈柏油样等；腹痛后无排便、排气，伴频繁呕吐则可能是肠梗阻。③黄疸：腹痛过程中出现黄疸，则以肝胆系统疾病可能性大。④其他：注意是否伴有咳嗽、发热、尿路刺激症状、关节痛和皮疹等。

89．腹泻病患儿补钾原则有哪些？

答：(1)补钾量一般3～4mmol/(kg·d)，严重者4～6mmol/(kg·d)。

(2)见尿补钾。

(3)静脉点滴时液体中钾的浓度为0.1%～0.3%。

(4)加钾液体滴速要慢，静滴时间不应短于6～8小时，切忌静脉推注。能口服补钾时则不用静脉滴注补钾。

90．为什么治疗小儿腹泻时应避免使用止泻剂？

答：因为止泻剂抑制胃肠动力的作用，可以增加细菌、病毒的繁殖和毒素的吸收，对于感染性腹泻有时是很危险的。

91．小儿口服给药时应注意什么？

答：(1)给药前核对医嘱。

(2)将患儿抱起或让其坐起服药，如病重不便坐起可把床头抬高，以免引起呛咳。

(3)发药后应在患儿服药后才离去，以免患儿误服或隐瞒不服等情况发生。

(4)服药不要与乳汁或食物混合喂入，以免患儿拒食。

(5)发药前应先洗手，给药结束后清洗、消毒给药容器用具。

(6)观察患儿服药后的反应，如有异常应通知医师，给予及时处理。

92．小儿急性肾小球肾炎的三大合并症是什么？

答：(1)急性心力衰竭：小儿突然出现烦躁不安、呼吸困难，不能平卧，胸闷不适，心界扩大，心率增快。

(2)高血压脑病：血压升高、头痛、眩晕、恶心、视力模糊、烦躁或嗜睡、昏迷惊厥。

(3)急性肾衰竭：尿少或无尿、头晕、头疼、恶心、呕吐、乏力、嗜睡、昏迷、非蛋白氮上升、二氧化碳结合力下降。

93．小儿肾病综合征的并发症有哪些？

答：(1)感染是最常见的并发症和引起死亡的原因。

(2)电解质紊乱和低血容量。

(3)高凝状态及血栓形成,临床以肾静脉血栓最常见。

(4)急性肾衰竭。

(5)生长延迟,主要见于频繁复发和长期接受大剂量皮质激素治疗的患儿。

94．小儿肾病综合征的临床特点有哪些?

答：大量蛋白尿、低蛋白血症、水肿和高脂血症。

95．小儿肺炎为什么易并发心力衰竭?

答：(1)小儿心肌纤维细,结缔组织和弹力纤维少,但小儿代谢旺盛,使心脏负担相对较大。

(2)肺炎时缺氧与感染：①缺氧使心肌细胞内三磷酸腺苷及磷酸肌酸生成不足,致化学能量产生减少,造成心肌收缩无力。②缺氧和二氧化碳潴留,引起肺小动脉反射性收缩,肺循环压力增加,形成肺动脉高压,使右心室舒张末期血容量与压力增加,致右心负担增加。③病原体毒素作用于心肌而引起中毒性心肌炎。④发热使代谢增强,耗氧量增加,心脏负担增加。

96．小儿充血性心力衰竭的临床表现有哪些?

答：(1)安静时心率增快,婴儿>180次/分钟,幼儿>160次/分钟,不能用发热或缺氧解释者。

(2)呼吸困难,青紫突然加重,安静时呼吸达60次/分钟以上。

(3)肝大达肋下3cm以上或在密切观察下短时间内较前增大,而不能以横膈下移等原因解释者。

(4)心音明显低钝或出现奔马律。

(5)突然烦躁不安,面色苍白或发灰,而不能用原有疾病解释者。

(6)尿少、下肢水肿,已除外营养不良、肾炎、维生素B_1缺乏等原因所造成者。

97．小儿急性心肌炎的护理要点有哪些?

答：(1)卧床休息,减轻心脏负荷。一般急性期卧床休息至少3～4周,有心功能不全及心脏扩大患儿应绝对卧床至心功能改善、心脏大小恢复正常,逐渐恢复活动量以不出现心悸为宜,总休息时间不少于3～6个月。

(2)严密观察病情,胸闷、气促者,应及时吸氧;烦躁时保持安静,必要时遵医嘱给予镇静剂。

(3)心力衰竭、心源性休克静脉用药时注意滴注速度和输液量,以免加重心脏负荷。应用洋地黄类药物时应密切观察洋地黄反应。

(4)注意预防呼吸道、消化道感染，指导用药。

(5)出院后嘱其避免过度劳累、少去公共场所，继续遵医嘱服药，坚持门诊定期随访。

98．小儿急性中毒消除毒物的常用急救措施有哪些？

答：根据毒物的品种，中毒的途径、时间，采取不同的排毒手段。

(1)口服中毒：①催吐。②洗胃。③导泻及灌洗肠道。

(2)皮肤接触中毒：脱去已污染的衣物，撤离已污染的被褥，有机磷用肥皂或清水冲洗(敌百虫不能用肥皂水冲洗)，强酸用3%～5%碳酸氢钠或淡肥皂水冲洗；强碱可用3%～5%醋酸或食用醋冲洗。

(3)吸入中毒：立即把患儿移出现场，放置在通风良好、空气新鲜的环境中，必要时给氧气吸入。

99．小儿急性口服中毒催吐的方法是什么？

答：一般可用手指、筷子、压舌板刺激咽部引起反射性呕吐，如进入毒物过稠，可令患儿饮适量温清水、盐水或选用其他解毒液体，然后再进行催吐，如此反复进行直至吐出液体变清为止。催吐时，患儿采取左侧卧位，头部放低，面向左侧，臀部略抬高；幼儿则应俯卧，头向下，臀部略抬高，以防止呕吐物吸入气管发生窒息或引起肺炎。

100．小儿气管插管时插管内径如何选择？

答：插管内径的选择依体重或年龄而定：极低体重出生儿2.0mm；早产儿2.5mm；足月新生儿3.0mm；以后每半年增加0.5mm。2岁以上可用公式：4+年龄/4=ID(mm)计算。因个体差异，常需另备较计算值大或小0.5mm的导管各1支，以视声门大小而更换。

101．小儿术后高热的原因有哪些？

答：(1)术前有感染性疾病或术后感染。

(2)术前大量失液、失血，使有效循环量减少，引起散热障碍。

(3)婴幼儿体温调节中枢发育不完善，体内散热和产热失去平衡，热蓄积使本身体温升高。

(4)体内毒性产物反应，如肠套叠手术复位后发热。

(5)外界气温过高或麻醉前应用阿托品等药物均可引起发热。

(6)伤面坏死组织或术中出血存积的吸收热。

102．如何预防小儿术后高热?

答：(1)炎热季节避免大手术。

(2)如需手术时应置冰袋，注意头部通风，每小时测量体温一次，如有上升趋势，应行冬眠降温。

(3)术前高热者应先行降温，再行手术，注意麻醉方式。

(4)手术时间超过1小时者，应常规静脉输液，有脱水者要纠正。

103．小儿术中出现呼吸停止时，应如何进行复苏?

答：(1)如因麻醉引起，应立即停止麻醉及镇静剂的使用，必要时给兴奋剂。

(2)吸痰、清除分泌物，必要时行气管插管，保持呼吸道通畅，并加压给氧。

(3)来不及插管时，应先做胸外心脏按压。

(4)根据需要准备气管切开包、呼吸机等。

104．小儿急性阑尾炎为什么容易发生穿孔?

答：小儿阑尾相对较长，壁薄，渐呈管状，粪石堵塞管腔不易排出，腔内阻塞后内压上升，阑尾壁水肿缺血，易于穿孔；较大儿童的阑尾壁有较丰富的淋巴滤泡和淋巴网，化脓性炎症侵犯阑尾壁层也容易造成穿孔。

105．何谓脐疝?如何护理?

答：由于脐环关闭不全或薄弱，腹腔脏器由脐环处向外突出到皮下，形成脐疝。疝囊大小不一，直径多为1cm左右，偶有超过3～4cm者。多见于低出生体重儿，体重低于1500g者75%有脐疝。通常哭闹时脐疝外凸明显，安静时用手指压迫脐囊可回纳，不易发生嵌顿。出生后一年内腹肌逐渐发达，多数疝环逐渐狭窄缩小，自然闭合，预后良好。疝囊较大、4岁以上仍未愈合者可手术修补。

106．小儿嵌顿疝如何进行复位?

答：先给予适量镇静剂或安眠药(如口服苯巴比妥或水合氯醛)，使小儿安静入睡，其腹肌自然松弛。取头低脚高仰卧位，1～2小时内疝可能自行复位；不能自行复位者，可用一手轻揉按摩疝环，另一手轻揉挤压疝囊。复位时能清楚地感觉到块物滑入腹腔而消失。施行手法复位时切忌暴力，也不可为追求成功率反复挤压疝块而增加疝内容物的损伤。复位后应密切观察，如有血便、腹胀、腹肌紧张、发热或气腹，应立即剖腹探查。

107．小儿嵌顿疝回纳成功的指征有哪些?什么情况下可考虑手术复位?

答：(1)成功的指征：①疝内容物入腹腔时有滑脱感。②肿块消失。③腹痛、呕吐、腹胀减轻直至消失。④能排出正常大便。

(2)手术复位情况：①嵌顿时间已超过12小时。②已试行手法复位失败。③女孩嵌顿疝内容物常为卵巢或输卵管，大多不易复位。④新生儿无法估计嵌顿时间。⑤全身情况很差，或已有便血等绞窄征象者。

108．小儿高位肠梗阻与低位肠梗阻临床表现有何不同?

答：高位肠梗阻：腹胀不明显，呕吐频繁，呕吐物以绿色胃液或胆汁为主。低位肠梗阻：腹胀、肠型明显，呕吐次数不多，但呕吐量大、混有粪便。

109．为什么小儿肠套叠多发生在婴幼儿?

答：(1)婴儿回盲部系膜固定未完善，回盲部活动度较大，肠系膜相对较长，回肠末段淋巴组织增生等均可构成局部诱因而发生。

(2)肠炎、腹泻、高热、饮食改变等，可使肠蠕动节律紊乱，不规则的蠕动使上段肠管套入下段肠管而发生肠套叠。

(3)不少学者认为，腺病毒引起的局部淋巴组织病毒性炎症可引起反射作用，刺激植物神经而导致肠蠕动紊乱，发生肠套叠。

110．小儿肠套叠的临床表现有哪些?

答：(1)开始异常急骤，忽然哭闹不安，在静止10分钟或数十分钟后又发作，形成阵发性发作。

(2)疼痛开始发作后不久就发生呕吐，最初为乳汁及乳块或其他食物，以后可为胆汁甚至粪便。

(3)便血为重要症状，常发生在疾病开始的8～12小时排出稀薄带黏性果酱样液体，几小时后又可以重复排出，直肠指检时可发现指套上黏有果酱样黏液或血液。

(4)腹腔内肿块多位于右侧上腹部肝下，晚期常沿结肠而移至腹部左侧，最严重者可达到直肠内。右髂窝有空虚感。

(5)早期面色苍白、烦躁不安，晚期精神萎靡，表现呆钝、嗜睡，有时伴有高热甚至严重的脱水、中毒、休克等症状。

111．小儿大咯血发生窒息时征象是什么?如何抢救?

答：(1)征象：咯血突然停止，呼吸浅促，有明显发绀，张口瞪目、牙关紧闭，躁动挣扎等症状，应争分夺秒进行抢救。

(2)抢救措施：①以金属压舌板、开口器撬开口，迅速清除口腔、鼻腔内外的血液。②行体位引流，以吸引器吸出气管、口鼻腔内的积血。③吸氧，注射呼吸兴奋剂。④协助医生做纤维支气管镜或气管切开吸引，以最快速度使呼吸道恢复并保持通畅；遵医嘱给予止血药物。⑤测量血压、脉搏、呼吸、咯血量，并做好记录。

112．为儿童选择玩具时的注意事项有哪些?

答：(1)适应小儿的年龄及其生长发育的特殊需要。

(2)注意玩具的安全性。

(3)玩具应易洗、耐用、易抓握、大小和重量适宜、边缘平滑等。

113．小儿腰麻及硬膜外麻醉时，为什么要常规静脉点滴?

答：腰麻及硬膜外麻醉时为区域性阻滞麻醉，麻醉后血管扩张，相对血容量减少，故回心血量亦减少，为预防因麻醉引起的血容量低下导致血压下降，保持静脉开放，则可根据血压情况及时补液。

114．小儿腰椎穿刺术的体位是什么?如何进针定位?

答：患儿侧卧诊疗床上，背部与诊疗床垂直，助手右手使患儿头颈部弯向胸部，左手帮助患儿下肢向腹部屈曲，年长儿可令其双手抱膝，增大椎间隙，便于穿刺。定位时婴幼儿应选择第4肋间隙，较大儿童可在第2～3腰椎间隙进针。

115．颈外静脉穿刺适用于什么样的患者?

答：颈外静脉较其他外周静脉易显露，3岁以下小儿其他外周静脉不易找时可以用，但病情危重小儿、昏迷小儿、有出血倾向小儿、有严重心肺疾患的小儿不宜用。

116．防止肾病综合征患儿皮肤感染和破损的护理措施有哪些?

答：(1)每班检查皮肤情况，保持皮肤清洁、干燥，及时更换内衣；保持床铺清清、整齐，被褥松软。

(2)经常翻身，局部按摩，温水擦浴，促进血液循坏，防止受压过久。

(3)腋窝及腹股沟等处，每天擦洗1～2次，并保持干燥，预防感染；臀部和四肢水肿严重时，受压部位可垫棉圈或用气垫床；阴囊水肿用棉垫或吊带托起，皮肤破损可涂碘伏预防感染。

(4)护理操作时，应注意无菌操作，严重水肿者应尽量避免肌内注射药物，因水肿严重，药物不易吸收，可从注射部位外渗，导致局部潮湿、糜烂、感染等。

(5)除去皮肤胶布时，动作要轻柔，避免损伤皮肤；剪短指甲，避免抓破皮肤。

117. 急性肾炎早期常致患儿死亡的原因是什么？

答：急性肾炎早期发生急性心力衰竭、高血压或急性肾衰而导致患儿死亡。

118. 护理充血性心力衰竭的患儿时，如何观察洋地黄毒性反应？

答：小儿洋地黄中毒最常见的表现是心律失常，如房室传导阻滞、期前收缩、阵发性心动过速；其次是胃肠道反应，有食欲缺乏、恶心、呕吐；神经系统症状，如嗜睡、头晕、色视等则较少见。如出现毒性反应，应先停服洋地黄和利尿剂，通知医生采取相应措施。

119. 洋地黄有疗效的指标是什么？

答：患儿心率减慢、肝脏缩小、呼吸改善、尿量增加、安静、食欲好转等。

五、传染科

1. 如何护理传染科患者？

答：(1)病室保持清洁、整齐、安静、舒适、无烟。

(2)严格执行隔离制度。①一般隔离病区分清洁区、污染区、半污染区，患者在医护人员指导下，应在指定区域活动，不得随意进入清洁区。工作人员必须戴口罩、帽子。进行各项诊疗护理时，应根据不同病种分别穿隔离衣，带消毒毛巾，保持适当床距。患者的食具定期消毒。②呼吸道传染病隔离，应按不同病种分室收治。不需穿隔离衣。③肠道传染病隔离，当不同肠道传染病收治同一病室时，采用床边隔离，对患者进行隔离宣教。工作人员进行诊疗护理时，应按不同病种分别穿隔离衣，消毒双手。分泌物及排泄物均应进行消毒处理。④血液传播传染病隔离，严格执行一人一针，避免患者的血液及分泌物侵入接触者的黏膜及破损的皮肤，对艾滋病患者尤须严格执行。⑤动物源性传染病，对狂犬病患者置单独病室。医护人员进行诊疗护理时，必须穿隔离衣、裤、鞋，带手套和防护镜。患者分泌物污染品一律焚毁，医疗器械严格进行消毒。对流行性出血热患者护理毋需穿隔离衣。⑥昆虫媒介传染病隔离，病室置纱门纱窗，灭蚊蝇，不需穿隔离衣。⑦其他传染病隔离，破伤风毋需穿隔离衣，患者使用后的换药器械煮沸消毒半小时以上，高压蒸汽灭菌120℃，30分钟，伤口敷料焚毁。为患者诊疗护理后应消毒双手，避免发生交叉感染。

(3)消毒制度。请参照《消毒技术规范》严格执行。

(4)传染病报告制度。严格执行传染病报告制度。

(5)向患者详细介绍有关消毒隔离制度、作息制度、探视制度和活动范围。

(6)患者入院按不同病种安置病室，测体温、脉搏、呼吸1～2次/天，体温超过39℃或危重患者每4小时测量1次或视病情随时测量。每日记录大便1次。

(7)急性期患者卧床休息，高热及有合并症者绝对卧床休息，恢复期及轻症者可适当活动，烦躁、谵妄及有精神症状者，加床栏或适当约束，以防坠床。

(8)遵医嘱给予饮食。呕吐、腹泻者鼓励多饮水与补充电解质。

(9)密切观察患者意识、瞳孔、体温、脉搏、呼吸、血压，如有突然改变或出现惊厥、面色苍白、发绀、严重呕吐或腹泻、大出血等应做好相应的护理与抢救，认真做好护理记录。

(10)病情危重或长期卧床者，做好口腔护理、会阴部护理、皮肤护理，定时协助翻身、叩背、保持床单位清洁干燥，预防肺炎与压疮。

(11)熟悉各种传染病的并发症，密切观察先兆症状，做好相应的护理。

(12)做好心理护理，消除患者的顾虑与急躁情绪，使患者安心休养，积极配合治疗。观察所用药物的不良反应及过敏反应。

(13)做好卫生宣教，按不同病种，向患者宣教消毒隔离及防病知识。出院前对患者所用的物品进行消毒。出院时沐浴更衣。

(14)出院后，按《消毒技术规范》严格进行终末消毒。

2. 患哪种传染病的人不得从事饮食服务行业？

答：患有伤寒、细菌性痢疾、病毒性肝炎、寄生虫病及其病原携带者不得从事饮食服务行业。

3．接触传染病患者后刷洗双手，正确的顺序是什么?

答：接触传染病患者前后应刷洗双手，按前臂、腕关节、手背、手掌、指缝及指甲的顺序进行刷洗，每只手刷30秒，之后用流动水自前臂向指尖冲净双手，重复一遍，共刷两次。最后烘干双手或用纸巾擦干。

4．构成传染病流行过程有哪三个基本条件?

答：传染病的流行过程就是传染病在人群中发生、发展和转归的过程。构成流行过程的三个基本条件是传染源、传播途径和人群易感性。这三个条件相互联系、同时存在，使传染病不断传播蔓延。

5．何谓潜伏期?掌握传染病的潜伏期有何意义?

答：潜伏期是从病原体侵入人体起，至开始出现临床症状为止的时期。每一个传染病的潜伏期都有一个范围(最短、最长)，掌握潜伏期有助于传染病的诊断、确定检疫期。

6．何谓传染源?传染源包括哪些?

答：病原体已在体内生长繁殖并能将其排出体外的人和动物称为传染源。传染源包括4个方面，即患者、隐性感染者、病原携带者及受感染的动物。

7．何谓传播途径?传染病的传播途径有哪些?

答：病原体离开传染源后，到达另一个易感者的途径，称为传播途径。包括：

(1)空气、飞沫、尘埃：主要见于以呼吸道为进入门户的传染病，如麻疹、流行性腮腺炎、SARS等。

(2)水、食物、苍蝇：主要见于以消化道为进入门户的传染病，如甲型肝炎、戊型肝炎、细菌性痢疾等。

(3)手、用具、玩具：又称日常生活接触传播，既可传播消化道传染病(如细菌性痢疾)，也可传播呼吸道传染病(如白喉)。

(4)吸血节肢动物：又称虫媒传播，见于以吸血节肢动物(蚊子、跳蚤、白蛉、恙虫等)为中间宿主的传染病，如疟疾、流行性乙型脑炎、斑疹伤寒等。

(5)血液、体液、血制品：见于乙型肝炎、丙型肝炎、艾滋病等。

(6)土壤：当病原体的芽孢(如破伤风、炭疽)或幼虫(如钩虫)、虫卵(如蛔虫)污染土壤时，则土壤成为这些传染病的传播途径。

8．如何做好传染病的预防工作?

答：做好传染病的预防工作，对减少传染病的发生及流行，最终达到控制和消灭传染病有重要意义。包括：

(1)管理传染源：对患者应尽量做到早发现、早诊断、早报告、早隔离、早治疗。

(2)切断传播途径：传染病流行时，应根据各种传染病的传播途径采取隔离措施。

(3)保护易感人群：对易感人群有计划地进行有关生物制品的预防接种，以提高人群的免疫水平。

9．我国规定的法定传染病分几类几种?各类传染病都包括哪些疾病?

答：根据2004年12月1日起施行的《中华人民共和国传染病防治法》，将法定传染病分为甲、乙、丙3类共37种。

(1)甲类：共两种，包括鼠疫、霍乱。

(2)乙类：共25种，包括传染性非典型肺炎、艾滋病、病毒性肝炎、脊髓灰质炎、人禽流感、麻疹、流行性出血热、狂犬病、流行性乙型脑炎、登革热、炭疽、细菌性和阿米巴痢疾、肺结核、伤寒和副伤寒、流行性脑脊髓膜炎、百日咳、白喉、新生儿破伤风、猩红热、布氏菌病、淋病、梅毒、钩端螺旋体病、血吸虫病、疟疾。

(3)丙类：共10种，包括流行性感冒、流行性腮腺炎、风疹、急性出血性结膜炎、麻风病、流行性和地方性斑疹伤寒、黑热病、包虫病、丝虫病、感染性腹泻病(霍乱、痢疾、伤寒和副伤寒除外)。

10．各类传染病的疫情报告时间及管理方法如何?

答：(1)甲类为强制管理传染病，要求发现后立即报告，城市最迟不超过6小时上报，农村不超过12小时。

(2)乙类为严格管理传染病，城市要求于发现后12小时内上报，农村不超过24小时。其中传染性非典型肺炎、炭疽中的肺炭疽和人禽流感，按甲类传染病方法立即报告，采取甲类传染病的预防、控制措施。

(3)丙类为监测管理传染病，在监测点内按乙类传染病方法报告。

11. 何谓人工自动免疫?其免疫力有多长时间?

答:将减毒或灭活的病原体、纯化的抗原和类毒素制成菌(疫)苗接种到人体内,使人体于接种后1～4周产生抗体,称为人工自动免疫。免疫力可保持数月至数年。

12. 何谓人工被动免疫?其免疫力有多长时间?常用制剂有哪些?

答:将制备好的含抗体的血清或抗毒素注入易感者体内,使机体迅速获得免疫力的方法,称为人工被动免疫。免疫持续时间仅2～3周。常用于治疗或对接触者的紧急预防。常用制剂有抗毒血清、人血丙种球蛋白、胎盘球蛋白和特异性高效价免疫球蛋白等。

13. 儿童基础免疫有哪几个疫苗?可预防哪几种传染病?

答:儿童基础免疫是计划免疫的重要环节,要求所有适龄儿童全部接种百白破、卡介苗、脊髓灰质炎、麻疹、乙肝疫苗。可预防百日咳、白喉、破伤风、结核病、脊髓灰质炎、麻疹、乙型肝炎,使其发病率控制在最低水平。

14. 儿童基础免疫疫苗接种的时间、剂量、部位、方法及免疫期如何?

答:(1)百白破三联疫苗:主要接种对象为3个月至7岁儿童,3个月、4个月、5个月龄注射,每次剂量均为0.5mL,接种部位为上臂三角肌或臀部外上1/4处肌内注射,免疫期3～5年。

(2)卡介苗:主要接种对象为初生儿及结核菌素试验阴性的儿童,于出生后24～48小时内在上臂三角肌中部皮内注射0.1mL,免疫期5～10年。

(3)脊髓灰质炎活疫苗:接种对象为3个月至4岁儿童,于出生后3个月开始口服三联混合疫苗,连服3次,间隔1个月,冬春季服用,温开水送服,免疫期3～5年,4岁时加强1次。

(4)麻疹减毒活疫苗:主要接种对象为8个月以上的易感儿童,接种部位为上臂三角肌下缘,每次皮下注射0.2mL,各年龄剂量相同,免疫期4～6年,7岁时复种。应急接种时最好于麻疹流行季节前一个月接种。

(5)乙肝疫苗:接种对象为初生儿及易感者,全程免疫为10μg按0个月、1个月、6个月各肌内注射1次,初生儿首次应在出生后24小时内注射,部位以三角肌为宜,免疫期5年。

15．预防接种的禁忌证有哪些?

答：(1)一般禁忌证：凡发热、急性传染病、妊娠5个月以上以及月经期暂缓接种。

(2)特殊禁忌证：①免疫功能不全(如艾滋病等)或长期服用免疫抑制剂及激素者，禁忌接种卡介苗、麻疹减毒活疫苗、脊髓灰质炎活疫苗。②中枢神经系统疾病，如癫痫、抽搐、脑发育不全者绝对禁忌接种百日咳疫苗和乙型脑炎疫苗。③有胃肠道疾病患者禁忌服用脊髓灰质炎活疫苗糖丸。④有心血管系统疾病(如患有高血压等)、肝肾疾病者及孕妇，禁忌接种霍乱、伤寒菌苗。⑤水痘患者禁忌接种卡介苗。

16．预防接种后出现哪些反应及如何处理?

答：绝大多数人接种后不引起反应或反应轻微，个别人可出现严重反应。

(1)局部反应：接种后局部出现红、肿、热、痛。红肿在2.5cm内称弱反应，2.5～5cm为中反应，大于5.0cm为强反应。强反应常伴局部淋巴结肿痛。

(2)全身反应：主要表现为发热、头痛、全身不适、食欲缺乏、恶心、呕吐等。局部反应和全身反应轻微者，经适当休息后可恢复，无须特殊处理；反应严重，体温高达39℃以上时，应予以对症处理。

(3)异常反应：①晕厥：多在空腹、疲劳及精神紧张状态下发生，多见于儿童和体弱妇女。应立即让患者平卧，保持安静及空气流通，给予热敷，饮糖水或温开水；也可针刺人中、合谷等穴位，一般不需服药，短时间内可恢复。②过敏性休克：注射疫苗后数分钟至30分钟内出现。表现为烦躁、呼吸困难、面色苍白、手足冰凉、出冷汗、恶心、呕吐、血压下降，严重者可发生抽搐、昏迷、大小便失禁，需紧急抢救。应立即让患者平卧，保暖，头部放低，立即皮下注射0.1%肾上腺素1.0mL(儿童0.01～0.03mL/kg)，静脉给地塞米松及10%葡萄糖溶液。③局部过敏性坏死反应：多次皮下注射异种血清或类毒素等可溶性抗原，经一定时间后再注射同样物质，可引起注射局部发生组织坏死、溃烂。坏死局部应保持清洁，防止感染。

17．服用脊髓灰质炎减毒活疫苗的注意事项有哪些?

答：(1)冬春季服用，凉开水送服。

(2)原发性免疫功能缺陷病、由严重营养不良、佝偻病、活动性肺结核等引起继发性免疫功能缺陷者，以及急慢性心、肝、肾患儿忌服。

(3)减毒活疫苗多无不良反应，偶有低热或腹泻。

18. 传染病常见的热型有哪些？

答：(1)稽留热：体温升高达39℃以上，24小时体温波动范围在1℃以内，见于伤寒、斑疹伤寒等。

(2)弛张热：24小时体温相差超过1℃，但最低点未达正常，见于伤寒缓解期、流行性出血热等。

(3)间歇热：24小时内体温波动于高热和正常之间，见于疟疾、败血症等。

(4)回归热：骤起高热，持续数日，间歇体温正常数日，高热重复出现，见于回归热、布氏菌病等；在多次重复出现，并持续数月之久时，称为波状热。

(5)马鞍热：发热数日，退热一日，又再发热数日，见于登革热。

19. 传染病隔离的种类及其适用的疾病范围有哪些？

答：(1)呼吸道隔离：适用于麻疹、流行性脑脊髓膜炎、流行性腮腺炎、水痘、风疹、猩红热、白喉、百日咳、肺结核等传染病。

(2)消化道隔离：适用于伤寒、细菌性痢疾、甲型肝炎、戊型肝炎等传染病。

(3)严密隔离：适用于有高度传染性及致死性的传染病，如霍乱、鼠疫、传染性非典型肺炎、肺炭疽和人禽流感等。

(4)血液/体液隔离：适用于直接或间接接触感染的血液及体液而导致传染的疾病，如乙型肝炎、丙型肝炎、艾滋病、梅毒、疟疾、回归热等。

(5)虫媒隔离：适用于以吸血节肢动物为媒介的传染病，如流行性乙型脑炎、疟疾、斑疹伤寒、流行性出血热等。

(6)接触隔离：适用于病原体直接或间接接触皮肤或黏膜引起的传染病，如破伤风、炭疽、狂犬病等。

20. 严密隔离的措施包括哪些？

答：(1)患者应住单人房间，无条件时，感染相同病原体者可同住一室，采用专门的空气处理系统和通风设备，门口挂上"严密隔离"标记，室内物品专用，禁止随意开放门窗，传染期间，患者不得离开病室，禁止探视、陪住。

(2)凡入室者必须戴帽子、口罩、穿隔离衣及隔离鞋、戴手套。接触患者及污染物品后，护理下一个患者前应消毒双手。

(3)污染敷料装双层袋中、贴标签，然后做消毒处理(最好焚烧)；患者的分泌物、排泄物及其污染品应及时严格消毒处理。

(4)病室每日空气消毒(0.2%过氧乙酸喷雾)3次，地面用1000mg/L含氯消毒液浸泡过的拖布擦拭3次，患者出院或死亡后，进行终末消毒。

21．呼吸道隔离的措施包括哪些?

答：(1)相同病种可同住一室，床间距至少2m，患者一般不能外出，如必须外出，应戴口罩。

(2)接近患者时应戴口罩、穿隔离衣、戴手套。

(3)患者的呼吸道分泌物应先消毒后弃去，痰具每日用1000mg/L含氯消毒剂浸泡30分钟。病室每日通风至少3次，紫外线空气消毒或0.2%过氧乙酸喷雾消毒每日2次；保持适宜的室温、湿度。

22．消化道隔离的措施包括哪些?

答：(1)同病种患者可住在一室，不同病种患者也可同住一室，但患者之间必须实施床边隔离，相互之间勿传递书刊用物。

(2)接触患者时穿隔离衣，护理不同病种患者要更换隔离衣。接触患者或污染物品后，护理下一个患者前应严格洗手和消毒双手。

(3)患者的生活用具专用，用后要消毒，患者的呕吐物及排泄物随时消毒，然后弃去。

(4)室内保持无苍蝇、无蟑螂、无鼠。

23．血液/体液隔离的措施包括哪些?

答：(1)接触患者或其血液/体液时要戴手套、穿隔离衣。

(2)工作中注意避免损伤皮肤，使用一次性注射输液器械，用过的针头应放入特制的利器盒内，注射器浸泡于0.5%过氧乙酸中消毒，消毒后送中心消毒室做毁形处理。

(3)污染物品装袋、标记并送去销毁或消毒。

(4)血液污染室内物品表面时，立即用1000mg/L含氯消毒液清洗消毒。

24．虫媒隔离的措施包括哪些?

答：(1)疟疾及流行性乙型脑炎是由蚊虫叮咬传播的，故病室应有防蚊设备，如纱门、纱窗、蚊帐等，并定期进行有效灭蚊措施。

(2)斑疹伤寒是由虱子传播的，故应搞好个人卫生，消灭虱子。

(3)流行性出血热是由鼠传播的疾病,故应做好防鼠、灭鼠工作。

25. 接触隔离的措施包括哪些?

答:(1)接触患者时戴口罩、帽子、穿隔离衣、戴手套。

(2)接触患者或污染物品后以及护理下一个患者前要洗手和消毒双手。

(3)污染敷料应装袋、贴标签后送焚烧处理,布类及器械需灭菌后再行清洗。

26. 发疹性传染病的出疹时间是什么时候?

答:水痘、风疹多发生于病后第1日,猩红热于第2日,天花于第3日,麻疹于第4日,斑疹伤寒于第5日,伤寒于第6日发疹。

27. 皮疹有哪些形态?

答:(1)斑丘疹:多见于麻疹、风疹,柯萨奇病毒及埃可病毒、EB病毒感染等病毒性传染病和伤寒、猩红热等细菌性传染病。

(2)出血疹:如淤点、淤斑,多见于流行性出血热、登革出血热、恙虫病、流行性脑脊髓膜炎、败血症等。

(3)疱疹或脓疱疹:多见于水痘、天花、单纯疱疹、带状疱疹等病毒性传染病。

(4)荨麻疹:多见于血清病、病毒性肝炎等。

28. 发疹时的饮食原则是什么?

答:进食清淡易消化的流食、半流食或软食,注意避免辛辣刺激性食物及鱼虾等海产品。

29. 典型麻疹的临床表现有哪些?

答:典型麻疹的临床经过可分为三期:

(1)前驱期:①发热,伴毒血症症状。②上呼吸道炎,发热同时出现咳嗽、喷嚏、流涕、咽部充血等卡他症状。③眼结合膜充血、畏光、流泪、眼睑水肿。④科普利克斑,见于90%以上的患者,具有早期诊断价值,发生在病程2~3天,出现于口腔颊黏膜第一白齿对应处,为0.5~1mm大小灰白色小点,周围有红晕,可互相融合,一般在2~3天内消失。

(2)出疹期:于发热第3~4天开始出现皮疹。皮疹先见于耳后、发际,渐及额、面、颈,自上而下蔓延到胸、背、腹及四肢,最后达手掌与足底,3~5天出齐;皮疹初为淡红色斑丘疹,大小不等,高出皮肤,呈充血性皮疹,压之褪色,初发时稀疏,色较淡,以后部分融合成暗红色,少数病例可呈现出血性皮疹,疹间皮肤正常。皮疹高峰时全身毒血症状加重，高热可达40℃，伴嗜睡，重者有谵妄、抽搐、咳嗽频繁。出疹期为3～5天。

(3)恢复期：发热开始减退，全身症状明显减轻，皮疹按出疹的先后顺序消退，留浅褐色色素斑，伴糠麸样脱屑，历时1～2周。无并发症者病程为10～14天。

30．麻疹的并发症有哪些？

答：(1)支气管肺炎：为麻疹常见的并发症，在出疹期一周内发生，多见于5岁以下小儿，主要表现为高热、咳嗽、咳痰、气促、鼻翼翕动等。

(2)心肌炎：多见于2岁以下患重型麻疹或并发肺炎和营养不良的小儿，致心肌缺氧，心力衰竭。

(3)喉炎：并发率为1%～4%。表现为声音嘶哑、犬吠样咳嗽、"三凹征"即锁骨上窝、胸骨上窝及肋间隙向内凹陷等，如不及时抢救可因窒息致死。

(4)脑炎及亚急性硬化性全脑炎：①麻疹脑炎：发生率为0.1%～0.2%，多发生于出疹后2～6天，也可发生于出疹后3周内，临床表现与其他病毒性脑炎相似。②亚急性硬化性全脑炎：是麻疹病毒所致远期并发症，少见。

31．如何鉴别麻疹与风疹？

答：风疹前驱期短，全身症状和呼吸道症状轻，无科普利克斑，发热1～2天即出疹，皮疹主要见于面部和躯干，1～2天即消退，不留色素沉着，不脱屑，常伴耳后、枕后和颈部淋巴结肿大。而麻疹在病程2～3天出现科普利克斑，于病程第4天开始出现皮疹，皮疹消退，留浅褐色色素斑，伴糠麸样脱屑，历时1～2周。

32．麻疹患者出疹时应如何护理？

答：出疹时应卧床休息，保持室内安静、清洁、空气新鲜，定时通风换气，但避免直接吹风。室内应有有色窗帘、灯罩，防止强光刺激眼睛引起不适，鼓励患者多饮水。体温不超过39℃可不必处理，如过高热，可给温水擦浴或小剂量退热药，忌用大剂量退热药和酒精擦浴，避免体温骤降引起末梢循环障碍。宜保持皮肤温暖潮湿或微汗为宜，勤换内衣，切忌"捂汗发疹"，对皮肤灼热无汗、高热及皮疹迟迟不出者，行温水擦浴，防止着凉。如有口腔黏膜疹，应用温水或生理盐水勤漱口，保持口腔清洁。若有眼结膜充血、水肿、炎症，应注意保护眼睛，可用生理盐水冲洗眼部，滴0.25%氯霉素眼药水，每日2～4次，晚间涂以抗生素眼膏。

33．水痘皮疹有哪些特点？

答：病后第1天出疹，初为红斑疹，数小时后变为红色丘疹，再经数小时发展为疱疹。疱疹位置表浅，形似露珠水滴，椭圆形，3～5mm大小，壁薄易破，周围有红晕。疱液初透明，数小时后变为混浊，若继发化脓性感染则成脓疱，有瘙痒感。1～2天后疱疹从中心开始干枯结痂，周围皮肤红晕消失，再经数日痂皮脱落，一般不留疤痕，若继发感染则脱痂时间延长，甚至可能留有瘢痕。水痘皮疹呈向心分布，先出现于躯干和四肢近端，躯干皮疹最多，次为头面部，四肢远端较少，部分患者鼻、咽、口腔、结膜和外阴等处黏膜可发疹，黏膜疹易破，形成溃疡，常有疼痛。

34．如何护理水痘患儿？

答：急性期应卧床休息，儿童可戴布质手套或剪短指甲，内衣应柔软、宽大、勤换洗，保持皮肤清洁，避免抓破疱疹引起感染，皮肤瘙痒处可用含0.25%冰片的炉甘石洗剂涂搽，疱疹破裂处可涂2%甲紫或抗生素软膏。高热时多饮水，可给物理或药物降温，但禁用激素治疗，避免病毒播散。

35．病毒性肝炎按病原分类共有几型？各型的传播途径如何？

答：按病原分类可分为甲、乙、丙、丁、戊5型。此外，还发现第6型和第7型肝炎病毒，暂定名为庚型肝炎病毒和输血传播病毒(TTV)，其致病性尚未明确。

(1)粪—口传播：是甲型和戊型肝炎的主要传播途径。水源污染可引起戊型肝炎暴发流行；食物污染，如毛蚶、生蚝等贝壳类食物受污染，可引起甲型肝炎暴发流行。

(2)血液/体液传播：是乙、丙、丁型肝炎的主要传播途径。含有肝炎病毒的血液/体液可通过输血和血制品、注射、手术、针刺、剃刀、共用牙刷、血液透析、器官移植等方式传播。输血和血制品是大多数丙型肝炎的传播途径，输血后肝炎约70%是丙型肝炎。此外，生活上的密切接触也可传播，主要与各种体液和分泌物的接触有关，如唾液、精液和阴道分泌物等。

(3)母婴传播：由母亲传给婴儿，亦是乙型肝炎病毒感染的一种重要传播途径，主要经胎盘、产道分娩、哺乳和喂养等方式传播。

36．何谓乙肝大三阳？何谓乙肝小三阳？

答：人血清中乙型肝炎二对半检测，其中表面抗原阳性、e抗原阳性、核心抗体阳性称为乙肝大三阳。表面抗原阳性、e抗体阳性、核心抗体阳性称为乙肝小三阳。

37．提示乙肝有较大传染性的检测结果有哪些？

答：乙肝大三阳时，乙型肝炎病毒(HBV)复制活跃，传染性强。乙肝小三阳时，有两种可能性，一是HBV复制减少或停止，传染性相对较弱；二是HBV前C区基因发生变异，此时HBV仍然复制活跃，有较强的传染性。HBV脱氧核糖核酸(HBV DNA)位于HBV的核心部分，是反映HBV感染最直接、最特异和最灵敏的指标。HBV DNA阳性提示HBV的存在、复制，传染性强。

38．目前预防丙型肝炎的最佳措施是什么？

答：加强血制品管理，严格筛选献血员，提倡使用一次性注射用具，各种医疗器械及用具实行一用一严格消毒处理。

39．对母亲是乙肝患者或病毒携带者所生的新生儿应如何避免感染？

答：HBV感染母亲所生的新生儿出生后应立即接种乙肝疫苗，联合使用高效价乙型肝炎免疫球蛋白(HBIG)，并于生后1个月和6个月再分别注射一次乙肝疫苗，每次剂量均为30μg，保护率可达90%以上。

40．病毒性肝炎不同病期的饮食原则各是什么？

答：急性期患者宜进食清淡、易消化、含维生素丰富的饮食，多吃蔬菜水果；食欲好转后或慢性肝炎患者，给高维生素、优质蛋白(如牛奶、鸡蛋、瘦肉、鱼等)、适量脂肪饮食；体液过多者给高蛋白、低盐饮食；血氨升高时，给低蛋白或禁蛋白饮食。

41．入院时，如何正确处理乙肝患者的个人衣服？

答：乙肝是传染性疾病，其衣物应消毒后交家属带回或消毒后暂存，待患者出院时交患者带回。

42．如何护理黄疸型肝炎患者？

答：观察皮肤巩膜黄染的消退情况及尿便颜色的变化，如出现皮肤瘙痒，应剪短指甲，勤换内衣，穿布制纯棉宽松内衣，每日用温水擦洗皮肤，不用碱性肥皂和化妆品，瘙痒重者可局部涂搽止痒剂。

43. 肝性脑病有哪些表现?应如何处理?

答:肝性脑病患者可出现性格改变、精神错乱、意识模糊、睡眠障碍、行为异常、昏睡、计算力及定向力障碍、扑翼样震颤、血氨升高等表现。

处理:给低蛋白或禁蛋白饮食,口服乳果糖每日30～60g,以酸化肠道,抑制氨的生成,促进排便;必要时用3%醋盐水清洁洗肠(减少氨的吸收),注意禁用碱性液体洗肠。

44. 何谓肝掌?何谓蜘蛛痣?其发生的原因是什么?

答:肝掌是指慢性肝病患者手掌大、小鱼际处常发红,加压后褪色。蜘蛛痣是指皮肤小动脉末端分支性扩张所形成的血管痣,形似蜘蛛。多出现于面、颈、手背、上臂、前胸和肩部等处。其大小不一,压之消退,去除压力后又复出现。肝掌和蜘蛛痣发生的原因均与肝脏对雌激素的灭活作用减弱有关,常见于急慢性肝炎或肝硬化的患者。

45. 流行性腮腺炎常见的并发症有哪些?

答:(1)脑膜炎:有症状的脑膜炎发生在15%的病例,患者出现头痛、嗜睡和脑膜刺激征。一般发生在腮腺炎发病后4～5天,有的患者脑膜炎先于腮腺炎。一般症状在1周内消失,预后良好。

(2)脑膜脑炎:常有高热、谵妄、抽搐、昏迷,重症者可致死亡。可遗留耳聋、视力障碍等后遗症。

(3)睾丸炎:常见于腮腺肿大开始消退时患者又出现发热,睾丸明显肿胀和疼痛,可并发附睾炎、鞘膜积液和阴囊水肿。睾丸炎多为单侧,约1/3的病例为双侧受累。急性症状持续3～5天,10天内逐渐好转。

(4)卵巢炎:发生于5%的成年妇女,可出现下腹疼痛。右侧卵巢炎患者可酷似阑尾炎。有时可触及肿大的卵巢。一般不影响生育能力。

(5)胰腺炎:常于腮腺肿大数日后发生,可有恶心、呕吐和中上腹疼痛和压痛。由于单纯腮腺炎即可引起血、尿淀粉酶增高,因此需作肪酶检查,若升高则有助于胰腺炎的诊断。腮腺炎合并胰腺炎的发病率低于10%。

46. 流行性腮腺炎应如何护理?

答:(1)急性期应卧床休息,给清淡易消化的流食、半流食或软食,禁食酸、辣、硬等刺激性食物,常用盐水漱口,保持口腔清洁。

(2)注意观察患者有无头痛、腹痛、睾丸胀痛等症状，如有剧烈头痛时可应用脱水剂及镇痛药，剧烈腹痛时可暂禁食、水，静脉补充水、电解质和营养。

(3)睾丸胀痛可用棉花垫和丁字带托起，疼痛较重时，可在阴囊处间歇冷敷。

(4)患者应按呼吸道隔离，隔离至腮腺肿大完全消退，约3周左右。

47．传染性非典型肺炎的传播途径有哪些?临床上有何特征?

答：(1)飞沫传播：短距离的飞沫传播，是本病的主要传播途径。SARS病毒存在于呼吸道黏液或纤毛上皮脱落细胞里，当患者咳嗽、打喷嚏或大声说话时，形成气溶胶颗粒，喷出后被易感者吸入而感染。

(2)接触传播：通过密切接触患者的呼吸道分泌物、消化道排泄物或其他体液，或者接触被患者污染的物品，亦可导致感染。

(3)临床特征：发热、头痛、肌肉酸痛、乏力、干咳少痰，严重者出现气促或呼吸窘迫等。

48．如何预防传染性非典型肺炎?

答：对患者应做到早发现、早隔离、早治疗。患者应行严密隔离，隔离期为3～4周；对密切接触者应隔离观察3周，流行期来自疫区人员应医学观察2周。医院应设立发热门诊，建立本病的专门通道。病室应通风良好，患者不得任意离开房间，不得陪护、探视。工作人员进入病区时，需穿好隔离衣，戴12层棉纱口罩，戴帽子、眼防护罩以及手套、鞋套等。接触患者或其污染物品后，应洗手消毒。病室应定时空气消毒，物体表面及地面用消毒液擦拭，患者的分泌物、排泄物要及时消毒处理。易感人群可接种SARS疫苗。

49．何谓禽流感病?其临床上有何表现?

答：禽流感病是由甲型禽流感病毒引起的一种禽类疾病。近年已确定可直接感染人类引起发病，称为禽流感病毒感染或禽流感病。临床表现：潜伏期7天以内。起病急，早期与流感相似，症状为发热、流涕、咳嗽、咽痛、全身疼痛等。发热一般在39℃以上，持续2～3天。部分病例有恶心、腹痛、腹泻等症状。稍后约半数病例出现肺部炎症，X线检查显示肺部实质炎性变及胸腔积液。多数轻症病例预后良好。但少数病例肺炎可进行性发展，伴肺间质纤维化的广泛肺泡损伤，导致呼吸窘迫综合征、肺出血。亦可并发肝肾衰竭、败血性休克及雷耶综合征死亡。

50. 如何预防禽流感病？

答：加强对禽类的监测，如确定有禽流感流行，应立即进行疫情报告，及时销毁受染家禽，进行彻底的环境消毒。对患者应行呼吸道隔离，对密切接触者进行预防性服药(口服金刚烷胺)，留验，实行医学观察10天，必要时予以隔离。疫区范围内禁止活禽在市场销售、运输交易。本病的疫苗正在研制中，不久的将来可应用于临床。

51. 对破伤风患者应采取哪种隔离？其具体隔离措施是什么？

答：对破伤风患者应采取接触隔离。具体隔离措施如下：

(1)患者需住单人间。

(2)接触患者时，应戴帽子、口罩，密切接触时须穿隔离衣，必要时穿隔离裤。

(3)工作人员如有手破损时，应停止护理此类患者，必要时可戴手套。

(4)被患者污染的一切用物如衣物等均需消毒处理，用过的敷料给予焚烧。

(5)患者出院或死亡，做好终末消毒。

52. 猩红热的典型临床表现有哪些？

答：(1)起病急骤，发热，咽峡炎，第2天开始发疹，始于耳后、颈及上胸部，24小时内蔓延至全身。

(2)典型皮疹是在弥散性充血的皮肤上出现分布均匀的针尖大小的丘疹，压之褪色，伴有痒感。在皮肤皱襞处，皮疹密集或因摩擦出血而呈紫红色线状，称为"Pastia"线。在颜面部位却仅有充血而无皮疹，口鼻周围充血不明显，与面部充血相比之下显得发白，称为"口周苍白圈"。

(3)皮疹多于48小时达高峰，继之依出疹顺序开始消退，2～3天内退尽，重者可持续1周。疹退后开始皮肤脱屑，多呈片状脱皮，面部及躯干常为糠屑状，手、足掌、指(趾)处由于角化层较厚，片状脱皮常完整，呈手、足指或趾套状。

(4)发疹时舌乳头肿胀，初期舌被白苔，肿胀的舌乳头凸出覆以白苔的舌面，称为"草莓舌"，2～3天后舌苔脱落，舌面光滑呈绛红色，舌乳头凸起，称为"杨梅舌"。

53. 猩红热的并发症有哪些？

答：病初可发生化脓性和中毒性并发症，如化脓性淋巴结炎、中耳炎及中毒性心肌炎等；个别病例于病程2～3周，可出现风湿病、肾小球肾炎和关节炎，为变态反应所致。

54．病原治疗应首选哪种药物？

答：病原治疗应首选青霉素，对青霉素过敏者可选用红霉素，疗程为5～7天。

55．急性细菌性痢疾普通型的临床表现有哪些？

答：起病急，有畏寒、发热，体温可达39℃，可伴头痛、乏力、纳差，继之出现腹痛、腹泻及里急后重，每日排便十余次至数十次，初为稀便或水样便，1～2天后可转为黏液脓血便，里急后重更为明显，可出现左下腹压痛和肠鸣音亢进。

56．如何护理菌痢患者？

答：(1)急性期应卧床休息，腹泻次数较多者，给高热量、少渣、易消化的流食或半流食，不宜进食牛奶、鸡蛋及高脂肪饮食，禁食香蕉及蜂蜜等含果胶的润肠食物，以免增加腹泻次数，禁食生、冷、硬等刺激性食物及水果。

(2)高热时多饮水，给物理或药物降温；腹痛时，给予腹部热敷，必要时给解痉药物，以缓解疼痛。

(3)腹泻次数多时，要保护肛周皮肤，每次排便后清洗肛周，局部涂凡士林油；有明显里急后重者，嘱患者排便时不要过度用力，以免脱肛。

(4)指导患者遵医嘱服药，争取急性期彻底治愈，以防转为慢性。

57．中毒型菌痢的临床特点有哪些？

答：多见于2～7岁体质较好的儿童。起病急骤，病势凶险，突然发热，体温高达40℃以上，伴精神委靡、面色青灰、四肢厥冷、烦躁、反复惊厥、昏迷等，可迅速发生循环衰竭和/或呼吸衰竭，临床上以严重全身毒血症、休克和中毒性脑病为主要临床表现，而肠道症状多不明显，患者起初可无腹痛、腹泻，如做生理盐水灌肠或直肠拭子取便，可发现大量脓细胞和红细胞。

58．如何鉴别中毒型菌痢与流行性乙型脑炎？

答：中毒型菌痢与流行性乙型脑炎均多发生于夏秋季，但中毒型菌痢起病较流行性乙型脑炎急，常在发病24小时内出现高热、抽搐与昏迷，并有中毒性休克；一般无脑膜刺激征，脑脊液多正常；做肛拭子或生理盐水灌肠镜检粪便，可见白细胞或脓细胞。而流行性乙型脑炎起病后进展较缓，循环衰竭少见，脑膜刺激征明显。

59．流行性脑脊髓膜炎的主要临床表现有哪些?病原治疗应首选哪种药物?

答：流行性脑脊髓膜炎(简称流脑)，是由脑膜炎奈瑟菌引起的经呼吸道传播所致的一种化脓性脑膜炎。其主要临床表现是突起高热、剧烈头痛、频繁呕吐、皮肤黏膜淤点、淤斑及脑膜刺激征，严重者可有败血症休克及脑实质损害，脑脊液呈化脓性改变。本病多发生于冬春季，儿童发病率高。病原治疗应首选青霉素。

60．流行性脑脊髓膜炎皮疹的特点有哪些?

答：患者于发病后数小时出现皮肤黏膜淤点或淤斑，直径1mm～2cm，开始为鲜红色，后为紫红色，病情严重者淤斑迅速扩大，其中央呈紫黑色坏死或大疱。

61．流行性脑脊髓膜炎皮疹患者应如何护理?

答：保护淤点、淤斑、大疱部位，避免受压、摩擦，可用气垫、空心圈等加以保护；昏迷患者应定时翻身、叩背，翻身时避免拖、拉、拽等动作，防止擦伤皮肤；在大片淤斑或大疱处局部消毒后，用无菌注射器抽出渗液，碘仿凡士林油纱布覆盖、无菌纱布包扎；破溃部位可用无菌生理盐水清洗，涂以抗生素软膏，以防止继发感染；床褥保持清洁、平整，衣裤应柔软、宽松、勤换洗，防止大小便浸渍。

62．流行性乙型脑炎有哪些临床特征?

答：流行性乙型脑炎是由乙型脑炎病毒引起的以脑实质炎症为主要病变的中枢神经系统急性传染病。临床上以高热、意识障碍、抽搐、病理反射及脑膜刺激征为特征。重症者伴有中枢性呼吸衰竭，病死率高达20%～50%，可留有后遗症。

63．流行性乙型脑炎有哪些流行病学特征?

答：在我国，乙脑呈季节性流行，80%～90%的病例集中在7月、8月、9月。

(1)传染源：乙脑是人畜共患的自然疫源性疾病。人和动物(如猪、牛、羊、马、鸭、鹅、鸡等)感染后可发生病毒血症，成为传染源。人感染后病毒血症期短，血中病毒含量少，不是主要的传染源；猪是主要传染源。

(2)传播途径：蚊子是乙脑的主要传播媒介。带乙脑病毒的蚊虫经叮咬将病毒传给人或动物。

(3)人群易感性：人对乙脑病毒普遍易感，感染后多数呈隐性感染。乙脑患者与隐性感染者之比为1∶1000～1∶2000，感染后可获得较持久的免疫力。

64．何谓流行性出血热的"三痛""三红"症状?

答："三痛"是指:头痛、腰痛、眼眶痛。"三红"是指:颜面、颈部、胸部皮肤充血潮红。

65．流行性出血热的三主症及五期临床经过有哪些?

答:三主症:发热、出血和肾损害。典型病例有五期临床经过:发热期、低血压休克期、少尿期、多尿期及恢复期。

66．流行性出血热少尿期的治疗原则有哪些?如何护理?

答:治疗原则为"稳、促、导、透"。即稳定机体内环境,促进利尿、导泻和透析治疗。

护理措施:少尿期嘱患者进食高热量、高维生素、低盐、低蛋白饮食;观察患者有无食欲缺乏、恶心、呕吐、顽固性呃逆等症状;有无水肿、体表静脉充盈、脉搏洪大、脸部胀满、心率增快等高血容量综合征的表现,并给予对症处理。准确记录24小时出入水量,严格控制入液量,按"量出为入,宁少勿多"的原则补液,输液速度要慢。同时要说服患者控制饮水量,患者烦渴可给温开水漱口,或用棉棒蘸水湿润口腔,口唇干裂可涂液体石蜡。

67．如何预防肺结核?

答:(1)对患者应做到早发现、早诊断、早治疗。活动期肺结核的患者应按呼吸道进行隔离治疗,限制患者活动范围,避免到公共场所,外出时应戴口罩。

(2)开展群众卫生运动,养成良好的卫生习惯,不随地吐痰。指导患者将痰吐在纸上焚烧处理。餐具煮沸消毒,痰具用消毒液浸泡消毒,同桌共餐时使用公筷以预防感染。

(3)给未受过结核杆菌感染的新生儿、儿童和青少年接种卡介苗,使人体产生对结核杆菌的获得性免疫力。卡介苗不能预防感染,但可减轻感染后的发病与病情。

68．发生针刺伤时应如何处理?

答:(1)应立即在伤口旁轻轻挤压,尽可能挤出损伤处的血液,反复用肥皂水和流动水冲洗伤口5～10分钟,用安尔碘消毒后包扎伤口。

(2)立即对受伤者及患者进行HIV、HBV、HCV抗体检测,填写"职业暴露人员个案登记表",通知医务科、预防科进行登记上报。必要时与医院"安全药品储备库"联系,进行预防性用药。

(3)对于受到HBV感染的针刺伤者,应24小时接种高效价乙型肝炎免疫球蛋白(HBIG)加全套乙肝疫苗。

(4)对于HCV感染的针刺伤者应注射干扰素300u/天,共3天,观察6～9个月。

(5)对于HIV感染或疑似HIV感染的针刺伤者,给予早期抗病毒治疗,最好在2小时内服药,最迟不超过24小时,即使超过24小时也应服药;并于暴露后4周、6周、12周、6个月、12个月定期检测HIV抗体。

69．被动物咬伤后如何预防狂犬病?

答:被动物咬伤后应立即用20%肥皂水或0.1%苯扎溴铵反复冲洗伤口至少半小时,挤出污血。冲洗后用70%酒精擦洗及浓碘酒反复涂拭,伤口一般不予缝合或包扎,以便排血引流。如有抗狂犬病免疫球蛋白或免疫血清,则应在伤口底部和周围行局部浸润注射。于咬伤后0天、3天、7天、14天和30天接种狂犬疫苗,共5次,每次2mL肌注。如严重咬伤,可全程注射10针,于当日至第6日每日一针,随后于10天、14天、30天、90天各注射一针。

70．狂犬病有哪些临床表现?

答:狂犬病又名恐水症,是由狂犬病毒所致,以侵犯中枢神经系统为主的急性人兽共患传染病。人狂犬病通常由病兽以咬伤方式传给人。潜伏期长短不一,5日至19年或更长,一般1～3个月。临床表现为特有的恐水、恐声、怕风、恐惧不安、咽肌痉挛、进行性瘫痪等。病死率几乎100%。

71．何谓性病?

答:性病全称为性传播疾病。指主要通过性接触,类似性行为及间接接触传播的一组传染性疾病。不仅可在泌尿生殖器官上发生病变,还可通过淋巴系统侵犯泌尿生殖器官所属的淋巴结,甚至通过血液播散侵犯全身各重要组织和器官。

72．常见的性传播疾病和病原体以及其传播途径有哪些?

答:淋病——淋病奈瑟菌;梅毒——梅毒螺旋体;尖锐湿疣——人类乳头瘤病毒;非淋菌性尿道炎——沙眼衣原体、解脲支原体;生殖器疱疹——单纯疱疹病毒;软下疳——杜克雷嗜血杆菌;性病性淋巴肉芽肿——沙眼衣原体;艾滋病——人类免疫缺陷病毒。

传播途径包括:性行为是主要传播途径;间接接触途径;血液和血液制品途

径；母婴垂直传播；医源性途径；器官移植；人工授精。

73. 梅毒有哪些传播途径?其治疗首选药物是什么?

答：(1)性接触传染：约95%患者通过性接触由皮肤黏膜微小破损传染。

(2)垂直传播：妊娠4个月后梅毒螺旋体可通过胎盘及脐静脉由母体传染给胎儿，可引起流产、早产、死产或胎传梅毒。

(3)其他途径：输入污染的血液，少数患者可经医源性途径、接吻、握手、哺乳或接触带有梅毒螺旋体的衣裤、被褥、毛巾、剃刀等而感染。

(4)治疗首选药物为青霉素。

74. 如何预防梅毒?

答：患者应按血液/体液隔离，积极治疗梅毒患者，对未育的患病夫妇，应劝其积极治疗至复查正常再怀孕，以确保优生优育，做好监测工作。严格治理社会娱乐场所，取缔娼妓，禁止性乱交；推广使用避孕套，医务人员要注意医疗防护，做好消毒。大力宣传性传播疾病知识，使人们懂得如何自我防护，改变不健康的生活方式。

75. 何谓艾滋病?有何临床特点?

答：艾滋病全称为获得性免疫缺陷综合征，是指人类免疫缺陷病毒感染引起的以严重免疫缺陷为主要特征的性传播疾病。临床特点是以淋巴结肿大、食欲缺乏、慢性腹泻、体重减轻、发热、乏力等全身症状起病，逐渐发展到各种机会性感染，继发性肿瘤等而死亡。

76. 艾滋病有哪些传播途径?

答：(1)性接触传播：为主要传染途径，包括同性与异性之间的性接触，如性交、肛交等。

(2)注射途径传播：吸毒者共用注射器针头，血友病患者应用第Ⅷ因子和输注含HIV的血和血制品，均可传染。

(3)母婴传播：感染HIV的母亲通过胎盘、产道传染给新生儿或通过产后母乳喂养传播给婴儿。

(4)其他途径：接触污染的医疗器具，到不安全和不规范的地方卖血，应用病毒携带者的器官进行移植，人工授精等。此外医护人员被污染的针头刺伤或破损皮肤接触受污染的血液、深层体液有可能受传染，但感染率为1%以下。

77. 感染人类免疫缺陷病毒(HIV)的高危人群有哪些?

答:感染HIV的高危人群有:同性恋者,性乱交者,吸毒者(静脉吸毒者),经常应用血液制品者,弱势人群(贫困地区的人群),HIV感染母亲所生婴儿,经常接触HIV感染者或其血液标本的人员等。发病年龄主要是50岁以下青壮年。

78. 构成HIV感染的三个同时存在的条件是什么?

答:(1)皮肤或黏膜有破损。(2)接触带有足够分量和浓度HIV的体液。(3)特定的传播途径。

79. 何谓艾滋病的窗口期?艾滋病的窗口期及潜伏期各是多长时间?

答:从感染HIV到产生抗体所需的时间称为"窗口期",约2周至3个月,也可长达6个月,此期具有传染性。艾滋病的潜伏期较长,一般认为2～10年可发展为艾滋病。

80. 当前性传播疾病中发病率最高的是哪一种疾病?如何预防?

答:当前性传播疾病中发病率最高的是淋病。淋病是由淋病双球菌所致的泌尿生殖系统化脓性疾病。

预防:患者应按血液/体液隔离,积极治疗淋病患者,做好监测工作。加强宣传教育,使人们掌握预防性传播疾病的方法,洁身自爱,杜绝性乱,推广使用避孕套,治疗期间禁止性生活,指导患者要注意个人卫生,做好衣裤、床上用品、毛巾、浴盆等物品的消毒。

81. 男性淋病有何临床特点?

答:以急性尿道炎为主,初起为尿道口红肿、发痒、轻微刺痛,并有稀薄透明黏液流出,约24小时后,分泌物变黏稠,为黄白色或黄绿色脓液向尿道口大量溢出,并有尿道刺激症状(尿频、尿急、排尿痛)。如治疗不及时,2周后炎症蔓延至后尿道,同时侵入附近组织器官,引起前列腺炎(表现为发热、寒战、会阴疼痛及排尿困难,前列腺肿张、压痛)、附睾炎（表现为附睾触痛和肿胀）、精囊炎、膀胱炎等合并症。感染严重时引起腹股沟淋巴结肿大及发热、头痛、乏力、咽痛等全身症状。

82. 尖锐湿疣是如何传染的?

答:尖锐湿疣又称生殖器疣,是由人乳头状瘤病毒所致的皮肤黏膜良性赘生物。主要通过性接触传染，少数通过间接接触传染。

83．尖锐湿疣临床表现有哪些？

答：尖锐湿疣潜伏期1～8个月，平均3个月。男性多见于龟头、冠状沟、包皮系带、尿道口及阴茎部，同性恋者好发于肛门及直肠。女性多见于大小阴唇、阴道口、阴道、尿道、宫颈、阴阜、腹股沟等处。口淫者可发生于口腔。初起为小而柔软、淡红色顶端稍尖的赘生物，逐渐增大增多，互相融合形成各种不同的形态，表面凹凸不平，湿润柔软呈乳头状、菜花状及鸡冠状，根部多伴有蒂，易发生糜烂渗液，其间有脓性分泌物淤积，有恶臭。多数患者无任何自觉症状，仅少数患者有瘙痒、灼痛、白带增多。

84．患哪种传染病死亡后必须立即进行尸体料理、就近火化？

答：患有高度传染性及致死性的传染病，如霍乱、鼠疫、传染性非典型肺炎、肺炭疽和人禽流感等疾病死亡后必须立即进行尸体料理、就近火化。

六、精神科

1．如何护理精神病科患者？

答：(1)个人卫生护理

①重视卫生宣教，经常向患者宣传注意个人卫生，帮助患者养成卫生习惯。

②督促和协助患者养成早、晚刷牙、漱口的卫生习惯。生活不能自理的患者应进行口腔护理。

③皮肤、毛发的清洁护理。a 新患者入院做好卫生处置，如洗澡、更衣等。检查有无外伤、皮肤病、头虱等，及时做对症处理并做好记录。b 督促患者饭前、便后洗手，每日按时洗脸、洗脚，女性患者清洗会阴。定期给患者洗澡、洗发、剃须、修指甲。生活自理困难者，由护士帮助代理。

④衣着卫生。帮助患者保持衣着整洁，随季节变化关心、帮助患者增减衣服。

(2)饮食护理

①采用集体进餐，有助患者消除对饭菜的疑虑，便于全面观察进食量、进食速度等情况。餐室要光线明快、清洁整齐、宽敞舒适，有利于调动患者的进餐情绪。安排固定的坐位，及时查对，不要遗漏。

②一般患者给普食，特殊病情按医嘱给流质、高蛋白、少盐、低脂饮食等。吞咽动作迟缓者酌情为患者剔去鱼肉骨刺。谨防呛食窒息。

③对抢食、暴食的患者应安置单独进餐，适当限制进食量，对症处置，谨防意外。

④对食异物的患者要重点观察，外出活动时需专人看护，严防吞服杂物、脏物等。

⑤会客时向家属宣传饮食卫生知识，要关心家属所带食品是否卫生、适量，预防胃肠道疾病。

⑥对拒食者，应根据病因，有针对性地做好心理护理，必要时给以鼻饲。

⑦对怀疑食物有毒的患者，应让其参与备餐，让其看着大家分吃同样的饭菜，必要时应为其准备密闭包装的食品，有条件的可让其家属从家里带饭。

(3)睡眠护理

①室内整洁、空气流通、光线柔和，温度适宜有利安定患者情绪，易于入睡。

②床褥要干燥、清洁、平整。

③兴奋吵闹患者应安置于隔离室，并给予安眠处理，以免影响他人睡眠。

④向患者宣传睡眠与疾病的关系及有助于睡眠的注意点。

⑤睡前忌服引起兴奋的药物或饮料，避免参加激情、兴奋的娱乐活动或谈心活动。不过量饮茶水，临睡前要排便。

⑥白天除安排午睡外，要组织患者参加各类工、娱、体活动，以利夜间正常睡眠。对生活自理能力差的患者应协助做好就寝时的一切生活护理。

⑦要深入病室，勤查房，观察患者睡眠的姿势、呼吸声、是否入睡等。对有消极意念的患者要及时做好安睡处理，防意外发生。

⑧入睡困难者，应让其睡前用热水泡脚或热水浴，听轻音乐或催眠曲，必要时遵医嘱应用镇静、催眠药。

(4)安全护理

①加强巡查，随时警惕潜在的不安全因素。重视患者主诉，密切观察患者动态，谨防意外。病情波动及时记录与交班。

②同情、关心、理解、尊重患者，做好心理护理。良好的护患关系可避免意外事件的发生。

③病房设施要安全，门窗应随手关锁。

④病室内危险物品要严加管理，如药品、器械、玻璃制品、绳带，易燃物、锐利物品等。

⑤加强安全检查，凡患者入院、会客、假出院返回，外出活动返回均须做好安全检查，严防危险品带进病室。每周1次对全病房的环境、床单位、患者全体做安全检查。

⑥对重症患者要安置在重病室内，24小时重点监护。以便及时发现不良预兆，严防意外发生。

⑦患者外出离开病房时，必须由工作人员伴护（全开放患者例外）。请假出院、出院时必须由家属陪伴。

2．精神科临床常用药物有哪些？

答：常用药物有抗精神病药，如氯丙嗪；抗抑郁药，如阿米替林；抗焦虑药，如安定；抗躁狂药，如碳酸锂。

3．何谓精神疾病？

答：精神疾病是指大脑功能发生混乱，导致认识、情感、行为和意志等精神活动不同程度障碍的疾病，也叫精神障碍。

4．何谓精神分裂症？

答：精神分裂症是一组病因未明的精神病。多起病于青壮年，常有感知、思维、情感和行为等方面的障碍和精神活动的不协调。一般无意识障碍和智能缺损，病程多迁延。

5．精神分裂症在临床上有哪几种类型？

答：(1)青春型；(2)紧张型；(3)偏执型；(4)未分化型；(5)单纯型；(6)不典型型；(7)残留型；(8)衰退型；(9)其他型。

6．精神分裂症分几期？其治疗原则是什么？

答：(1)前驱期，一旦明确诊断，立即治疗。

(2)急性期，尽量减轻和缓解急性症状，重建和恢复患者的社会功能，尽早使用抗精神病药。

(3)恢复期，减少对患者应激性刺激，降低复发可能性，增强患者适应社区生活的能力。如果一种抗精神病药已使病情缓解，应续用同量6个月，再考虑减量维持治疗。

(4)康复期，保证患者维持和改善机体功能水平及生活质量，继续监测治疗的不良反应。初发患者经一年维持治疗可试验性停药；多次反复发作者维持治疗至少5年甚至终身。

7. 何谓幻觉?最常见的幻觉有哪些?

答:幻觉是一种虚幻的知觉,即在没有现实刺激作用于感觉器官而出现的知觉体验。最常见的幻觉是幻听。

8. 何谓妄想?有何临床意义?

答:妄想是一种病理的和歪曲的信念,其内容不符合客观现实,但患者对此坚信不疑,不能被说服和纠正。如果确定患者有妄想,则此人患有精神疾病。

9. 常见妄想有哪几种?

答:常见妄想有关系妄想、被害妄想、夸大妄想、罪恶妄想、影响妄想和嫉妒妄想等。

10. 在我国神经症分哪几种类型?

答:在我国神经症被分为(1)癔病;(2)焦虑症;(3)强迫症;(4)恐惧症;(5)抑郁性神经症;(6)疑病症;(7)神经衰弱症;(8)其他神经症。

11. 神经官能症有哪些临床特点?

答:(1)神经官能症不属于精神病,一般不表现精神病常见的幻觉、妄想,也没有荒谬离奇的行为。患者全部或部分保持社会生活的适应能力和劳动能力。

(2)本病是大脑的功能障碍。尽管患者有多种躯体不适感,但并没有相应的器质性损害,因此是完全可以治愈的。

(3)患者对疾病有一定认识,因此疾病未经治疗时,患者即保持对疾病的自知力。

12. 如何判断患者有无意识障碍?

答:观察患者是否有下述表现:(1)对外界刺激反应减弱,经常嗜睡或反应迟钝,对周围环境感知模糊或错误。(2)定向力障碍。(3)理解困难,注意力难集中,有瞬间记忆障碍。(4)病情缓解后常有部分或全部遗忘。

13. 何谓急性应激障碍?

答:急性应激障碍是由剧烈的、异乎寻常的精神刺激、生活事件或持续困扰的作用下引起的精神障碍。

14．何谓脑器质性精神障碍？

答：脑器质性精神障碍是指包括各种颅内炎症、肿瘤、血管疾病、中毒、外伤、变性病等因素直接损害脑部所致的精神障碍。

15．急性和慢性脑器质性精神障碍的常见综合征有哪些？

答：急性脑器质性综合征最常见的为各种意识障碍；慢性脑器质性综合征最常见的为痴呆状态。

16．何谓躯体疾病伴发精神障碍？

答：躯体疾病伴发精神障碍是指由于重要内脏器官出现功能代偿不全或严重衰竭和内分泌营养不良。代谢疾病等引起继发性精神障碍可表现为意识障碍、神经综合征或精神病。

17．人格障碍有哪几种临床类型？

答：人格障碍有偏执性人格障碍、分裂性人格障碍、反社会性人格障碍、冲动性人格障碍、表演性人格障碍、强迫性人格障碍、依赖性及焦虑性人格障碍。

18．何谓心理治疗？

答：心理治疗是指以某种心理学的理论为根据，以良好的医患关系为基础，应用各种心理学的方法和技巧，通过治疗者的言行达到解决心理问题、消除或改善心身症状或精神障碍、促进疾病康复的一种疗法。

19．心理治疗的方法有哪几种？

答：心理治疗有支持疗法或疏导疗法、暗示疗法、行为疗法和精神分析法。

20．对精神病患者心理护理的基本要点是什么？

答：建立良好的护患关系；与患者正式交谈前要了解病情，计划交谈的具体目的和内容，使患者乐意接受；要尊重患者人格，让患者对交谈有思想准备，不感到突然和勉强；在整个护理过程中都要善于运用沟通技巧；做任何治疗和护理，均应告知患者其理由和注意事项，争取患者合作；注意非语言性沟通，得体地运用体态语言。

21．如何观察精神病患者的病情变化？

答：要善于在患者复杂的精神状态中发现其病情特点，从患者的语言、表情、动作、行为中进行观察分析，掌握病情的动态变化，摸索疾病规律；同时要在患者无主诉的情况下，早期发现躯体并发症，及时解除患者的痛苦。

22．抗精神病药物有哪些不良反应？

答：不良反应有口干、舌燥、鼻塞、乏力、思睡、心动过速、锥体外系反应和皮疹等。

23．氯丙嗪治疗的适应证有哪些？

答：氯丙嗪的主要适应证为各种精神运动性兴奋，幻觉妄想状态，各种思维障碍、情感、意向及行为障碍。临床上主要用于治疗精神分裂症、躁郁性精神病、反应性精神病的上述症状。精神分裂症中以妄想和紧张型效果较好，青春型次之。

24．给精神病患者发药应注意哪些事项？

答：(1)给药前要心中有数。

(2)备药时要严格查对。

(3)发药时要准确无误，防止藏药，注意安全。

(4)给药后收好物品，观察疗效及药物不良反应。

(5)宣传药物治疗的常识，争取患者合作。

25．对精神病患者"五防"的内容是什么？

答："五防"的内容是：防自杀、防逃跑、防他伤、防破坏和防冲动。

26．抑郁症患者的常见症状是什么？

答：心境恶劣，悲伤，沮丧或忧郁，缺乏自信，兴趣降低，动作明显减少，或者出现激越，思维迟缓，常有注意力不集中，睡眠障碍，食欲降低，对前途感到悲观或绝望，自责自罪或消极厌世，出现自杀行为。

27．抑郁患者的情绪变化有什么规律？

答：抑郁患者易早醒，清晨时患者情绪最低，黄昏时则有所好转。因此，清晨破晓时最易发生自杀，应注意防范。

28．癔病性痉挛发作患者应如何处理？

答：遇有癔病性痉挛发作时，要保持镇静、严肃采取保护性医疗措施，既不能表现惊慌失措，又不要过分关心照顾，以免强化症状；要消除环境中一切不良因素，制止无关人员围观；配合医生做好暗示治疗和对症护理，以解除痉挛发作，减轻患者痛苦。

29. 哪些原因易造成精神患者发生噎食?

答：最常见的原因是服用抗精神病药物所出现的锥体外系反应，导致咽喉肌群共济失调、吞咽反射迟钝。药物阻塞在咽喉部或误入气管内而引起窒息；其次为电痉挛或胰岛素治疗后，患者意识尚未完全清醒的情况下，仓促进食导致噎食引起窒息。

30. 噎食的处理原则是什么?

答：(1)就地抢救，清除口咽部食物，疏通呼吸道，促进心肺复苏。

(2)迅速用手指掏出口咽部的食团。若抠出口咽部食物后患者症状仍无缓解，应立即将患者腹部俯卧于凳上，让上半身悬空，猛压其腰背部，迫使腹肌猛然上移，逼迫肺内气体猛烈外冲，使气流将进入气管的食团冲出。如重复5～6次仍不能奏效，立即用大号针头在环甲软骨上沿正中部位插进气管，或尽早进行气管插管。

(3)心脏停搏者立即做胸外心脏按压。如果自主呼吸恢复，应持续吸氧，专人持续监护，直至完全恢复。

31. 躁狂发作时主要临床表现是什么?

答：情感高涨或易激、思维奔逸和精神运动性兴奋。

32. 工娱治疗的意义是什么?

答：工娱治疗的意义是缓解精神症状、活跃情绪、恢复学习和工作能力以及延缓精神衰退等。

33. 何谓饮酒所致戒断综合征?

答：饮酒所致戒断综合征是指长期或大量饮酒过程中相对或绝对停止饮酒时，所产生的一系列精神与躯体症状。

34. 何谓无抽搐电痉挛治疗?

答：无抽搐电痉挛治疗是指在麻醉的作用下，用短暂适量的电流刺激大脑，引起患者意识丧失，皮层广泛性脑电发放，以达到控制精神症状的一种治疗方法。

35. 电痉挛治疗的适应证有哪些?

答：严重抑郁，有强烈的自伤、自杀行为或明显自责自罪者；极度兴奋躁动、冲动、伤人者；拒食、抑郁性木僵者；精神药物治疗无效或对药物治疗不能耐受者。

36．自缢的处理原则是什么？

答：(1)一旦发现患者自缢，应立即解套或用刀、剪刀剪断自缢的绳子。如果患者悬于高处，解套时要同时抱住患者，防止坠地跌伤。

(2)将患者就地平放，解开衣领和腰带。如果患者心跳尚存，可将患者下颌抬起，使呼吸道通畅，并给氧气吸入；如心跳已经停止，应立即进行胸外心脏按压和人工呼吸。遵医嘱酌情应用中枢兴奋剂等。

(3)患者清醒后，应劝导和安慰患者，使之稳定情绪，应严密观察，慎防再度自杀。

七、肿瘤科

1．何谓肿瘤？

答：肿瘤是人体器官组织的细胞，在外来和内在有害因素的长期作用下所产生的一种以细胞过度增生为主要特点的新生物。这种新生物与受累器官的生理需要无关，不按正常器官的规律生长，丧失正常细胞的功能，破坏了原来器官结构，有的可以转移到其他部位，危及生命。

2．肿瘤是如何形成的？

答：肿瘤是机体在各种致瘤因素作用下，局部组织的细胞在基因水平上失去对其生长的正常调控，导致克隆性异常增生而形成的新生物。可分为良性肿瘤和恶性肿瘤两大类。

3．可作为肿瘤定性诊断的检查是什么？

答：通过对肿瘤组织的病理检查可明确肿瘤的性质，其他方法仅能发现是否有瘤体的存在。

4．恶性肿瘤有哪些特征？

答：恶性肿瘤的肿块通常形态不一，不规则，表面不平，边界不清，质地硬，活动度小，甚至固定不动，早期一般无痛。

5．常用治疗恶性肿瘤的药物有哪些？

答：环磷酰胺、甲氨喋呤、氟脲嘧啶、阿霉素、丝裂霉素、长春新碱、柔红霉素、依托泊苷、替尼泊苷、胺苯嘧啶和顺氯氨铂（顺铂DDP）等。

6．恶性肿瘤化疗的一般不良反应有哪些？

答：①秃发；②口炎；③恶心和呕吐；④骨髓抑制。其中骨髓抑制是最严重最危险的合并症。

7．肿瘤患者在化疗期间应注意什么？

答：①不抽烟，少饮或不饮酒。②尽量避免与感冒尤其是流感的人接触，绝对禁止与急性水痘患者接触。③注意营养，吃些爱吃的食物保持体重。④应以顽强的毅力克服药物不良反应，坚持治疗。

8．如何预防肿瘤化疗后的呕吐？

答：在大剂量顺氯氨铂(DDP)100～200mg/次化疗时，可用：①苯海拉明25mg，每日3次，连用2天，化疗前晚开始；②灭吐灵40～50mg，分别于化疗前半小时、化疗后1.5、4、6小时肌注；③地塞米松5mg，于茂菲氏滴管内冲入或用4.5mg分别于化疗前半小时、化疗后1.5、4、6小时口服，可减少呕吐。

9．使用环磷酰胺(CTX)治疗的肿瘤患者为什么要多饮水？

答：因代谢产物经肾脏排泄，长期使用可致出血性膀胱炎，所以应嘱患者治疗时应多饮水(3000mL/日)，以稀释尿中药物浓度，预防出血性膀胱炎的发生。

10．如何预防抗肿瘤化疗药物静脉输入时的外渗现象？

答：(1)注射部位要经常观察，尤其是对意识不清的患者更应仔细监护。输液前让患者了解药物外渗的症状、体征及危害性。一旦发生外渗即可早期发现。

(2)熟练掌握穿刺技术，尽可能做到一次成功，如发现静脉穿破时，需在另一侧肢体进行穿刺，以免药液从穿破处外渗。

(3)使用对组织毒性大的抗癌药物前，宜先用生理盐水或5%葡萄糖推注或滴注，确定无外渗再使用化疗药物，结束时用适量的生理盐水冲管。

(4)需快速输液或输入细胞毒性大的药物时，尽量选用中心静脉或粗大静脉输入。

(5)保护静脉：一般由远端向近端，由背侧向内侧，左右臂交替使用，以上肢静脉为主；根据血管直径选择针头，针头越细对血管损伤面越小；避免在同一条静脉多次穿刺或长时间输液；拔针前回吸少量血液在针头内以保持血管内负压，然后迅速拔针，用无菌棉球压迫穿刺部位3～5分钟，同时抬高穿刺的肢体，以避免血液反流，防止针眼局部淤斑，有利于以后再穿刺。

(6)有上腔静脉阻塞的患者，不应选用上肢静脉输入药液。

11．哪些常用的抗恶性肿瘤药物静脉输入外渗后会引起组织坏死？

答：氮芥(HN2)、卡氮芥(BCNU)、足叶乙甙(VP16-213)、长春花碱(VLB)、长春新碱(VCR)、长春酰胺(VDS)、阿霉素(ADM)、丝裂霉素-C(MMC)、正定霉素(DRB)等。

12．如何正确采集痰脱落细胞检查的标本？

答：(1)采集从肺深部咳出的新鲜痰，留痰前应教会患者作有效咳嗽，使患者能咳出肺深部痰液。

(2)咳痰前先用清水漱口，以减少口腔内食物残渣及口腔上皮细胞。

(3)在咳出喉部痰后再用力咳嗽，咳出肺深部痰液2口(特别是带血丝的痰)，置于无色大口瓶或痰标本盒内。

(4)及时送检(最迟不得超过2小时)，避免细胞因时间过久而自溶。

13．常用激素类抗恶性肿瘤药有哪些？它们的作用机制是什么？

答：有雌激素、雄激素、肾上腺皮质激素等。它们的作用机理是：一些和内分泌有关的组织癌变后，常保留着与原组织相类似的激素依赖性。如乳腺癌依赖雌激素；前列腺癌依赖雄激素。肾上腺皮质激素能抑制淋巴细胞生成，并使淋巴细胞解体，可用来治疗急性淋巴细胞白血病。用某些激素药物后，改变了体内激素平衡状态，从而抑制某些相应肿瘤的生长。

14．如何预防和处理肿瘤化疗引起的口腔炎？

答：(1)预防：①保持口腔清洁，进食前后以温开水或漱口液漱口；选用软毛牙刷或海绵刷牙，以免损伤口腔黏膜及牙龈，导致出血和继发感染。②在患者白血球降至3000/mm3时加用1%双氧水30mL含漱后再用冷开水漱口，预防口腔炎。

(2)处理：①如发生口腔炎或溃疡时，每餐后和睡前用3%双氧水含漱，再用生理盐水漱净后涂以3%碘甘油。②口唇皲裂可涂以甘油或石蜡油。③因溃疡引起的疼痛可用利多卡因糖丸餐前口含。④如口腔炎由甲氨喋呤引起，可用1:200四氢叶酸液清洗口腔。⑤念珠菌感染时用二性霉素糖丸每四小时一次口含或酮康片口服。⑥有黏膜真菌感染者，可用氟康唑涂搽患处。

15. 化疗药物外渗性损伤局部有何表现?

答: 依据化疗药物的种类、渗漏量二表现不同程度的临床症状和体征, 一般外渗初期在注射部位局部组织肿胀、红斑、呈持续性刺痛、剧痛、烧灼样痛, 局部皮温降低; 药物渗漏后第1~3d, 受损血管沿静脉走向呈条索样肿胀、变红, 皮肤出现紫黑色水泡, 严重者肢端脉搏消失, 可伴有发热; 两周左右时间水肿消退, 浅层组织坏死, 溃疡形成累及皮下肌层, 甚至深部组织结构受累, 严重者皮肤表面焦痂形成, 与正常皮肤出现明显界限。

16. 抗肿瘤药物外渗和静脉炎的处理方法有哪些?

答: (1)发现药物外渗时应立即停止注射, 拔出针头。

(2)用适量生理盐水局部注射稀释药物, 降低浓度。

(3)根据不同的化疗药物采用不同的解毒剂做皮下封闭, 疼痛明显者用0.25%普鲁卡因局部封闭, 每日一次, 连续三天。

(4)疼痛剧烈时用50%硫酸镁湿敷, 肢体肿胀明显、动脉搏动减弱或消失时, 必须抬高肢体, 必要时做筋膜广泛切开减压, 局部和全身使用抗生素。

(5)如3天后局部仍红肿时则用中药黄柏、黄芩、黄连各10g水煎后湿敷, 每日两次, 每次半小时。

(6)皮肤坏死区出现分界后, 应及早切痂植皮。

17. 乳腺癌肿的特征是什么?

答: 一般肿块发生在一侧, 无痛性肿块不规则, 轮廓不清, 不可推动(与皮肤或乳头黏连), 产生皮肤小凹(橘皮样症)、水肿或乳头内缩。少数患者有乳头血性溢液。

18. 癌症治疗(包括化疗与放疗)期间, 在何种情况下应对患者采取保护性隔离措施?

答: 对抵抗力严重下降、应用免疫抑制剂而免疫功能受损者以及白细胞数低于1000/mm3的患者应采取保护性隔离措施。

八、耳鼻咽喉科

1. 听觉器官包括哪些?听觉是如何产生的(声音的传入途径)?

答:包括有内耳、中耳（鼓膜、咽鼓管、耳蜗）、外耳。声音是通过听觉器官传入并将震动转变为电信号，刺激听神经，最终将声音传送到听觉中枢。声音的传入途径有空气传导和骨传导两条，正常情况下以空气传导为主，其过程为外耳集音、中耳传音、内耳感音。

2. 先天性耳部畸形临床分哪几类?有何临床特点?

答:在耳的胚胎发育过程中，由于某种因素引起耳的发育障碍，导致耳部发育畸形。

(1)临床分为:①先天性耳前瘘管。②先天性耳郭畸形。③先天性外耳道闭锁或狭窄。④先天性中耳畸形。⑤先天性内耳畸形。

(2)临床特点:外耳、中耳发育相互关联，发育障碍致畸形常常是并存的;内耳畸形是导致先天性耳聋的重要因素。

3. 何谓人工耳蜗?人工耳蜗植入常见的并发症有哪些?

答:(1)人工耳蜗是指一种能模拟人耳功能的特殊的声-电转换电子装置，其工作原理是将环境中的机械声信号转换为电信号，并将该电信号通过电极传入患者耳蜗，刺激患者残存的听神经，使患者产生某种程度的听觉。

(2)常见的并发症:①术后感染。②外淋巴瘘及脑脊液漏。③面瘫。④皮瓣坏死。⑤耳鸣。⑥眩晕。⑦埋植部件故障等。

4. 人工耳蜗植入适宜哪些人群?何时植入为最佳?

答:凡是双耳聋，经过药物、手术治疗、佩戴助听器均无效者，但患者还必须保留有一定数量的、传导功能正常的听神经纤维，才可考虑人工耳蜗的植入。对于语后耳聋者来说，越早接受耳蜗植入越好，这样会大大减少术后语言训练的困难，提高手术的效果，故最佳植入期为耳聋后6个月。对先天聋哑儿童最好在2～3岁，即语言形成期之前植入，以便使聋哑者尽快恢复语言，避免影响智能发育。

5. 人工耳蜗与助听器有何不同?

答:助听器是一种声音放大器，当耳聋者仍有残余听力时，可借助于助听器补偿听力的不足，所以助听器是改善听力困难的有效工具。而人工耳蜗则适用于完全失去听力的聋哑人，植入的电极直接刺激听神经纤维，使聋哑人重获听力，这是助听器无法做到的。

6. 何谓声阻抗、声导纳、声导抗测试?声导抗的测试有何临床意义?

答：声阻抗是指声波克服递质分子位移所遇到的阻力，是作用于单位面积声压与容积速度的比。

声导纳是指被递质接纳传递的声能，是声阻抗的倒数。

声导抗是指声导纳和声阻抗的总称。

声导抗测试(声阻抗测试)是指一种临床最常见的客观听力测试的方法之一。外耳道压力变化产生鼓膜张力变化，对声能传导能力发生改变利于这一特性，能够记录鼓膜反射回外耳道的声能大小。其意义：通过计算机分析结果，反映中耳传音系统和脑干听觉通路功能。

7. 何谓耵聍?形成耵聍栓塞的原因有哪些?

答：外耳道软骨部皮肤具有耵聍腺，耵聍腺分泌的一种淡黄色黏稠液体，称为耵聍。耵聍具有保护外耳道皮肤及防止异物进入外耳道的作用。耵聍栓塞是由于耵聍腺分泌过多或排出受阻，外耳道耵聍积聚过多，会阻塞外耳道，形成团块。

形成原因：外耳道炎症、尘土等刺激外耳道，可使分泌过多；外耳道狭窄、异物存留或老年人肌肉松弛，下颌运动无力等使耵聍排出受阻。

8. 何谓梅尼埃病?其临床特点有哪些?

答：梅尼埃病是指一种原因不明的，以膜迷路积水为主要病理特征，以发作性眩晕、波动性耳聋和耳鸣为主要临床症状的内耳病。其临床特点是发作性眩晕，波动性、渐进性耳聋、耳鸣及耳胀满感。

9. 外耳道冲洗的目的是什么?

答：冲出外耳道异物、耵聍等。

10. 在进行外耳道冲洗前需做哪些操作准备?

答：(1)物品准备：弯盘、盛有温生理盐水的消毒治疗碗、带有细塑料管的橡皮球或20mL注射器、消毒棉球、消毒棉签、额镜。

(2)查对床号、姓名、说明目的，取得合作。

(3)评估外耳道情况，患者取坐位，患耳朝向操作者，操作者头稍倾向患侧。将弯盆放于患耳下方，以盛冲出之污水。

11．外耳道冲洗的操作要点有哪些?

答：(1)先检查耳道有无损伤，了解耵聍阻塞或异物的情况。

(2)用带有塑料管的橡皮球或20mL注射器，吸满生理盐水，操作者左手将患耳向后上方拉，右手将吸满生理盐水的橡皮球或注射器，向外耳道后上壁方向慢慢冲洗，借水的回流作用，将耵聍或异物冲出。

(3)冲洗完毕，用消毒棉签擦干耳道，用棉球擦净耳道口。

12．进行外耳道冲洗时需注意的事项有哪些?

答：(1)急性外耳道炎、急性化脓性中耳炎、坚硬面大的耵聍、尖锐异物及鼓膜穿孔者禁忌冲洗。

(2)冲洗液温度应接近体温，太冷、太热都可引起迷路反应。

(3)冲洗时不可对准鼓膜。也不可对准耵聍或异物，以免将之冲入深部。遇到坚硬尚未软化的耵聍，不能硬冲，可用耵聍钩钩出或嘱患者再滴药2～3天后再行冲洗。

(4)嘱患者在冲洗时若有疼痛或耳鸣时应及时报告操作者，冲洗后应注意听力有无变化情况。

13．耳道滴药耳浴的目的是什么?

答：(1)向耳内滴入药液，达到治疗炎症的目的。

(2)耳内耵聍，滴入药液，便于取出。

(3)滴入麻醉剂，以达到麻醉的目的。

(4)耳内进入异物或昆虫，滴入药液以杀死或使其便于取出。

14．进行耳道滴药耳浴前需做哪些操作准备?

答：操作者着装整洁，洗手，戴口罩。

物品准备：滴耳药液，消毒棉球、棉签，处置单。

15．耳道滴药耳浴的操作要点有哪些?

答：(1)携用物至患者床旁，查对无误后，向患者做好解释，取得合作。评估外耳道情况。

(2)协助患者取侧卧位，患耳向上，保持体位舒适。先用棉签将外耳道清理干净，然后用一手将耳廓向后上方拉，另一手将药液沿外耳道后壁滴入6～10滴，用手掌根部反复轻压耳屏数次。耳浴10分钟，将外耳道口塞以消毒棉球，协助患者取坐位，交代注意事项。

(3)整理用物，洗手，做好记录。

16．进行耳道滴药耳浴时需注意的事项有哪些？

答：(1)滴耳液的温度要接近体温，天冷时要适当加温，以免滴药后发生眩晕。

(2)若外耳道有分泌物时，应注意分泌物的性质、颜色，并将分泌物清理干净。

(3)滴药后，注意观察患者有无眩晕、恶心等不适症状。

(4)嘱患者在操作过程中，若有头晕、恶心或全身不适时，应及时报告操作者。耳浴后不要挖耳道，以防引起损伤或感染。

17．鼻腔有何生理功能？

答：(1)呼吸功能：①呼吸通道：鼻腔是呼吸的通道，正常的鼻呼吸依赖于鼻腔适当的阻力。②清洁和过滤空气的功能。③调节温度和湿度，保护呼吸道黏膜的功能。

(2)嗅觉功能：嗅觉可影响食欲和识别有害气体。

(3)其他：①声音共鸣功能。②反射功能。③免疫功能。④吸收功能。⑤鼻窦腔在减轻头颅重量、维护头部平衡、缓解外来冲击和保温绝热方面起重要的作用。

18．鼻腔冲洗的目的是什么？

答：去除鼻内痂皮、清洁鼻腔、湿润黏膜、减轻臭味。

19．在进行鼻腔冲洗前需做哪些操作准备？

答：患者取坐位，头向前倾，受水面盆置于头下。

物品准备：灌洗桶连橡皮套、冲洗用橄榄头、受水面盆、冲洗液(生理盐水或高锰酸钾液)500～1000mL。

20．鼻腔冲洗的操作要点有哪些？

答：(1)查对患者床号、姓名、说明目的，取得患者合作。评估病情及鼻腔情况，患者用手将连接灌洗桶的橄榄头紧塞于前鼻孔，操作者放开，松夹子，嘱患者张口呼吸。

(2)让桶内的温生理盐水缓缓注入鼻腔，由另一侧鼻腔流出。此时，可将鼻腔内分泌物、痂皮等随水冲出。

(3)两侧鼻腔交替进行。

21．鼻腔冲洗法的注意事项有哪些?

答：(1)鼻腔有急性炎症时禁用,以免炎症扩散。

(2)灌洗桶应挂在距患者头顶等高,不能过高,以免压力过大,引起并发症。

(3)水温需接近体温,不能太热或太冷。

(4)冲洗应先从阻塞较重侧鼻腔开始,以免引起鼻咽部液压增高,导致中耳炎。

(5)冲洗时,勿与患者交谈,以免引起呛咳。

(6)嘱患者冲洗时要张口呼吸,禁用鼻呼吸,若有耳胀、耳鸣等不适时,应及时用手向操作者示意。

22．何谓鼻内镜?有何临床意义?

答：鼻内镜是指检查者借助适当的器械,为确切了解鼻腔隙内部结构,扩大可视范围,将照明光线导入腔隙内,可直视观察下操作,准确性高、损伤小的管道性仪器。临床应用鼻内镜可在电视监视下实施各种鼻咽部手术;清除鼻腔和鼻窦病变;正确的黏膜取舍与结构重建;鼻-眼相关外科和颅底外科手术。

23．检查嗅觉常用的方法有哪几种?

答：有两种。(1)主观嗅觉检查法：此方法简单易行,但主观随意性较大,结果不够准确,包括：①嗅瓶试验。②嗅阈检查。③T&T嗅觉计定量检查法。④标准微胶囊嗅功能检查法。⑤静脉嗅觉检查法。

(2)客观嗅觉检查法：此方法要求技术性较高,但结果客观、准确且灵敏,包括：①呼吸阻力测定。②嗅觉诱发电位。③磁共振成像和正电子发射体层成像。④蛋白质芯片。

24．何谓鼻出血?临床分哪几类?有何特点?

答：鼻出血是指血液自鼻腔流出,祖国医学称为鼻出血。其发病非常普遍,多数经过处理即可治愈,但严重的鼻出血也可危及生命。

分类：临床常以上颌窦口为界将鼻出血分为前鼻出血和后鼻出血两种。

特点：①前鼻出血：经前鼻孔流出,易评估出血量和观察到出血点,治疗相对容易。②后鼻出血自后鼻孔流出至咽部,常被患者吞咽,使出血量难以准确评估,且出血部位隐蔽,不易观察和处理。

25. 何谓鼻中隔偏曲?有何临床特点?

答：(1)鼻中隔偏曲是指鼻中隔的上下或前后径偏离矢状面，向一侧或两侧弯曲，或鼻中隔一侧或两侧局部凸起，引起鼻腔、鼻窦功能障碍并产生症状者，均称为鼻中隔偏曲。

(2)其特点：①鼻塞。②鼻出血。③反射性头痛。④喷嚏及流涕。

26. 何谓急性鼻炎?有何临床特点?常见的并发症有哪些?

答：急性鼻炎是由病毒感染引起的鼻腔黏膜急性炎症疾病，有传染性，四季均可发病，但冬季更多见。

临床特点：潜伏期1～3天，初期表现鼻内干燥，灼热感或痒感和喷嚏，继而出现鼻塞、水样鼻涕、嗅觉减退和闭塞性鼻音。继发细菌感染后，鼻涕变成黏液性、黏脓性或脓性。全身症状轻重不一，多数表现为周身不适、倦怠、头痛和发热等，小儿症状较成人重，多有高热甚至惊厥，常伴有消化道症状，如呕吐、腹泻等

常见并发症：①急性鼻窦炎。②急性中耳炎。③急性咽炎、喉炎、气管炎及支气管炎。④鼻前庭炎。⑤眼部并发症，如结膜炎、泪囊炎。

27. 何谓慢性鼻炎?有何临床特点?

答：慢性鼻炎是鼻腔黏膜和黏膜下层的慢性炎症性疾病。临床以鼻腔黏膜肿胀，分泌物增多，无明确致病微生物感染，病程持续数月以上或反复发作为特征。

28. 慢性单纯性鼻炎鼻塞临床特点有哪些?

答：(1)间隙性：白天、夏季、劳动或运动时减轻，夜间、静坐、寒冷时加重。

(2)交替性：变换侧卧位时，两侧鼻腔阻塞随之交替，居下的鼻腔阻塞，居上位者则通气。

29. 何谓过敏性鼻炎?按病程分哪几种?

答：过敏性鼻炎是发生于鼻黏膜的LgE介导的，以鼻阻塞、大量水样鼻涕、鼻痒和发作性喷嚏为临床特征的变态反应性慢性炎症，又称变态反应性鼻炎。本病虽然不是严重疾病，但令人烦恼的临床症状严重干扰正常的生活、工作和学习，可发生于4周岁以上的任何年龄，患患者数众多。

分类：根据发病的病程将过敏性鼻炎分为间歇性和持续性两种。间歇性过敏性鼻炎症状发生每周少于4天，全年病程少于4周；持续性过敏性鼻炎症状发生每周多于4天，全年病程不少于4周。

30. 导致过敏性鼻炎的原因有哪些?

答:过敏原或称变态原是触发本病的直接原因。导致过敏性鼻炎的过敏原主要是空气中的植物花粉、真菌孢子;家庭宠物的动物皮屑,家禽羽毛,室内尘螨及尘土等。这些过敏原都经鼻吸入,又称吸入性过敏原。某些食物性过敏原也可引起发病,如牛奶、鱼虾、鸡蛋、水果等。

31. 何谓腺样体肥大?有何临床特点?

答:腺样体受周围组织器官及自身的炎症刺激,发生病理性增生肥大,并引起相应的临床症状者称腺样体肥大。多见于儿童,但应区别儿童生长期腺样体发育过程中的生理性肥大。

临床特点:

从局部来看:腺样体肥大可堵塞后鼻孔和咽鼓管口,常可引起耳、鼻、咽、喉等症状,睡眠时打鼾,严重者可引起阻塞性睡眠呼吸暂停综合征。腺样体面容,由于长期鼻塞和长口呼吸,可引起颌面部发育障碍,如腭弓高拱,上切牙凸出、唇厚,上唇上翘、下唇悬挂,加上精神萎靡、面部缺乏表情,逐渐出现所谓"腺样体面容"。

从全身来看:患者表现为厌食、呕吐,营养发育不良,并有夜惊、磨牙、反应迟钝、情绪多变等症状。长期呼吸道阻塞、肺换气不良还可造成胸部畸形。

32. 扁桃体肿大分为哪几度?

答:扁桃体肿大一般分为三度:不超过咽腭弓者为I度,超过咽腭弓,但不超过咽后壁中线为II度,扁桃体达咽后壁中线者为III度。

33. 腭扁桃体切除术的适应证有哪些?

答:(1)慢性扁桃体炎有反复急性发作者。

(2)多次发生扁桃体周围脓肿者。

(3)扁桃体过度肥大,妨碍吞咽、呼吸功能,导致语言含糊不清或营养障碍者。

(4)扁桃体由于慢性炎症已成为引起其他脏器病变的病灶。

(5)扁桃体角化症及白喉带菌者,经保守治疗无效时。

(6)各种扁桃体良性肿瘤可连同扁桃体一并切除,对恶性肿瘤则应慎重选择病例。

(7)不明原因的长期低热,而扁桃体又有慢性炎症存在时。

(8)茎突截短术的前驱手术。

34．腭扁桃体切除术后如何护理?

答：(1)卧床休息：局麻者，儿童宜取侧卧位，成人取平卧或半坐位。

(2)观察出血情况，嘱患者随时将口内唾液吐出，不要咽下。

(3)饮食护理，局麻术后4小时或全麻清醒后吞咽动作恢复，无出血者可进冷流质饮食，第2天创面白膜生长良好者，改为半流质饮食，10天内忌粗硬、过热食物。

(4)创口疼痛时颈部可用冰袋冷敷，做深慢呼吸以缓解疼痛或遵医嘱给予止痛药物。

(5)术后第2天创面出现一层白膜，属于正常反应，对创面有保护作用，可以开始刷牙、漱口。

35．何谓阻塞性睡眠呼吸暂停低通气综合征?导致的原因有哪些?

答：阻塞性睡眠呼吸暂停低通气综合征(OSAHS)是指睡眠时上呼吸道反复发生塌陷、阻塞引起的睡眠时呼吸暂停和通气不足，伴有打鼾、睡眠结构紊乱，频繁发生血氧饱和度下降、白天嗜睡等症状。可发生于任何年龄，但以中年肥胖男性发病率最高。

OSAHS的病因尚不完全清楚，研究表明可能与以下因素有关：①上呼吸道狭窄或堵塞。②肥胖，因舌体肥厚且软腭、腭垂和咽壁有过多的脂肪沉积，加之肺的体积明显减少，从而产生肥胖性肺换气不足综合征。③脂代谢紊乱。④内分泌紊乱，如肢端肥大症引起舌体肥大，甲状腺功能减退引起黏液性水肿，女性绝经期后的内分泌功能失调。⑤老年期组织松弛。⑥遗传因素。

36．鼾症是如何分级的?各级的特点是什么?打鼾能造成哪些危害?

答：鼾症可分为三级：Ⅰ级为偶尔打鼾，属非习惯性打鼾；Ⅱ级为每日打鼾，属习惯性打鼾；Ⅲ级为打鼾严重，并出现呼吸暂停现象。

以往人们认为打鼾只会影响他人的睡眠，而今已被医务界证实会持续危害自身健康。长期打鼾，轻者晨起常有疲劳感，自我感觉未休息好、头痛、记忆力下降。持久严重的打鼾，多伴有上呼吸道阻力综合征(UASR)或OSAHS。打鼾可使上呼吸道阻力增加，继而出现呼吸暂停，导致血氧饱和度下降，引起心搏出量增加、心率加快，出现高血压、心脑血管疾病，甚至危及生命。

37．阻塞性睡眠呼吸暂停低通气综合征的治疗措施有哪些?

答：在查明病因、明确诊断的基础上应选择针对性较强的治疗方法。

(1)非手术治疗：①调整睡眠姿势。②适量运动，减肥。③戒烟酒。

(2)手术治疗：若病因明确，原则上应予以手术除去病因，如鼻息肉摘除、鼻中隔偏曲矫正、扁桃体、腺样体切除等，视不同的患者确定手术范围，术后可增加咽腔左右及前后间隙，以减少睡眠时上呼吸道的阻力。

38．何谓急性会厌炎?从病理学上分哪几型?有何临床特点?

答：(1)急性会厌炎是一种起病突然、发展迅速，容易引起喉阻塞并可危及生命的严重疾病，成人和儿童均可患病，全年都可发生，但以冬春季节常见。

(2)病理分型：①急性卡他型。②急性水肿型。③急性溃疡型。

(3)临床特点：①全身：起病急骤，出现畏寒、乏力和高热等全身症状，儿童、老年人症状更为严重。病情进展迅速，精神萎靡、四肢发冷、面色苍白、血压下降，甚至可发生晕厥或休克。②局部：多数患者喉剧烈疼痛，吞咽时加重，语声含糊不清，会厌高度肿胀时可引起吸入性呼吸困难，严重者可发生窒息。

39．何谓喉阻塞?有何临床特点?

答：喉阻塞又称喉梗塞。因喉腔内或其周围邻近组织病变，使喉部通道出现狭窄、梗阻，而引起程度不同的呼吸困难，病情严重，若抢救不及时，可引起窒息死亡。由于幼儿喉腔较小，黏膜下组织疏松，神经系统不稳定，故发生喉阻塞的机会较成人多。

临床特点：①吸气性呼吸困难。②吸气性喘鸣。③吸气性软组织凹陷。④声嘶。⑤发绀。

40．引起喉梗阻的常见原因有哪些?

答：(1)炎症性：小儿急性喉炎、急性喉气管支气管炎是引起急性喉阻塞的常见原因，成人急性会厌炎、喉脓肿、喉软骨膜炎，此外喉特异性感染，如喉结核和喉梅毒等。

(2)非炎症性：喉异物、急性喉水肿、喉血管神经性水肿、药物过敏反应、瘢痕性喉狭窄和喉肿瘤。

(3)先天性喉畸形：喉蹼、先天性喉喘鸣和喉软骨畸形等。

(4)其他：喉外伤、双声带瘫痪和喉痉挛等。

41．喉阻塞有哪些急救原则?

答：(1)对病情轻者可先做有关检查确诊后再治疗。

(2)对急性喉阻塞的紧急患者，病因治疗应在行气管切开术后进行，必须争分夺秒，迅速解除喉阻塞的症状，再做进一步的检查，以免造成窒息或心力衰竭。

42．气管切开的常见并发症有哪些?

答：①出血。②皮下气肿。③气胸。④套管脱出。⑤气管食管瘘。⑥喉、气管狭窄。⑦拔管困难。

43．造成气管拔管困难的因素有哪些?

答：原发病未治愈；气管切口处肉芽增生、喉狭窄、气管狭窄、气管套管偏粗；喉神经损伤；喉、气管软化；感染；心理压力均可造成气管拔管困难。

44．气道异物的急救护理要点是什么?

答：(1)对明确诊断的气道异物患者，如出现窒息和Ⅳ度吸气性呼吸困难，应迅速将患者向一侧卧，并拍击其背部，使位于气管隆突处阻塞双侧支气管开口的异物进入一侧支气管，而使另一侧支气管保持通畅。

(2)术前保持镇静，减少耗氧量，若出现呼吸困难，给予吸氧。

(3)紧急情况下可先行气管切开或气管插管。

(4)对近期曾行支气管镜手术而异物未取出者及发热患儿，如无呼吸困难，一般应先抗感染治疗，控制感染后再行手术。

45．气管、支气管异物临床特点有哪些?常见并发症有哪些?如何处理?

答：(1)临床特点：剧烈呛咳和呼吸困难。

(2)并发症：①窒息死亡。②阻塞性吸气性呼吸困难。③肺不张。④肺气肿。⑤气胸。⑥肺内感染。

(3)处理：及时诊断，尽快直接用喉镜或支气管镜取出异物，以保持呼吸道通畅，防止窒息及其他并发症的发生，对支气管镜下确实难以取出的异物，可行开胸手术，气管切开取出异物。

九、眼科

1. 何谓人体视觉器官?

答:人体视觉器官是指人体用于接触外部的光刺激,并将光冲动传到大脑中枢而引起视觉。其中包括眼球、眼附属物、视路和视觉中枢。

2. 何谓眼的屈光系统?

答:当光从一种递质进入到另一种不同折射率的递质时,光线在界面发生偏折现象,这种现象在眼球光学中称为屈光;以光作为适宜刺激的视觉生物器官称为眼的屈光系统。

3. 简述眼球的屈光装置、房水的循环及作用。

答:眼球的屈光装置包括角膜、房水、晶状体和玻璃体。房水由睫状体产生,自眼后房经瞳孔到眼前房,经虹膜角膜角(前房角)入巩膜静脉窦,通过睫状体前静脉汇入皮静脉。房水除折光作用外,还有营养角膜和晶状体、维持眼内压的功能。

4. 何谓现代眼科的临床三大技术?

答:现代眼科的临床三大技术是指白内障超声乳化技术、玻璃体切割技术和激光技术(准分子激光、视网膜激光)。

5. 何谓白内障?临床主要分哪几类?

答:白内障是指晶状体囊膜损伤,使其渗透性增加,丧失屏障作用或导致晶状体代谢紊乱,使晶状体蛋白发生变性,形成晶状体部分或全部混浊。

临床上分为:①按病因分为年龄相关性(老年性)、外伤性、并发性、代谢性、中毒性、辐射性、发育性和后发性白内障等。②按发病时间分为先天性和后天获得性白内障等。③按晶状体混浊的形态分为点状、冠状和板层白内障等。④按晶状体混浊的部位分为皮质型、核性和囊膜下白内障等。

6. 何谓老年性白内障?临床分期及其特点?治疗原则有哪些?

答:老年性白内障是最常见的后天性原发性白内障,多发生在50岁以上的老年人,故又称为年龄相关性白内障。发病率随年龄增长,多为双眼发病,但发病可有先后,双眼呈渐进性、无痛性视力下降,最后只剩下光感,是最主要致盲的致命原因之一。

临床分期：①初发期无视力障碍，仅有晶状体周边部皮质混浊，发展缓慢，可经过数年进入下一期。②膨胀期或未成熟期，混浊逐渐向中央发展，晶状体有不均匀灰白色混浊，视力明显减退，晶状体皮质吸收水分肿胀，将虹膜推向前使前房变浅，出现虹膜投影现象。③成熟期晶状体完全混浊、呈乳白色，视力仅剩光感，虹膜投影消失。④过熟期晶状体皮质溶解液化变成乳汁状物，直立时视力有所提高，低头时视力突然减退。

治疗原则：目前尚无疗效肯定的药物预防和缓解相关性白内障的发生和发展，主要以手术治疗为主。手术时机以白内障成熟期、不影响正常工作和生活时为最佳。通常采用白内障囊外摘除(包括白内障超声乳化术)联合人工晶体植入术。在某些情况下也可行白内障囊内摘除术，术后给予眼镜或角膜接触镜矫正视力。

7. 何谓虹膜投影？

答：皮质性白内障进入膨胀期或未成熟期时，混浊逐渐向中央发展，并进入瞳孔区，晶状体有不均匀灰白色混浊，晶状体皮质吸收水分肿胀，将虹膜推向前使前房变浅，用斜照法检查，该侧瞳孔区内出现新月形投影，称为虹膜投影。

8. 玻璃体有哪些生理功能？

答：玻璃体是屈光递质的组成部分，并对晶状体、视网膜等周围组织有支持、减震和代谢的生理功能。

9. 矫正近视眼的手术治疗方法主要有哪几种？

答：(1)角膜屈光手术：包括放射状角膜切开术、表面角膜镜片术、准分子激光角膜切削术、准分子激光角膜原位磨镶术、准分子激光上皮瓣下角膜磨镶术、角膜基质环植入术。

(2)眼内屈光手术：包括白内障摘除及IOL植入术、透明晶状体摘除及IOL植入术、有晶状体眼IOL植入术。

(3)巩膜屈光手术。

10. 何谓RK术？

答：RK术是指在角膜前表面中央以外区域，行对称的放射状切开，使角膜中央区变扁，屈光利用减弱，从而起到矫正近视的作用，为矫正低、中度近视的主要方法之一。

11. 近视激光手术的护理要点有哪些?

答: (1)术前准备: ①注意充分休息, 以免眼调节痉挛。②全面眼部检查, 包括视力、屈光度、眼前段、眼底、瞳孔直径、眼压、角膜地图、角膜厚度、眼轴测量等。③冲洗结膜囊和泪道, 如发现感染灶应先治疗后再行手术。④佩戴隐形眼镜者, 术前检查需在停戴48～72小时后进行, 长期佩戴者需停戴1～2周, 佩戴硬镜者需停戴4～6周。

(2)术后注意事项: ①1周内不要揉眼睛, 最好避免看书、看报。②外出戴太阳镜, 避免碰伤。③3天内避免洗头, 洗脸、洗头时不要将脏水进入眼内。④指导患者遵医嘱用药和复查, 如发现眼前黑点, 暗影飘动, 突然视力下降, 应立即复查。

12. 何谓准分子激光?手术适应证、禁忌证及术后常见并发症有哪些?

答: 准分子激光是指一种工作物质为氟化氢的气体激光, 波长193nm, 其特点是对角膜的穿透力小、热效低, 具有精确去除角膜的效应, 切削表面非常光滑, 是目前矫正低中度近视的方法之一。

(1)适应证: 年龄>20岁的轻中度近视, 并且矫正视力正常、近视度数已稳定两年, 自愿接受手术的患者。

(2)禁忌证: 患有圆锥角膜、自身免疫疾病等。

(3)并发症: ①角膜上皮下浅表混浊。②屈光度数回退和视力减退。③其他如过矫、欠矫、夜间眩目、不规则散光、单眼复视、最佳矫正视力下降和感染等。

13. 何谓红眼病?护理要点有哪些?

答: (1)红眼病是指急性或亚急性细菌性结膜炎, 又称急性卡他性结膜炎, 俗称"红眼病"。传染性很强, 多发于春秋季节。

(2)护理要点: ①佩戴太阳镜, 减少光线刺激, 减轻不适感。②炎症较重者用冷敷减轻充血、灼热等不适症状。③结膜囊冲洗时注意患侧卧位, 以免冲洗液流入健眼, 冲洗动作应轻柔, 如有假膜形成, 应先除去假膜再冲洗。④遵医嘱留取结膜分泌物送检细菌培养及药物敏感试验。⑤白天每1～2小时常用眼药水滴眼, 夜间涂眼药膏, 感染严重者用抗生素。⑥禁忌包扎患眼, 健眼可用眼罩保护。⑦严密观察角膜刺激症和角膜溃疡症状。⑧感染期实行接触性隔离。

14. 如何进行红眼病感染期接触性隔离?

答:(1)注意洗手和个人卫生,勿进公共场所和游泳池以免交叉感染,接触患者前后的手要立即彻底冲洗和消毒。

(2)接触过眼分泌物和病眼的仪器、用物等要及时消毒,用过的敷料要烧毁。

(3)双眼患病者实行1人1瓶眼药,单眼患病者实行1眼1瓶眼药,做眼部检查时,应先检查健眼,后检查患眼。

(4)向患者和家属宣传结膜炎预防知识,提倡1人1巾1盆。

15. 何谓角膜移植?角膜移植有何手术适应证?

答:(1)角膜移植是指一种采用同种异体的透明角膜代替病变角膜的手术。根据角膜取材厚薄,可分为板层角膜移植术和穿透性角膜移植术。

(2)适应证:①板层角膜移植术:适用于角膜中层或浅层混浊病变未累及角膜全层,内皮功能正常或可复原者。②穿透性角膜移植术:适用于角膜白斑、圆锥角膜、角膜变性和营养不良、角膜内皮功能失代偿、角膜严重的化脓性感染等。

16. 角膜移植手术的护理要点有哪些?

答:(1)术前护理:①有炎症者应先治疗后手术。②术前0.5小时快速静脉滴注20%甘露醇降低眼压。③术前1%匹罗卡品滴眼缩瞳,使瞳孔保持在2mm左右,便手术中缝合。

(2)术后护理:①戴硬性眼罩保护术眼,尤其是睡眠或打盹时。②密切观察角膜感染和角膜排斥反应。③手术24小时后,每天换药。植片平整,可改用眼垫包扎,至刺激症状基本消退为止,若植片不平整,应适当延长包扎时间。

(3)出院指导:①角膜移植术治疗3个月内要完全休息。一年内注意勿用力揉眼,外出要戴防护镜,注意眼部卫生,不进游泳池,避免眼部日晒、热敷。②指导患者及家属正确上眼药,如出现畏光、流泪、突然视力下降等反应,立即就诊。③定期复查,一般板层角膜移植为术后2~3个月,穿透性角膜移植术后6~12个月。

17. 青光眼临床分哪几种类型?

答:青光眼一般分为原发性、继发性和先天性三大类。(1)原发性青光眼:分为闭角型青光眼、急性闭角型青光眼、慢性闭角型青光眼、开角型青光眼。(2)继发性青光眼。(3)先天性青光眼:分为婴幼儿青光眼、青少年型青光眼、先天性青光眼伴有其他先天异常。

18．何谓急性闭角型青光眼?有何临床特点?

答：急性闭角型青光眼是指一种以眼压急剧升高并伴有相应症状和眼前段组织改变为特征的眼病。临床特点为剧烈的头痛、眼病、虹视、雾视，视力急剧下降，常降至指数或手动，可伴有恶心、呕吐等全身症状，多见于50岁以上女性，男女发病比例为1：2。多为双眼同时或先后发病，与遗传因素有关。

19．急性闭角型青光眼为什么会引起偏头痛、恶心、呕吐?

答：由于眼压急剧升高，引起虹膜睫状体充血，水肿，而使三叉神经末梢受到压迫，并反射至该神经眼支的分布区，因而引起剧烈的偏头痛。

由于三叉神经与迷走神经的中枢及延髓呕吐中枢之间有神经纤维联系，因此当眼压急剧升高发生偏头痛的同时，也常出现恶心、呕吐症状，眼压下降，头痛、恶心、呕吐随之缓解。

20．急性闭角型青光眼的治疗原则是什么?护理要点有哪些?

答：治疗原则：迅速降低眼压，减少组织损害，积极挽救视力。待眼压恢复正常后可考虑手术治疗。

护理要点：（1）应用降眼压药物和缩瞳剂时，注意观察药物的不良反应。

（2）将常用的物品固定位置摆放，活动的空间不设置障碍，以免患者绊倒。

（3）术后第1天开始换药，注意观察术眼切口、滤过泡形成、前房形成等情况。对于前房形成迟缓合并有低眼压者应给予加压包扎。

（4）避免在黑暗环境中停留时间过久。

（5）避免短时间内饮水量过多(一次饮水量＜300mL为宜)以免加重病情或复发。

（6）不宜烟酒、浓茶、咖啡和辛辣等刺激性食物，保持大便通畅。

21．单纯疱疹病毒性角膜炎的临床分型及其特点有哪些?

答：临床分为三型。

(1)树枝状和地图状角膜炎：是最常见的类型，初起患者角膜上皮呈小点状浸润，排列成行或成簇，继而形成小水泡，水泡破裂互相融合，形成树枝状表浅溃疡，称为树枝状角膜炎。随病情进展，炎症逐渐向角膜病灶四周即基质扩散，可形成不规则地图状角膜溃疡。

(2)盘状角膜炎：炎症浸润角膜中央深部基质层，呈盘状水肿、增厚，边界清楚，后弹力层皱褶。伴发前葡萄膜炎时，可见角膜内皮出现沉积物。

(3)坏死性角膜基质炎：角膜基质层内出现单个或多个黄白色浸润灶、溃疡甚至穿孔，常可诱发基质层新生血管，疱疹病毒在眼前段组织内复制，可引起前葡萄膜炎、小梁网炎，炎症波及角膜内皮时可诱发角膜内皮炎。

22．治疗急性虹膜睫状体炎为什么要散瞳?

答：散瞳是治疗急性虹膜睫状体炎的关键措施。

(1)充分散瞳可以使瞳孔散大，预防和拉开虹膜后粘连，避免虹膜粘连并发症的发生。

(2)解除睫状肌、瞳孔括约肌的痉挛，改善局部血液循环，以减轻充血、水肿及疼痛，促进炎症恢复，减轻患者的痛苦。

23．眼科应用阿托品眼药膏、眼药水的临床意义是什么?

答：阿托品是眼科常用的散瞳药物。用药的目的是散瞳，使瞳孔扩大处于固定的开大状态，防止虹膜后粘连和继发性青光眼；解除睫状肌、瞳孔括约肌的痉挛，使发炎虹膜、睫状体处于休息状态；减少睫状肌对睫状血管的压迫，改善局部血液循环；降低血管的通透性，以减少渗出物的产生。此外，阿托品还可用于幼儿科斜视、验光及眼底检查等。

24．何谓睑腺炎?如何预防和治疗?

答：(1)睑腺炎是指睫毛毛囊、附属的皮脂、变态汗腺或睑板腺感染，俗称麦粒肿，前者称为外睑腺炎，也称外麦粒肿；后者称为内睑腺炎，也称内麦粒肿。是常见的眼睑腺体的细菌性感染。

(2)预防和治疗：①注意眼部卫生。②早期睑腺炎应给予局部热敷，每次10～15分钟，每天3～4次，以促进眼睑血液循环，缓解症状，促进炎症吸收，抗生素滴眼液每天4～6次，以控制感染。③当脓肿形成后，应切开排脓，外睑腺炎的切口应在皮肤表面，与睑缘相平行，使其与眼睑皮纹相一致，以尽量减少瘢痕。内睑腺炎的切口常在睑结缘面，与睑缘相垂直，以免过多地伤及睑板腺管。④当脓肿尚未形成时不易切开，更不能挤压排脓，否则由于眼睑和面部的静脉无瓣膜，挤压后会使感染扩散，导致眼睑蜂窝织炎，甚至海绵窦脓毒血栓或败血症危及生命。

25. 正确采集结膜囊细菌培养的方法及目的是什么?

答: (1)方法: ①患者取坐位或仰卧位,头稍后仰。②以左手拇指、食指分开上下眼睑,右手持无菌棉杆取结膜囊内分泌物,然后将棉杆放入无菌试管内送检。

(2)目的: ①细菌和真菌培养。②药物敏感试验。

26. 何谓眼压?眼压对青光眼有哪些影响?

答: 眼压是指眼球内容物作用于眼球内壁的压力。正常人眼压平均值为2.13kPa,标准差为0.4kPa。正常人一般双眼眼压差异不应超过0.67kPa,24小时眼压波动范围不应大于1.06kPa,生理性眼压的稳定性,有赖于房水生成量与排出量的动态平衡。眼压的高低主要取决于房水循环的因素,如果房水生成量不变,则房水循环途径中任何一个环节发生障碍,房水不能顺利流通,眼压即可升高。大多数青光眼眼压升高的原因是房水外流阻力增高或房水引流系统异常,或是周边虹膜堵塞了房水引流系统。青光眼的治疗也着眼于采用各种方法,增加房水的排出或减少房水的生成,从而达到降低眼压、保存视功能的目的。

27. 进行眼压测量的目的是什么?

答: 为患者测量眼压,观察患者眼压水平,协助医师诊断疾病。

28. 在进行眼压测量前需做的准备工作有哪些?

答: (1)操作者着装整洁,洗手,戴口罩。

(2)物品治疗盘1个,内盛75%乙醇,1%丁卡因或盐酸利多卡因,抗生素眼药水,2%荧光素滴眼液或荧光素条,眼压计,处置单。

29. 眼压测量的操作要点有哪些?

答: (1)携用物至床旁,查对无误后,做好解释,消除患者焦虑、恐惧心理,取得合作。询问、了解病情及全身情况。

(2)患者取坐位,将眼压计归"0",患眼滴1%丁卡因表面麻醉剂2～3次,待麻醉显效后,用75%乙醇消毒眼压计测压头及颌托架,待干后,用抗生素眼药水冲洗测压头2次,将患者移紧眼压计,操作者持无菌荧光素条,右手分开患者上下眼睑,嘱患者向上看,左手将荧光素条置于下结膜囊内,嘱患者将下颌放于颌托架上,前额紧贴前方,眼睛固定注视,操作者以左手分开患者上下眼睑,右手扶裂隙灯手柄向前推,直到测压头接触角膜,操作者可从目镜中看到两个上下相对不连接的半圆环,用右手调节刻度旋钮,到两个半圆环的内缘相接,回撤裂隙灯，读出眼压的实际值，给患者眼内滴抗生素眼药水，向患者交代注意事项，消毒眼压计测压头。

(3)消毒眼压计，将眼压计归于"0"，整理用物。

(4)洗手，记录测量结果。

30. 进行眼压测量时需要注意的事项有哪些?

答：(1)操作过程中，动作要轻柔，当分开眼睑时，勿对眼球施加任何压力，以免影响眼压的准确性。

(2)测眼压时，测压头接触角膜时动作要轻，不要来回摆动，也不要施加任何压力，以免损伤角膜。

(3)在操作过程中，随时与患者沟通，注意听取患者的主诉，并指导患者配合。

(4)测压毕，注意观察眼角膜有无损伤，嘱患者勿揉眼，以免损伤角膜。

(5)嘱患者在测压过程中，眼不要随意动，要遵医嘱转动眼球。若有疼痛或全身不适时，应及时报告医护人员。测压后，要保持眼部的清洁卫生，勿用手或不洁的东西擦拭眼睛。

31. 何谓电脑眼压计?电脑眼压计有何优点和缺点?

答：电脑眼压计是指利用可控制的空气脉冲，其压力具有线性增加的特性，使角膜压平到一定的面积，通过监测系统感受角膜表面反射的光线，并记录角膜压平到某种程度的时间，将其换算为眼压值，又称为非接触眼压计。优点是避免眼压计角膜所致的交叉感染，可用于角膜表面麻醉过敏的患者。缺点是所测的数值不够精确。

32. 何谓眼镜?有何用途?

答：眼镜是指矫正眼球屈光、保护眼睛健康和提高视觉功能的一种特殊的医疗器具。眼镜和每个人都有着密切的关系，由于屈光不正、老视，或出于美观的目的，几乎均需要佩戴眼镜。

33. 何谓眼震? 眼震检查有何临床意义?

答：眼震是指前庭受刺激后诱发的眼球运动，表现为眼球不随意的节律性运动，即眼球震颤，简称眼震。通过观察眼球运动借以评价前庭眼反射，眼震检查是临床前庭功能检查中最重要的观察指标。

34. 泪囊摘除的手术适应证有哪些?

答: (1)慢性泪囊炎,因年老体弱或全身疾病而不能行泪囊鼻腔吻合术者;

(2)严重角膜溃疡合并慢性泪囊炎;

(3)急待行球内手术,但同时合并慢性泪囊炎;

(4)泪囊肿瘤或结核性泪囊炎;

(5)行泪囊鼻腔吻合术后失败者均可行泪囊摘除术。

35. 虹膜睫状体炎急性期为什么要散瞳?

答: 因为充分散瞳可以使瞳孔散大,防止虹膜黏连,解除眼内肌痉挛,改善局部血液循环以促进炎症消退。散瞳是治疗本病的关键措施,一般常用散瞳药为阿托品、新福林、米多林、混合散瞳剂等。

36. 何谓血-眼屏障?包括哪两种?

答: 物质从血浆进入房水、玻璃体及视网膜组织的过程中是有选择性的,这种选择性的物质渗透,使血浆与眼组织的物质成分在内容和比例上存在明显差别,这种现象称之为血-眼屏障。

血眼屏障主要包括: 血-房水屏障;血-视网膜屏障。

37. 莹光眼底血管造影的临床意义是什么?

答: (1)了解视网膜血管的生理病理变化。

(2)观察血液的动力学情况。

(3)鉴别眼底某些病变的性质。

(4)诊断和鉴别某些眼底病。

(5)探索某些眼底病的发病机理和病变部位。

(6)配合激光治疗某些疾病。

38. 激光在眼科临床有何用途?

答: 主要有6种:

(1)视网膜凝固治疗。

(2)激光虹膜切除。

(3)激光治疗核性白内障,后发障。

(4)激光治疗血管性病变。

(5)激光治疗前层及玻璃体积血。

(6)其他眼病的治疗。

39．激光操作治疗的特点是什么?

答：激光操作治疗的特点是简单、安全、收效快、避免感染，减轻患者的痛苦。

40．球结膜下注射的目的是什么?

答：(1)药物注射于球结膜下，能直接作用于眼部，而易于进入眼内组织，收效迅速。

(2)局部维持药效。

41．在进行球结膜下注射前需做哪些操作准备?

答：(1)患者取坐位或仰卧位。

(2)物品准备：治疗盘内盛无菌注射器1～2mL1副、5～6号针头、1%丁卡因溶液、注射药物、消毒棉球、眼垫、棉签、无菌镊、拉钩、抗生素眼药水及眼膏。

42．球结膜下注射技术的操作要点有哪些?

答：(1)查对床号、姓名、说明目的，取得合作。用1%丁卡因结膜囊表面麻醉2次，每次间隔2～3分钟。

(2)取注射器吸取治疗药液。

(3)操作者用左手拇指与食指分开上、下眼睑，并嘱患者向上方注视，充分暴露下方球结膜，然后将注射针头与睑缘平行呈10°～15°，针头挑起注射部位的球结膜(颞侧近穹隆部的结膜)徐徐注入药液，结膜呈鱼泡样隆起。根据治疗需要，亦可注入其他部位的球结膜。

(4)注毕退出针头，滴抗生素眼药水，嘱患者闭眼数分钟，加以观察，必要时涂抗生素眼膏，眼垫包眼。

43．球结膜下注射技术有哪些注意事项?

答：(1)注射前，必须做好患者心理护理，消除恐惧、紧张感，取得患者合作。

(2)嘱患者头部及眼球均不要转动，以防刺伤眼球，对眼球颤动不能固视者，可用无菌镊固定眼球后再作注射，尤其是儿童固定更为重要。

(3)注意进针时避开血管，如有出血可以用消毒棉签压迫止血。

(4)注射时距离角膜缘5～6mm以防刺伤角膜。

(5)如需多次注射，必须更换部位，以免结膜下瘢痕粘连。

(6)注射可的松混悬液时针头用5号，注射速度宜快，以免注射时针头阻塞。

(7)注射青霉素药液者必须做好皮试，阴性者方可注射。

(8)嘱患者注射时，眼球不要转动，若有严重疼痛或不适时，应及时报告操作者。注射后保持眼的清洁，勿用手或不洁的东西擦拭眼睛。

44．球后注射的目的是什么？

答：(1)用于眼内手术时，做睫状神经节麻醉。(2)眼底等疾病治疗。

45．在进行球后注射前需做哪些操作准备？

答：(1)患者取坐位或仰卧位。

(2)物品准备：治疗盘内盛2～5mL无菌注射器1副，球后注射7号针头（3.5～4cm长），针体勿过于细软，注射药物、2%碘酊、75%乙醇、无菌棉签、无菌棉球、无菌镊盛入容器内。

46．球后注射技术的操作要点有哪些？

答：(1)查对患者的床号、姓名、说明目的，取得合作。评估病情及局部情况，嘱患者头略后仰，眼球转向鼻上方。

(2)用无菌注射器连接针头吸取药液。

(3)用碘酊及乙醇做下睑外侧及周围皮肤的常规消毒，操作者站在患者头顶侧，左手压紧消毒区边缘的皮肤，右手持吸好药物的注射器，在眶下缘的外1/3与内2/3交界处刺入皮肤，先靠眶下壁垂直进针1.5cm深，然后针尖斜向鼻上方，使针进至眼外直肌与视神经之间，入针约3cm深，针头固定回抽注射器，无回血即可慢慢注射药液。

(4)拔针时用灭菌棉球或纱布压紧针旁皮肤，使药物迅速扩散。拔针后压迫针眼数分钟。观察无出血为止。

(5)注射也可以从结膜囊入针，先拉下眼睑，从同一位置的下结膜囊刺入，但结膜囊必须做消毒冲洗，并做表面麻醉。

47．球后注射技术有哪些注意事项？

答：(1)严格执行无菌操作。

(2)注射前向患者做好解释工作，消除紧张、恐惧感，取得合作。

(3)进针时如有阻力，不能强行进针，以防刺伤眼球。进针深度不得超过3.5cm，以防刺入颅内，也不要过于偏向鼻侧，以防刺伤较大血管及视神经。

(4)进针时至注射完毕，必须注意观察，有无球后出血现象。如眼睑皮肤绷紧，眶后急剧肿胀，眼球突出、运动受限应立即中止注射。出现上述症状，应以单眼加压，必要时绷带加压止血。一般出血数日后即可吸收。

(5)嘱患者注射时不要转动眼球，身体勿活动，若有严重疼痛或全身不适时应及时报告操作者。注射后眼部保持清洁，禁用手或不洁的东西擦拭。若出现眼球胀痛、头痛等症状时应及时报告医护人员。

48．球旁注射的目的是什么？

答：可将药物直接作用于病变部位，起到较好的消炎及抗感染的作用。

49．在进行球旁注射前需做哪些操作准备？

答：(1)患者取仰卧位与坐位。

(2)物品准备：治疗盘内放2～5mL无菌注射器及6～7号针头、注射药物、2%碘酊、75%乙醇棉球、无菌棉球、无菌棉签、无菌镊盛在容器内。

50．球旁注射技术的操作要点有哪些？

答：(1)查对床号、姓名、说明目的，取得合作。评估病情及注射部位，常用注射部位为眼眶颞下侧，此处无脑神经和大血管通过，且操作方便。

(2)嘱患者头略后仰。注射部位皮肤用2%碘酊消毒，75%乙醇脱碘2次，嘱患者眼向鼻上方注视，在眶下缘外、中1/3交界处针头经皮肤刺入眶内，紧靠眶下壁进入约8mm，稍用力穿过眶隔膜，然后向鼻上方进入，约再进针10mm，固定好针头，轻轻抽吸见无回血，再将药液缓慢推入。

(3)左手固定好针旁皮肤，拔针，用消毒棉球压住针眼。观察数分钟后无出血为止。

51．球旁注射技术有哪些注意事项？

答：(1)注射前必须向患者做好解释工作，减轻恐惧心理，配合治疗。

(2)进针时用力不宜过大，以防弯针、断针。

(3)针头斜面向上，不易损伤眼球，切忌针头在眶内上下左右进出捣动，以免损伤周围组织。

(4)如有眼睑肿胀，眼球突出，示有出血症状，应迅速拔出针头，采取加压止血。可用数块大纱布或眼垫用手按压至止血为止。必要时全身加用止血药。

(5)嘱患者注射时不要转动眼球，若有严重疼痛、全身不适时，应及时报告操作者。注射后局部保持清洁。若有眼胀、眼睑皮肤青紫应及时报告医护人员。

52. 泪道冲洗的目的是什么？

答：(1)检查泪道的通畅的情况。

(2)为泪道疾病的诊断提供临床依据。

(3)清除泪囊内的分泌物，注入药液，治疗泪囊部炎症。

(4)眼内手术前准备。

53. 在进行泪道冲洗前需做哪些操作准备？

答：(1)患者取仰卧位或坐位。

(2)物品准备：抗生素眼药水，冲洗液常用生理盐水或药液、一次性注射器5mL2副、泪道冲洗针、泪点扩张器、受水器、消毒棉球。

54. 泪道冲洗技术的操作要点有哪些？

答：(1)查对床号、姓名、说明目的，取得合作。评估患者泪道情况及眼部是否合并其他情况。嘱患者头略后仰，尽量放松，取得合作。

(2)让患者协助自持受水器，紧贴冲洗侧的颊部。操作者左手食指拉下睑暴露下泪小点，右手持有冲洗液的注射器，把针头先垂直插入下泪小点，约深1.5～2mm再使针头转向水平方向，沿泪小管慢慢进入5～6mm，碰到鼻骨壁后再将针头退出1～2mm，左手固定泪道冲洗针头，右手缓慢注入冲洗液，同时询问患者有无流体流入鼻腔或咽部。同时观察泪小点处有无水或分泌物回流，以及量多少，注意推注冲洗液时有无阻力，根据检查以判断泪道的通畅情况。

55. 在推注冲洗液时，如何根据泪道出现的不同情况来判断患者的泪道？

答：(1)推注冲洗液时，患者自觉有溶液流入鼻腔或咽部表示泪道通畅。

(2)冲洗时有阻力感觉，用力加压后有少量液体流到鼻腔或咽部，上泪小点也有液体反流提示鼻泪管狭窄。

(3)冲洗时，液体从上泪小点返流，鼻及咽部无水，为鼻泪管阻塞。

(4)液体从原泪小点流出示泪小管阻塞。

(5)冲洗时如有黏液或脓性分泌物，则表示有慢性泪囊炎。

56. 进行泪道冲洗时需注意的事项有哪些？

答：(1)如有慢性泪囊炎者，冲洗前应先挤压泪囊部，排出分泌物。

(2)泪点狭小者，先用泪点扩张器扩大泪点，再行泪道冲洗。

(3)操作要轻巧、正确，以防误伤角膜、结膜，进针遇到阻力时，不可强行推进，以防损伤泪道。

(4)注入冲洗液时，如出现皮下肿胀，为误入皮下，应停止冲洗，酌情给予抗炎症药物，以免发生蜂窝织炎。

(5)嘱患者在操作过程中，若有局部疼痛、胀、麻感时，应及时报告操作人员，若有液体自鼻、咽部流出时，也应告诉操作者。冲洗后禁用手或不洁的东西擦拭眼睛。

十、口腔科

1. 刷牙的目的是什么？

答：清除留在牙齿上的食物残渣、软垢、色素沉着和部分牙面上的菌斑，保持口腔清洁，减少口内的致病因素。通过刷牙按摩牙龈，促进牙龈组织的血液循环和上皮组织的角化程度，增强牙周组织的抗病能力，提高口腔健康水平，减少各种口腔疾病的发生。

2. 常见的正确刷牙方法有哪几种？

答：常见的正确刷牙方法有三种，每一种刷牙方法都有不同的适用人群，应根据每一个人不同牙齿及牙周组织状态选择不同的牙刷和刷牙方法。

(1)竖刷法：适用于大多数人使用。将刷毛与牙长轴平行，紧贴牙面，毛刷尖端对牙龈缘，转动牙刷，使刷毛进入牙间隙，即顺着牙间隙，上牙从上向下刷动，下牙从下向上刷动，动作宜慢，每个部位重复刷7～10次，以清除前牙唇颊面和后舌腭面的菌斑。牙颌面(即牙脊)用来回前后刷和剔刷的方法。刷前牙的舌侧时，用牙刷的尖端刷。

(2)巴斯刷牙法：适用于牙周病患者的使用。主要选用软毛刷，使用时将刷毛与牙长轴呈45°角，刷毛尖深入龈沟，水平略颤动(2～3mm)不少于10次后再顺牙间隙刷。刷洗牙颌面时，刷毛紧压牙颌面，使毛端深入沟裂点隙做短距离前后向颤动。本方法因刷洗力较强，使用时要注意用力的大小，可以清除牙颈部和龈沟内菌斑。

(3)圆弧法：是青少年容易学习和掌握的一种刷牙方法。是在牙闭合状态下，牙刷进入颊间隙，用很少的压力将刷毛接触上颌最后磨牙的牙龈区，用较快较宽的圆弧动作从上颌牙龈拖拉至下颌牙龈，前牙将上下牙切端对齐接触做圆弧形颤动，舌侧面与腭侧面方法相同。

3．保健牙刷的优点有哪些？

答：优点为刷头较小，刷毛软硬度适中，适用于分区刷洗且旋转灵活；毛束之间有适当距离，牙刷本身容易洗涤而保持清洁；刷牙高度适当，便于洗刷；毛束呈柱状，可防止刺伤或擦伤牙龈。

4．不良刷牙方法的危害有哪些？

答：不良的刷牙方法是横刷法，其危害为：

(1)不能达到清洁口腔、保持牙齿和牙周组织健康的目的。

(2)易使牙龈发生擦伤、刺伤或由此引起的牙龈炎症和牙龈萎缩。

(3)造成牙槽骨吸收或牙颈部产楔状缺损。

5．何谓牙菌斑以及与龋病、牙周病的关系？

答：牙菌斑是一种稠密、不定形、非钙化的团块。此团块由细菌丛及细菌间的胶状基质所构成。是致龋菌赖以生存和发展致龋作用的生态环境，一般的清洁不易清除。牙菌斑最易在牙颌面沟裂、牙面、牙颈部等不易自洁的区域内形成。通常口腔表面受到唾液缓冲系统保护，口腔细菌产生的有机酸可被中和失去致病功能。但牙菌斑却完全不同，它具有胶质状结构，唾液冲刷和一般的口腔护理也不能将牙菌斑去除，牙菌斑内细菌的有机酸继续发挥作用，致使牙体硬组织脱矿，牙釉质呈白垩色，龋病开始。牙菌斑也是牙周病的始动因子，其中含有大量的致病菌产生一些可溶性递质，造成牙周组织的免疫病理性损害，发展成牙周病。因此，凡口腔中牙菌斑多者，患龋率及牙周病发病率也较高。

6．何谓龋齿？如何预防？

答：(1)龋齿是指牙齿在以细菌为主的多种因素影响下牙体硬组织发生的一种慢性、进行性、破坏性疾病。它能使牙齿缺损、疼痛，甚至丧失，破坏咀嚼器官的完整性。并能引起牙槽及颌骨的炎症，影响身体健康。

(2)预防：①一级预防：病因预防。增强宿主的抗龋能力；消除或减少致龋因素；隔断致龋因素对牙齿的侵袭。②二级预防：辅助性预防，主要通过定期口腔检查，早发现、早诊断、早治疗，防止病情加重。③三级预防：预防病情的恶化，减少后遗症，保持和恢复器官功能。

7．龋病的致病因素有哪些？

答：口腔卫生状况不佳；宿主龋抵抗力的下降；饮食结构的变化；不良的口腔卫生行为以及社会生活环境的改变；致龋菌在口腔内的种类、数量及在牙体聚集滞留的时间等，都会影响龋齿发病。

8．早期治疗龋齿的意义是什么？

答：龋病是人类广泛流行的一种慢性口腔疾病，世界卫生组织已将龋病列为三大重点防治疾病之一。早期治疗可停止疾病的发展，组织破坏减少，治疗简单，愈后效果好，患者痛苦小。

9．何谓牙斑釉？其特征是什么？

答：牙斑釉又称氟牙症或氟斑牙，是牙齿发育钙化期间，长期过量摄入氟引起牙釉质矿化不良或发育不全，为地区性慢性氟中毒的一种症状。其特征是在多个牙齿的表面呈现白垩状或黄褐色斑块，严重时合并釉面实质缺损，失去牙面正常形态，甚至出现全身骨骼系统的改变。

10．何谓牙本质过敏症？其特点是什么？

答：牙本质过敏症又称过敏性牙本质，是牙釉质缺损，牙本质暴露时牙齿受到温度、化学(酸、甜)和机械作用(刷牙、咬硬物)等的外界刺激而感觉酸痛的一种症状。其特点是发病迅速、疼痛尖锐、时间短暂，刺激去除后症状立即消失。不痛时，用探针在牙面可找到过敏点。

11．何谓智齿冠周炎？

答：智齿冠周炎是指智齿(第三磨牙)萌出不全或阻生时，牙冠周围软组织发生的炎症。主要发生于18～30岁的青年。临床以下颌第三磨牙冠周炎最为多见。

12．何谓牙石？多存于哪里？

答：牙石是指沉积在牙面上的矿化或正在矿化的以菌斑为基质的团块。多存积于不易刷到的齿面，以及唾液腺开口附近的牙面，如下前牙舌侧和上磨牙颊侧沉积最多。另外，在排列不齐和无咀嚼功能的牙面上也有大量牙石沉积。

13．牙体和牙周组织的正常结构是什么？

答：(1)牙体结构：①牙釉质，是人体中硬度最强的组织，被盖在牙冠的最外层。②牙本质，是构成牙齿主体的硬组织。③牙骨质，是被盖在牙根外层的硬组织。④牙髓，是牙齿中心空腔内所含有神经、血的软组织。

(2)牙齿周围的组织称牙周组织，包括牙周膜、牙槽骨和牙龈，它们的主要功能是支持牙齿牢固地植立在牙槽之中。

14．超声波为什么能洁牙？

答：因为超声波在清洗液中传播时，会产生空化辐射压和声流等物理效应，这些效应对牙齿的菌斑、污物及牙石有清除作用，其中空化效应能致死微生物，在超声清洗中起着重要的作用。

15．急性牙髓炎的疼痛特点有哪些？

答：(1)自发性、阵发性疼痛。

(2)夜间疼痛加重，不能入睡。

(3)温度刺激加剧疼痛。

(4)疼痛不能自行定位。

16．慢性牙周炎有哪些临床特点？

答：(1)牙龈炎症。

(2)牙周袋形成。

(3)牙槽骨吸收。

(4)牙齿松动。

(5)常常还伴有其他症状，如牙移位、食物嵌塞、继发性牙创伤、牙根暴露、对温度敏感或发生根面龋、急性牙周脓肿、逆行性牙髓炎、口臭等。

17．拔牙的适应证有哪些？

答：拔牙的适应证是相对的，临床可根据具体情况灵活掌握。

(1)龋坏过大或已成残根，经治疗也不能保留的牙，牙冠严重破坏已不能修复者。

(2)严重的根尖周病变不能用根管治疗、根尖切除术或牙再植术等方法进行保留者。

(3)晚期牙周病，牙周围大部分骨质被破坏，牙明显松动或肿痛，经治疗无效，影响咀嚼或妨碍义齿修复者。

(4)乳牙滞留、逾期不退或慢性根尖周围炎反复发作，乳牙根尖外露刺伤周围组织，影响恒牙正常萌出者。

(5)影响咀嚼功能，引起咀嚼嵌塞，损伤唇、颊、舌部软组织，妨碍义齿修复，影响美观的错位牙。

(6)额外牙，如牙冠形态异常，位置不正，影响美观，妨碍功能或导致邻牙迟萌，错位萌出，牙根吸收的错位牙。

(7)反复引起冠周炎或造成邻牙龋坏或牙槽骨明显吸收的阻生牙。

(8)病灶牙，如引起口腔颌面部牙源性颌周间隙感染、颌骨骨髓炎等病灶牙，急性炎症控制后应予以拔除，如可能与风湿病、肾病、眼病等全身性疾病有关的病灶牙。

(9)牙外伤，如自牙冠折断达龈下的牙根或牙根折断与口腔相通，无法修复的牙。

(10)因治疗或修复、正畸需要拔除的牙。

18．拔牙的禁忌证有哪些？

答：(1)一般高血压的患者可以拔牙，但血压高于180/100mmHg以上或合并心、脑、肾等损害的高血压患者，应先治疗降压后拔牙。

(2)拔牙前应了解患者是否有心脏病或属于哪一类心脏病，6个月内发生过急性心肌梗死或有不稳定性的心绞痛，有端坐呼吸、心律失常等应禁忌或暂缓拔牙，以防发生意外。

(3)因拔牙术后可能发生创口出血不止以及严重感染，甚至危及生命。所以患有各种血液系统性疾病的患者应禁忌或暂缓拔牙。

(4)急性肝炎或慢性肝炎活动期，有明显肝功能损害者，应禁忌或暂缓拔牙。

(5)急性肾炎或慢性肾炎重症者，应暂缓拔牙。

(6)糖尿病患者血糖应控制在8.9mmol/L以内，无酸中毒症状方可拔牙。

(7)甲状腺功能亢进的患者因拔牙可诱发甲状腺危象，危及生命，应将基础代谢率控制在+20%以下，脉搏不超过100次/分钟，方可拔牙。

(8)月经期应暂缓拔牙。妊娠期前3个月和后3个月禁忌拔牙，以免导致流产或早产。

(9)口腔恶性肿瘤患者手术可与肿瘤一同切除，但放射治疗3~5年内不能拔牙。

(10)急性炎症期是否拔牙要根据患牙的部位、炎症的程度、手术的难易以及全身情况综合考虑。

19. 拔牙后的护理要点及健康指导有哪些?

答:(1)护理要点:①拔牙后应观察30分钟,如无不适方可让患者离院。②拔牙结束后叮嘱患者咬紧无菌棉团30分钟压迫止血,若出血较多可延长为1小时。③详细介绍注意事项,了解患者感受,做好相应解释工作,缓解患者紧张、恐惧的心理。

(2)健康指导:①拔牙当日不能漱口或用漱口液轻轻含漱,以免冲掉血凝块,影响伤口愈合。②拔牙后不要用舌舔吸伤口或反复吐唾,以免增加口腔负压,导致出血。③拔牙当日可进软食或流食,不宜吃过硬和过热的食物,以免造成出血。④若术后有明显大出血、疼痛、肿胀、发热、开口困难等症状,应及时复诊。

20. 拔牙后何时镶牙适宜?

答:拔牙后1周左右,牙槽窝内开始有肉芽组织形成,1~2个月牙槽窝即可充满肉芽组织,3个月左右牙槽窝才能完全形成新陈代谢骨组织。因此理论上镶牙(义齿的修复)一定要在拔牙伤口完全愈合,牙槽骨的吸收和改进比较稳定以后进行,一般在拔牙2~3个月后比较适宜。但牙槽骨的吸收快慢与缺牙原因有关,如因牙周病拔除的牙,仅需1~2个月后就可以修复;因患有牙周病的患者本身牙槽骨吸收就比较快,拔牙后牙槽窝也易长平。所以临床上要根据拔牙的数量、创伤的大小、患者的年龄以及创口愈合的情况灵活掌握。

21. 何谓局部义齿?修复的特点有哪些?

答:(1)局部义齿是指治疗部分牙列缺失的一种修复体。这种修复体是利用真牙或黏膜做支持或通过卡环和基托使其在口腔内保持适当的位置。包括可摘戴局部义齿(运动局部义齿)和固定局部义齿两种。

(2)修复的特点:①运动局部义齿摘戴方便,容易保持清洁;②结构简单,损坏易于修理;⊙美观,颜色和真牙近似。④固定局部义齿咀嚼力强;⑤体积小,近似真牙;⑥使用方便,无须摘戴。

22. 何谓玻璃瓷牙?有哪些特点?

答:玻璃瓷牙是指一种新型的牙冠修复材料,兼有玻璃和树脂两种成分。特点:其玻璃的含量类似于牙本质/牙釉质的生理硬度,坚韧耐磨,不失自然咀嚼的舒适感;在美观上类似烤瓷,具有完美的外观和高度的色泽稳定性;在操作上类似树脂简便。

23．何谓种植义齿?

答：种植义齿是指经过合理的设计，制作具有适当形态的种植体，植入颌骨内，利用口腔组织的再生和愈合能力，形成种植体与骨组织的直接接触，形成骨性结合的义齿。

24．儿童牙齿畸形的临床特点有哪些?

答：儿童期一旦发生牙胎畸形，简单的仅限于牙齿排列紊乱，复杂的则出现颌骨、面部牙弓等大小、形态、位置的异常。其特点：

（1）前牙反颌，俗称"地包天""兜齿"，咬合时下前牙覆盖在上前牙的前面，下巴向前突出。

（2）前牙开颌 ，咬合时上下牙齿不能接触，上下牙列之间出现空隙。

（3）深复颌，咬牙时上前牙将下前牙完全遮住，下前牙咬在上前牙内侧的牙肉上，往往牙肉被咬伤。深覆盖，俗称"包牙"，上牙弓或上颌向前突出，使上前牙向前突。

25．导致儿童牙齿错合畸形的不良习惯有哪些?有何危害?

答：(1)不良习惯：①口呼吸：由于呼吸道疾病使鼻腔不通畅，造成口呼吸或本身就有口呼吸的习惯。②吮指习惯：儿童经常将拇指放在上下牙齿之间反复吸吮。③咬唇习惯：临床以咬下唇较为多见。④经常吐舌或舔舌的习惯。⑤偏侧睡眠或偏侧咀嚼的习惯。⑥下颌前伸：经常模仿没牙老年人的动作。⑦舔牙习惯：舌经常舔上下前牙的舌面。⑧咬物习惯：多见于女孩由于情绪不佳或模仿别人。⑨不良吞咽习惯：牙弓内外失去正常动力平衡关系。

(2)危害：①影响颌面发育：随着年龄增长逐渐出现面中1/3凹陷，下颌前突的颜面发育畸形。②影响牙齿健康：形成龈炎和龋病。③影响口腔系统功能：前牙反颌，开唇露齿易造成口呼吸，影响正常的呼吸功能。④影响容貌外观：影响社交和职业的选择，造成精神和心理异常。

26．矫正器应具备哪些条件?

答：(1)矫正器在口腔中不发生化学变化，并对口腔组织无危害。

(2)对于正在生长期的牙列，不能影响牙、颌的正常发育。

(3)不妨碍咀嚼、发音等正常口腔功能，不影响美观。

(4)结构要简单、轻巧、稳固、不易变形,容易摘戴,不易损坏,容易调整。

(5)便于清洗,不易引起牙齿龋损或牙周组织炎症。

(6)能充分发挥矫治力的作用,使骨组织发生变化,从而达到矫正牙齿错牙和畸形的目的。

27．乳牙的萌出期和脱落期是什么时间?

答:乳牙萌出时间和顺序。一般从出生后6~8个月开始萌出乳中切牙;然后乳侧切牙、第一乳磨牙、乳尖牙和第二乳磨牙依次萌出,2岁左右乳牙全部萌出;一般6~12岁为乳牙脱落期,下颌牙较同名的上颌牙的脱落期早。

28．恒牙的萌出时间和顺序如何?

答:恒牙萌出早者可于5岁,晚者可于7岁,一般从6岁左右开始。在第二乳磨牙后方萌出第一恒磨牙,同时恒中切牙萌出,乳中切牙开始脱落,随后侧切牙、尖牙、第一前磨牙、第二前磨牙、第二磨牙及第三磨牙依次萌出。有时第一前磨牙比尖牙更早萌出。一般左右同名牙多同时萌出,上下同名牙则下颌牙较早萌出。

29．六龄齿在口腔中有何重要作用?

答:六龄齿是在六岁左右开始萌出的,是口腔中萌出最早的恒牙。牙冠最大,牙尖又多,牙根既长又有分叉,其在牙槽骨里非常牢固。这4个牙齿就好像口腔中竖起的4根柱子,在咀嚼和牙齿排列方面起着重要作用。若过早龋坏拔除就会影响面部比例,使面部比例失调,咬合关系错乱,有损儿童的容貌。

30．牙龈出血的致病因素有哪些?

答:牙龈出血不是一种单纯的病,而是多种疾病在口腔中的表现。可能与下列因素有关:

(1)牙龈炎和炎症性增生,为牙龈出血最常见的原因。

(2)妊娠性牙龈炎,常发现于妊娠第3~4个月后。

(3)牙周病。

(4)坏死性牙龈炎。

(5)维生素C缺乏。

(6)血液病。

(7)有些生长在牙龈上的肿瘤也易引起牙龈出血,如血管瘤、血管型的牙龈瘤、早期牙龈癌等。

(8)某些全身性疾病的后期，如肝硬化、脾功能亢进、肾炎后期、播散性红斑狼疮等患者，也可出现牙龈出血的症状。

31．何谓口腔单纯疱疹病毒感染？

答：口腔单纯疱疹病毒感染是指通过飞沫、唾液及疱疹液接触传染，胎儿还可通过产道感染，单纯疱疹病毒感染的患者及病毒携带者为主要的传染源。分为原发性和复发性疱疹性口炎两类。原发性感染多见于婴幼儿，急性发病，全身反应重，口腔黏膜出现成簇的小水泡，破溃后形成浅溃疡，在口周皮肤形成结痂。复发性感染多见于成人，全身反应轻，在口角、唇缘及皮肤出现成簇的小水泡。

32．何谓雪口病？如何预防和处理？

答：雪口病是指由真菌-念珠菌属感染引起的急性假膜型念珠菌口炎。可发生于任何年龄，但多见于新生儿，尤其好发于颊、舌、软腭和唇部，又称新生儿鹅口疮。

预防：25%～50%的健康人都可带有念球菌，但不发病。当宿主防御功能降低时，这种非致病性念球菌转化为致病性菌，如营养不良、贫血、维生素缺乏、某些传染消耗性疾病，长期使用抗生素、皮质类固醇激素、免疫抑制剂等容易引起念球菌感染。因此避免致病因素的发生，是预防鹅口疮最有效的措施。

处理：局部用药，用2%～4%碳酸氢钠(小苏打)溶液漱口。局部涂搽0.05%～4%龙胆紫(甲紫)水溶液。局部应用氯己定、制真菌素等。全身抗真菌药物治疗。增强机体免疫力。对于癌前损害，其他疗效不明显者，可考虑手术治疗。

33．何谓复发性口腔溃疡？

答：复发性口腔溃疡又称复发性阿弗他溃疡、复发性口疮、复发性阿弗他口炎，是口腔黏膜病中发病率最高的溃疡性疾病。表现为口腔黏膜出现红、黄、凹、痛，为孤立的圆形或椭圆形浅层小溃疡，好发于口腔黏膜角化程度差的部位。轻型复发口腔溃疡，病程有自限性，一般10天左右可自愈。重型复发口腔溃疡，早期损害多发生于口角区黏膜逐渐向口腔后部转移，病程较长，愈合后可留有瘢痕。

34．何谓口腔黏膜白斑病？其致病因素有哪些？

答：口腔黏膜白斑病是指发生于口腔黏膜上的白色或灰白角化异常病变。白色斑块微高起于四周黏膜，擦拭不掉，触诊感觉粗糙，属非传染性的一种慢性炎症性疾病。白斑本身无害，但有发展成癌的可能性。

致病因素：多由长期局部刺激所致，如长期过多吸烟、饮酒、喜食烫辣、喜嚼槟榔等。不合适的假牙、龋齿和残冠、残根长期的慢性刺激。白色念球菌与白斑有密切关系。全身因素，包括微量元素的缺乏、微循环的改变、易感的遗传素质等。

35．口腔颌面部的感染途径有哪些？

答：(1)牙源性：龋病、牙周病、智齿冠周炎均为临床常见病，故牙源性是口腔颌面部感染的主要途径。

(2)腺源性：面颈部滞淋巴结即可发生于口腔、上呼吸道感染引起炎症改变；淋巴结感染又可穿过淋巴被膜向周围扩散，引起筋膜间隙的蜂窝织炎。

(3)损伤性：继发于损伤后发生的感染。

(4)血源性：机体其他部位的化脓性病灶通过血液循环形成的口腔颌面部化脓性病变。

36．颌面部间隙脓肿切开引流的指征有哪些？

答：(1)发病时间一般是牙源性感染3～4天，腺源性感染5～7天，经抗生素治疗后，仍高热不退、白细胞总数及中性粒细胞明显增高者。

(2)局部肿胀、跳痛、压痛明显者。

(3)局部有凹陷性水肿，有波动感或穿刺流出脓者。

(4)腐败坏死感染，应早期广泛切开引流。

(5)脓肿已穿破，但引流不畅者。

37．何谓急性化脓性腮腺炎？其发病原因有哪些？

答：急性化脓性腮腺炎是指由口腔内致病菌经导管口逆行侵入腮腺或腮腺区损伤及邻近组织急性炎症扩散引起的急性化脓性炎症。多为单侧受累。常见于严重的全身疾病、代谢紊乱，患者机体抵抗力及口腔生物学免疫力降低；机体因高热、脱水、进食及咀嚼运动减少，导致唾液分泌也相应减少，机械性冲洗作用降低。

38．人体缺乏维生素B₂时在口部有何表现？

答：人体缺乏维生素B_2时，易发生口角炎。两侧口角对称性的湿白糜烂，唇炎、唇色红、干燥、刺疼，可有垂直裂口或出血。

39. 口腔穿刺的目的是什么?

答:口腔颌面外科疾病的患者,由于手术的性质,术后伤口常在口腔内,张口较困难,口内因手术创伤舌体可能肿胀,常规的口腔护理效果不理想。为了避免出现上述情况,促进伤口愈合,预防感染和恢复其功能,所以常采用口腔冲洗法(口腔穿刺)来进行口腔护理。

40. 口腔穿刺的操作要点有哪些?

答:(1)查对床号、姓名、说明目的,取得合作。

(2)评估口腔局部情况,操作者分立于患者头的两侧,一人手持吸有50mL生理盐水针筒和氧气皮条,另一人手持吸引皮条。然后一个从患者一侧口角缓慢注水,另一人从另侧口角吸出口腔内液体,直到口腔冲洗干净。

(3)根据患者情况,涂甲紫及石蜡油等。

41. 进行口腔穿刺时需注意的事项有哪些?

答:(1)冲洗前备齐用物,为患者做好解释工作,消除顾虑。

(2)冲洗时动作轻柔,速度宜慢,以免引起患者不适。

(3)冲洗时皮管不能触及伤口,观察患者呼吸,面色等情况,有气管切开者,防止漱口液呛入气管。

(4)根据需要,选择不同的漱口液,可反复多次直到冲净为止。

(5)冲洗时应执行消毒隔离制度,冲洗后按规定处理用物。

(6)嘱患者冲洗时,禁止说话或发音,若有不适应以手语向操作者示意,勿将冲洗液下咽,若有冲洗液流入咽喉部时,应及时咳出。

十一、皮肤科

1. 何谓疥疮?如何传播?

答:疥疮是指由疥螨引起的接触性传染病,易在集体和家庭中流行。疥螨是一种表皮内寄生虫,种类很多。人的疥疮主要是由人疥螨直接引起,由人和人直接接触传染,如同卧或握手;也可由被褥、衣服等间接传染。

2．何谓银屑病?

答：银屑病是指一种常见的慢性、复发性、验证性皮肤病，典型皮损为鳞屑性红斑，多发生于青壮年，春冬季节易复发或加重，而夏秋季节多缓解。

3．何谓荨麻疹?常见的病因有哪些?

答：荨麻疹俗称"风疹块"，是指由皮肤、黏膜小血管反应性扩张及渗透性增加而产生的一种局限性水肿反应。本病较常见，15%～25%的人一生中至少发生过一次。常见病因有食物作为变应原引起机体病态反应，许多药物通过引起机体变态反应而导致本病，感染，物理因素，动物及植物因素，精神因素，内脏和全身性疾病等。

4．何谓白癜风?

答：白癜风是指一种常见的色素脱失性皮肤黏膜疾病，肤色深的人群比肤色浅的患病率高，我国人群患病率为0.1%～2%。

5．何谓带状疱疹?典型的临床特点有哪些?

答：带状疱疹是指由水痘-带状疱疹病毒引起，以沿单侧周围神经分布的簇集性小水泡为特征，常伴有明显的神经痛。特点是簇状分布，皮损沿某一周围神经呈带状排列。多发生在身体的一侧，一般不超过正中线。神经痛明显。

6．何谓痤疮?其治疗原则是什么?

答：痤疮是指一种累及毛囊皮脂腺的慢性、炎症性皮肤病。好发于皮脂溢出部位，可表现为粉刺、丘疹、脓疱、结节、囊肿及瘢痕等皮损。治疗原则是去脂、溶解角质、杀菌、消炎及调节激素水平。

7．何谓足癣?如何防治?

答：足癣是指足趾间、足趾、足跟、足侧缘的皮肤癣菌感染。防治是应注意及时、彻底地治疗浅部真菌病，消灭传染源；穿透气性好的鞋袜，保持足部干燥；日常生活中还应避免酸碱物质对皮肤的损伤；不共用鞋袜、浴盆、脚盆等生活用品。本病以外用药物治疗为主，治疗成功的关键在于坚持用药，疗程一般在1～2个月；角化过渡型足癣或用外用药治疗效果不佳者可用内用药物治疗。

8．何谓先天性血管瘤?临床分哪几类?

答：先天性血管瘤是指由胎儿期血管组织畸形或原有血管扩张所致。临床分为鲜红斑痣、草莓状血管瘤、海绵状血管瘤三种类型。

9. 何谓红斑狼疮?临床分哪几类?

答：红斑狼疮是指包括一组累及多系统、多器官结缔组织的疾病。临床分为盘状红斑狼疮、深在性红斑狼疮、亚急性皮肤型红斑狼疮、系统性红斑狼疮、新生儿红斑狼疮和药物性红斑狼疮。

10. 系统性红斑狼疮患者治疗首选的药物是什么?

答：糖皮质激素是目前治疗系统性红斑狼疮的首选药，用于急性暴发性狼疮、脏器受损、急性溶血性贫血、血小板减少性紫癜等。通常采用泼尼松。

11. 系统性红斑狼疮患者出现何种表现提示病情危重、预后不良?

答：20%系统性红斑狼疮患者有神经系统损伤。表现为抽搐、偏瘫、昏迷等。出现中枢神经损害常预示病变活动、病情危重、预后不良。

十二、老年人护理

1. 老年人年龄划分标准是什么?

答：世界卫生组织(WHO)对老年人年龄的划分有两个标准：在发达国家将65岁以上人群定义为老年人，而在发展中国家(特别是亚太地区)则将60岁以上人群称为老年人。

2. 老年人健康评估的内容有哪些?

答：包括躯体健康、心理健康、社会功能以及综合反映这三方面功能的生活质量评估。

3. 老年人健康评估的注意事项有哪些?

答：(1)提供适宜的环境：体检时应注意调节室内温度，以22～24℃为宜。评估时应避免对老年人的直接光线照射，环境尽可能要安静、无干扰，注意保护老年人的隐私。

(2)安排充分的时间：应根据老年人的具体情况，分次进行健康评估，让其有充足的时间回忆过去发生的事件,这样既可以避免老年人疲惫,又能获得详尽的健康史。

(3)选择得当的方法:对老年人进行躯体评估时,选择合适的体位,重点检查易于发生皮损的部位。检查口腔和耳部时,要取下义牙和助听器。有些老年人部分触觉功能消失,需要较强的刺激才能引出,在进行感知觉检查,特别是痛觉和温觉检查时,注意不要损伤老年人。

(4)运用沟通的技巧:护理人员应采用关心、体贴的语气提出问题,语速减慢,语音清晰,选用通俗易懂的语言,适时注意停顿和重复。适当运用耐心倾听、触摸、拉近空间距离等技巧,观察非语言性信息,必要时可由其家属或照顾者协助提供资料。

4. 老年自我保健的措施有哪些?

答:(1)自我观察:是通过"看""听""嗅""摸"等方法观察自身的健康状况,及时发现异常或危险信号,做到能够早期发现和及时治疗疾病。

(2)自我预防:建立健康的生活模式,养成良好的生活、饮食、卫生习惯,调整和保持最佳的心理状态,坚持适度运动,锻炼身体。

(3)自我治疗:对轻微损伤和慢性疾病患者的自我治疗,如患有心肺疾病的老年人可在家中用氧气袋、小氧气瓶等吸氧,糖尿病患者自己进行皮下注射胰岛素,常见慢性疾病的自我服药等。

(4)自我护理:增强生活自理能力,运用家庭护理知识进行自我照料、自我调节、自我参与及自我保护等护理。

5. 老年自我保健中应注意的问题有哪些?

答:(1)老年人要根据自我保健的目的、身体状况来选用适当的自我保健方法。

(2)自我保健中应采用非药物疗法和药物疗法相结合。

(3)体弱多病的老年人,在自我保健时常需采用综合性保健措施,但要分清主次,合理调配,起到协同作用,提高自我保健效果。

(4)使用药物自我保健法时应慎重,应根据自身的健康状况、个体的耐受性及肝肾功能情况合理使用,以非处方药为主,如需治疗用药,应根据医嘱用药。

6. 老年人常见的心理问题有哪些?

答:焦虑、抑郁、孤独、自卑,其他如失落、多疑、角色紊乱和精神困扰等心理问题。

7. 维护和促进老年人心理健康的措施有哪些?

答: (1)帮助老年人树立正确的健康观。

(2)指导老年人做好离退休的心理调节。

(3)鼓励老年人勤用脑。

(4)帮助老年人妥善处理家庭关系。

(5)注重老年人日常生活中的心理保健。

(6)营造良好的社会支持系统。

(7)必要时给予老年人心理咨询和心理治疗。

8. 老年期常见精神疾病有哪些?

答: 有阿尔茨海默病、血管性痴呆、老年期抑郁症、老年期妄想症、老年期神经症。

9. 老年期抑郁症患者的护理要点有哪些?

答: (1)日常生活护理: 保持合理的休息和睡眠; 加强营养。

(2)用药护理: 密切观察药物疗效和可能出现的不良反应, 及时向医生反映。要耐心说服患者严格遵医嘱服药, 不可随意增减药物, 更不可因药物不良反应而中途停服, 坚持服药。

(3)严防自杀: 注意识别自杀动向, 避免意外发生。环境布置有利于调动患者积极良好的情绪, 焕发对生活的热爱。对于有强烈自杀企图的患者要专人24小时看护, 必要时予以约束, 以防意外。凡能成为患者自伤的工具都应管理起来; 妥善保管好药物, 以免患者一次性大量吞服。

(4)心理护理: 阻断患者的负向思考; 鼓励患者抒发自己的想法; 同时利用治疗性的沟通技巧, 协助患者表述其看法; 教会患者亲友识别和鼓励患者的适应性行为, 从而改变患者的应对方式。

(5)健康指导: 指导老年人不脱离社会, 培养兴趣; 鼓励子女与老年人同住, 提倡精神赡养; 引导社会重视, 社区和老年护理机构等应创造条件让老年人进行相互交往和参加一些集体活动, 有条件的地区可进行心理健康教育和心理指导。

10. 老年期痴呆患者护理要点有哪些?

答: (1)日常生活护理: 日常生活护理及照料指导、自我照顾能力的训练及患者不能自理时有专人护理。

(2)用药护理：全程陪伴老年人服药，吞咽困难的患者不宜吞服药片，最好研碎后溶于水中服用；昏迷的患者由胃管注入药物。细心观察患者有何不良反应。

(3)智能康复训练：记忆训练、智力锻炼、理解和表达能力训练及社会适应能力的训练。

(4)安全护理：提供较为固定的生活环境；患者外出时最好有人陪同或佩戴写有患者姓名和电话的卡片，以助于迷路时被人送回；防止意外发生。

(5)心理护理：多陪伴、关心老年人，开导、安慰、支持、鼓励老年人，维护老年人的自尊，要有足够的耐心，积极主动地去关心照顾老年人。

(6)照顾者支持指导：教会照顾者和家属自我放松方法，合理休息，寻求社会支持，适当利用家政服务机构和社区卫生服务机构及医院和专门机构的资源，组织有痴呆患者的家庭进行相互交流，相互联系与支持。

(7)健康指导：大力开展科普宣传，早发现痴呆，早期预防痴呆。

11. 如何早期预防老年期痴呆?

答：(1)老年期痴呆的预防要从中年开始做起。

(2)老年人要积极用脑、劳逸结合，保护大脑，保证充足睡眠，注意脑力活动多样化。

(3)培养广泛的兴趣爱好和开朗性格。

(4)培养良好的卫生饮食习惯，多吃富含锌、锰、硒、锗类的健脑食物，如海产品、贝壳类、鱼类、乳类、豆类、坚果类等，适当补充维生素E，中医的补肾食疗有助于增强记忆力。

(5)戒烟限酒。

(6)尽量不用铝制炊具。

(7)积极防治高血压、脑血管病、糖尿病等慢性病。

(8)按摩或针灸有补肾填精助阳、防止衰老和预防痴呆的效果。

(9)尽可能避免使用能引起中枢神经系统不良反应的药物。

12. 老年人室内环境有哪些特殊要求?

答：(1)室内环境适宜，一般室温在22～24℃、湿度在40%～60%较为适宜，经常通风，以保证室内空气新鲜；室内采光适度，保持适当的夜间照明，可将门涂上不同的颜色以帮助其识别不同的房间，也可用各种颜色画线以指示厨房、厕所等的方位。

(2)老年人居室内的陈设不要太多，设施应注意防止意外的发生。

(3)厕所、浴室与厨房设计一定要注意安全，并考虑到不同老年人的需要。

13．老年人常见的安全问题有哪些?

答：有跌倒、噎呛、坠床、服错药和交叉感染等。

14．老年人的用药原则有哪些?

答：(1)受益原则：老年人用药要有明确的适应证。用药的受益/风险比值>1。

(2)5种药物原则：用药品种要少，最好5种以下，治疗时分轻重缓急。

(3)小剂量原则：用药要从小剂量开始，逐渐达到适宜于个体的最佳剂量。用药剂量的确定要遵守剂量个体化原则，根据老年人的年龄、健康状况、体重、肝肾功能、临床情况、治疗反应等进行综合考虑。

(4)择时原则：根据时间生物学和时间药理学的原理，选择最合适的用药时间进行治疗，以提高疗效和减少毒副作用。

(5)暂停用药原则：老年人在用药期间，应密切观察，一旦出现新的症状，应考虑为药物的不良反应或是病情进展。前者应停药，后者则应加药。对于服药的老年人出现新的症状，停药受益可能多于加药受益。

15．老年人安全用药的护理措施有哪些?

答：(1)要全面评估老年人用药情况。(2)密切观察和预防药物不良反应。(3)采取措施提高老年人服药依从性。(4)加强药疗的健康指导。

16．老年人的营养需求有哪些?

答：(1)糖类：糖类供给能量应占总热能的55%～65%。一般来说，60岁以后热能的提供应较年轻时减少20%，70岁以后减少30%，老年人摄入的糖类以多糖为好，如谷类、薯类含较丰富的淀粉。

(2)蛋白质：原则上应该是优质少量。每天的蛋白质摄入不宜过多，蛋白质供给能量应占总热量的15%。优质蛋白应占摄取蛋白质总量的50%以上，如豆类、鱼类等可以多吃。

(3)脂肪摄入的原则是：由脂肪供给能量应占总热能的20%～30%，并应尽量选用含不饱和脂肪酸较多的植物油，而减少膳食中饱和脂肪酸和胆固醇的摄入，如多吃一些花生油、豆油、菜子油、玉米油等，而尽量避免猪油、肥肉、酥油等动物性脂肪。

(4)无机盐：应强调适当增加富含钙质的食物摄入，选择容易吸收的钙质，如奶类及奶制品、豆类及豆制品，以及坚果，如核桃、花生等。此外，还应注意选择含铁丰富的食物，如瘦肉、动物肝脏、黑木耳、紫菜、菠菜、豆类等，而维生素C可促进人体对铁的吸收。

(5)维生素：富含维生素的饮食，可增强机体的抵抗力，特别是B族维生素能增加老年人的食欲。蔬菜和水果可增加维生素的摄入，且对于老年人有较好的通便功能。

(6)膳食纤维：在帮助通便、吸附由细菌分解胆酸等而生成的致癌物质、促进胆固醇的代谢、防止心血管疾病、降低餐后血糖和防止热能摄入过多方面，起着重要的作用。老年人的摄入量以每天30g为宜。

(7)水分：老年人每日饮水量(除去饮食中的水)一般以1500mL左右为宜。饮食中可适当增加汤羹类食品，既能补充营养，又可补充相应的水分。

17. 与营养有关的老年常见病有哪些?

答：与膳食营养因素有关的老年病中，以老年冠心病、糖尿病、肥胖症和骨质疏松症最为常见。

18. 吞咽能力低下的老年人的护理要点有哪些?

答：(1)进餐时一般采取坐位或半坐位，偏瘫的老年人可采取侧卧位，最好是卧于健侧。

(2)进食过程中应有照顾者在旁观察，以防发生事故。

(3)老年人的唾液分泌也相对减少，口腔黏膜的润滑作用减弱，因此，进餐前应先喝水湿润口腔。

19. 老年人皮肤有哪些特点?

答：老年人的皮肤出现皱纹、松弛和变薄，下眼睑出现所谓的"眼袋"。皮肤干燥、多屑和粗糙，皮脂腺组织萎缩，功能减弱。皮肤触觉、痛觉、温觉的浅感觉功能也减弱，皮肤表面的反应性减低，对不良刺激的防御能力削弱，免疫系统的损害也往往伴随老化而来，以致皮肤抵抗力全面降低。

20. 老年人皮肤瘙痒的护理要点有哪些?

答：(1)一般护理：停止过频的洗澡；忌用碱性肥皂；适当使用护肤用品，

特别是干燥季节可于浴后皮肤潮湿时涂搽护肤油，以使皮肤保留水分，防止机械性刺激；避免毛衣类衣物直接接触皮肤。

(2)对因处理：根据瘙痒的病因逐个检查筛排。

(3)对症处理：使用低浓度类固醇霜剂涂搽皮肤，应用抗组胺类药物及温和的镇静剂可减轻瘙痒，防止皮肤继发性损害。

(4)心理护理：找出可能的心理原因加以疏导或针对瘙痒而引起的心理异常进行开解。

21. 老年人睡眠呼吸暂停综合征的护理要点有哪些？

答：(1)老年人尤其是肥胖者应增加活动、控制饮食，以达到减肥的目的；养成侧卧睡眠习惯，不加重气道狭窄；睡前必须避免饮酒和服用镇静、安眠药。

(2)积极治疗有关疾病如肥胖症、扁桃体肥大、黏液性水肿、甲状腺肿大等。

(3)根据患者情况指导选用合适的医疗器械装置，如鼻扩张器适用于鼻前庭塌陷者，可改善通气；舌后保持器可防止舌后坠而引起的阻塞。

(4)根据患者情况指导选用合适的药物，包括呼吸刺激剂以及增加上气道开放的药物。

(5)病情严重者可选择手术治疗，包括腭垂腭咽成形术、气管切开造口、舌骨悬吊和下颌骨成形术等。

22. 老年人活动有哪些注意事项？

答：(1)正确选择：可以根据自己的年龄、体质、场地条件，选择适当的运动项目。

(2)循序渐进：应从选择不费力的活动开始，再逐渐增加运动的量、时间、频率。

(3)持之以恒：坚持锻炼，才能保持和加强效果。

(4)运动时间：老年人运动的时间以每天1～2次，每次半小时左右，一天运动总时间不超过2小时为宜。运动时间最好选择在早上起床后，饭后则不宜立即运动。

(5)运动场地与气候：运动场地尽可能选择空气新鲜、安静清幽的公园、庭院、湖滨等地。注意气候变化，夏季户外运动要防止中暑，冬季则要防跌倒和感冒。

(6)其他：年老体弱、患有多种慢性病或平时有气喘、心慌、胸闷或全身不适者，应请医生检查，并根据医嘱进行运动，以免发生意外；患有急性疾病，出现心绞痛或呼吸困难，精神受刺激，情绪激动或悲伤之时应暂停锻炼。

23．老年人跌倒后的护理要点有哪些？

答：(1)自我处置与救助：要教会老年人在无人帮助的情况下如何安全起身、如何保持体温、向他人寻求帮助。如找不到他人帮助，在休息片刻、体力有所恢复后借助支持支撑物安全起身，然后打电话寻求帮助。

(2)仔细检查全身情况：确定有无损伤及损伤的严重程度，检测生命体征，观察神志，提供相应的护理。

(3)心理指导：如老年人存在恐惧再跌倒的心理，要帮助其分析恐惧的缘由，是身体虚弱还是以往自身或朋友有跌倒史，共同制订针对性的措施，克服恐惧心理。

(4)健康指导：如多次出现跌倒，及时去医院查明原因并治疗。如非疾病所致，应认真分析原因，总结经验教训，并采取相应的防范措施。指导老年人少饮酒，不乱用药物。指导照顾者要给予老年人足够的时间进行日常活动。

24．老年骨质疏松症患者护理要点有哪些？

答：(1)休息与活动：根据每个人的身体状况，制订不同的活动计划，并每天进行关节、肌肉的活动训练。

(2)营养与饮食：特别要鼓励老年人多摄入含钙和维生素D丰富的食物。

(3)减轻或缓解疼痛：通过卧床休息，使腰部软组织和脊柱肌群得到松弛可显著减轻疼痛。也可通过洗热水浴、按摩、擦背以促进肌肉放松。同时，应用音乐治疗、暗示疏导等方法对缓解疼痛也是很有效的。对疼痛严重者可遵医嘱使用止痛剂、肌肉松弛剂等药物，对骨折者应通过牵引或手术方法最终缓解疼痛。

(4)预防并发症：尽量避免弯腰、负重等行为，同时为老年人提供安全的生活环境或装束，防止跌倒和损伤，对已发生骨折的老年人，应每2小时翻身一次，保护和按摩受压部位，指导老年人进行呼吸和咳嗽训练，做被动和主动的关节活动训练，防止并发症的出现。

(5)用药护理：①服用钙制剂时，要注意不可与绿叶蔬菜一起服用，使用过程中要增加饮水量。②使用降钙素时，要观察有无低血钙和甲状腺功能亢进的表现，在服用维生素D的过程中要监测血清钙和肌酐的变化，对使用雌激素的老年女性患者，严密监测子宫内膜的变化，注意阴道出血情况，定期做乳房检查。③二磷酸盐类药物应晨起空腹服用，同时饮清水200～300mL，至少半小时内不能进食或喝饮料，也不能平卧，同时应监测血钙、磷和骨吸收生化标志物。

(6)心理护理：与老年人倾心交谈，鼓励其表达内心的感受，明确老年人忧虑的根源。增强自信心，逐渐适应形象的改变。

(7)健康指导：包括基本知识指导、日常生活指导、饮食指导、用药指导及心理指导。

25. 老年退行性骨关节病患者护理要点有哪些?

答：(1)一般护理：患退行性关节炎的老年人宜动静结合，急性发作期限制关节的活动，一般情况下应以不负重活动为主，因为规律而适宜的运动可有效预防和减轻病变关节的功能障碍。

(2)减轻疼痛：减轻关节的负重和适当休息是缓解疼痛的重要措施，疼痛严重者，可卧床牵引限制关节活动。局部理疗与按摩综合使用，对任何部位的骨关节炎都有一定的镇痛作用。

(3)功能锻炼：通过主动和被动的功能锻炼，可以保持病变关节的活动，防止关节粘连和功能活动障碍。

(4)增强自理：对于活动受限的老年人，应根据其自身条件及受限程度，运用辅助器具或特殊的设计以保证或提高老年人的自理能力。

(5)用药护理：如关节经常出现肿胀，不能长时间活动或长距离行走，X线片显示髌骨关节面退变，则可在物理治疗的基础上加用药物治疗。用药期间应加强临床观察，注意监测X线片和关节积液。

(6)手术护理：对症状严重、关节畸形明显的晚期骨关节炎老年人，多行人工关节置换术。术后护理因不同部位的关节而有所区别。髋关节置换术后患肢需皮牵引，应保持有效牵引，同时要保证老年人在牵引状态下的舒适和功能；膝关节置换术后患肢用石膏托固定，应做好石膏固定及患肢的护理。

(7)心理护理：首先为老年人安排有利于交际的环境，主动提供一些能使老年人体会到成功的活动，加强老年人的自尊，增强其自信心。另外，为老年人分析导致无能为力的原因，协助老年人使用健全的应对技巧，鼓励学会自我控制不良情绪都是切实可行的措施。

(8)健康指导：包括知识指导、保护关节、关节的活动、用药指导及心理指导，增强老年人战胜疾病的信心。

26. 老年人消化系统常见疾病有哪些?

答：老年胃食管反流病、老年人慢性胃炎、老年人消化性溃疡和老年人便秘等。

27．老年胃食管反流病患者的护理要点有哪些？

答：(1)休息与活动：每餐后散步或采取直立位，平卧位时抬高床头20cm或将枕头垫在背部以抬高胸部，这样借助重力作用，促进睡眠时食管的排空和饱餐后胃的排空。避免右侧卧位，避免反复弯腰及抬举动作。

(2)饮食护理：包括进餐方式、饮食要求和饮食禁忌等护理。

(3)用药护理：避免应用降低食管下括约肌压力的药物，慎用损伤黏膜的药物。在用药过程中要注意观察药物的疗效，同时注意药物的不良反应。

(4)手术治疗前后护理：术前做好心理护理，保证老年人的营养摄入，维持水电解质平衡；积极防治口腔疾病；练习有效咳痰和腹式深呼吸；术前一周口服抗生素；术前一日经鼻胃管冲洗食管和胃。术后严密监测生命体征；胃肠减压一周；避免给予吗啡，以防老年人术后早期呕吐；胃肠减压停止24小时后，如无不适，可进食清淡易消化的流食，一周后，逐步过渡到软食；避免进食生、冷、硬及易产气的食物。

(5)心理护理：耐心细致地向老年人解释引起胃不适的原因，教会减轻胃不适的方法和技巧，减轻其恐惧心理。与家人协商，为老年人创造参加各种集体活动的机会，如家庭娱乐、朋友聚会等，增加老年人的归属感。

(6)健康指导：包括基本知识指导、日常生活指导、用药指导及心理指导，树立老年人康复的信心。

28．老年人便秘的护理要点有哪些？

答：(1)调整饮食结构：保证每天的饮水量包括食物中所含的水分在2000~2500mL，食用富含纤维素的食品。

(2)调整行为：每天有30~60分钟活动和锻炼，以促进肠蠕动、改善情绪。在固定时间排便，养成良好的排便习惯。卧床或坐轮椅的老年人可通过转动身体、挥动手臂等方式进行锻炼。

(3)良好环境：满足老年人私人空间需求，保证有良好的排便环境。照顾老年人排泄时，只协助其无力完成部分，不要一直在旁守候，以免老年人紧张而影响排便，更不要催促，令老年人精神紧张，导致便秘或失禁。

(4)腹部自我按摩：在清晨和晚间解尿后在右下腹做腹部按摩，可促进肠蠕动。轻重速度以自觉舒适为宜，开始每次10圈，以后可逐步增加。

(5)顽固性便秘采用药物治疗：由原发病引起的便秘应积极治疗原发病。对于饮食与行为调整无效的慢性便秘，应该用药物治疗。根据病情可采用温和的渗透性泻药、容积性泻药、润滑性泻药。必要时采用开塞露通便、灌肠通便和人工取便法。对于功能损伤或不活动的老年人应限制富含纤维素的食物，每周灌肠1～2次。

(6)健康指导：保持大便通畅的重要性，建立良好的排便习惯，指导老年人选用有助润肠通便的食物，对通便药物进行使用指导，在治疗原发病中，因药物的副作用导致便秘时，应及时就诊，请医生调整药物。

29．老年人便失禁的护理要点有哪些?

答：(1)重建良好的排便习惯：在固定时间解便，对在排便问题上能自理的老年人，提供家庭护理的训练。

(2)调整饮食：对存便能力降低的老年人，应限制富含纤维素的食物的摄入，避免吃产气食物，如牛奶、白薯等，避免吃易致腹泻的食物。

(3)局部护理：每次便后温水清洁皮肤，涂用膏剂，保护皮肤完整无损。

(4)必要时应用止泻剂：对全结肠切除术后或腹泻者，给予阿片类止泻剂。

(5)针灸治疗护理：主要针对末梢神经损伤所致的大便失禁老年人。

(6)生物反馈治疗护理：对因直肠括约肌异常所致的大便失禁通常有效。对有意愿、能理解指导和尚有直肠感觉者，疗效较满意。

(7)健康指导：指导老年人进行盆底肌锻炼，每次10秒，放松间歇10秒，连续15～30分钟，每日数次，坚持4～6周可改善症状。

30．老年人尿失禁护理要点有哪些?

答：(1)给予心理支持：护理人员应给予充分理解，尊重老年人，注意保护其隐私。增强老年人对治疗的信心，同时与家属进行沟通，取得家庭的支持和帮助。

(2)行为治疗：包括盆底肌训练、膀胱行为治疗、提示排尿法。对残余尿量过多或无法自行解出的女患者，可采用间歇性导尿。

(3)物理治疗：电刺激疗法使盆底肌肉收缩，可以作为被动辅助锻炼，有一定的疗效。

(4)药物治疗护理：对女性压力性尿失禁者，多采用雌激素与α-受体拮抗剂如丙咪嗪两者联用，后者对急迫性尿失禁者也有效，但不能用于直立型低血压者。

(5)保持皮肤清洁卫生：及时清洗皮肤，勤换衣裤、尿垫、床单，皮肤可涂适量油膏保护。

(6)外引流防止漏尿：对不能控制的尿失禁患者，男患者可用带胶管的阴茎套接尿，女患者可用吸乳器连接胶管接尿。

(7)使用失禁护垫：如纸尿裤的使用能有效地处理失禁问题，既不造成尿道及膀胱的损害，也不影响膀胱生理活动现象，是最普遍安全的方式。

(8)积极去除诱发因素：过于肥胖的老年人要通过饮食控制、增加活动来减肥。慢性呼吸道感染者，应积极控制感染，按时按量服用抗生素，切勿在尿路感染改善或消失后自行停药。手术治疗各种非手术治疗失败者，应及早采用手术治疗。

(9)健康指导：包括骨盆底肌练习，帮助老年人调整饮水的时间、品种和量，睡前限制饮水，以减少夜间尿量，指导家属为老年人提供良好的如厕环境。

31．老年男性尿潴留最常见的原因是什么？

答：良性前列腺增生简称为前列腺增生，是老年男性常见病。前列腺增生能引起尿路梗阻，导致患者出现尿潴留。

32．老年慢性阻塞性肺部疾病患者的护理要点有哪些？

答：(1)增强呼吸功能的护理：包括有效的排痰、氧疗、呼吸功能锻炼。

(2)安全用药的护理：老年人用药宜充分，疗程应稍长，应仔细监测各种药物的不良反应。

(3)给予心理辅导：护理人员应与家属相互协作，指导和鼓励老年人，通过老年人情绪的改善和社交活动的增加增进生活的质量。

(4)健康指导：包括戒烟、高营养易消化饮食、耐寒锻炼、避免感冒、劳逸结合等。

33．如何为老年高血压病患者进行膳食指导？

答：为控制或减轻体重，膳食上应控制热量的摄入，限制钠盐，减少膳食脂肪。应戒烟限酒，戒烟限酒指绝对不吸烟，酒限量饮用，越少越好，我国建议老年人乙醇限制量为：男性＜20～30g/天，女性＜15～20g/天。

34．老年心绞痛患者的护理要点有哪些？

答：(1)防止诱因：日常生活中根据老年人的心功能状态合理安排活动，避免过度劳累；保持乐观、稳定的情绪；养成少量多餐的习惯；天气转冷时注意防寒保暖。

(2)监测病情：严密观察胸痛的特点及伴随症状，随时监测生命体征、心电图的变化，注意有无急性心肌梗死的可能。

(3)用药护理：针对老年人口干的特点，口服硝酸甘油前应先用水湿润口腔，再将药物嚼碎置于舌下，这样有利于药物快速溶化生效，有条件的老年人最好使用硝酸甘油喷雾剂。首次使用硝酸甘油时宜平卧，因老年人易出现减压反射导致血容量降低。伴有慢性阻塞性肺病、心力衰竭或心脏传导病变的老年人对β-受体阻滞剂很敏感，易出现副作用，故应逐渐减量、停药。钙通道阻滞剂可引起老年人低血压，应从小剂量开始使用。使用阿司匹林或肝素等药物时，注意观察有无出血。

35. 老年急性心肌梗死患者的护理要点是什么？

答：(1)溶栓治疗护理：脑出血是老年人溶栓治疗时最危险的并发症，对接受急性溶栓治疗的老年人，应密切观察有无头痛、意识改变及肢体活动障碍，注意血压及心率的变化，及时发现脑出血的征象。

(2)急性介入治疗护理：老年急性心肌梗死患者介入治疗的并发症相对较多，应密切观察有无再发心前区痛，心电图有无变化，及时判断有无新的缺血性事件发生。

(3)药物治疗护理：因血管紧张素转换酶抑制剂(ACEI)可有头晕、乏力、肾功能损害等不良反应，故老年急性心肌梗死患者应使用短作用制剂，从小剂量开始，几天内逐渐加至耐受剂量，且用药过程中要严密监测血压、血清钾浓度和肾功能。

36. 老年脑梗死患者康复训练的要点是什么？

答：(1)康复功能训练包括语言、运动及协调能力的训练。语言功能训练：语言功能训练时，护理人员应仔细倾听，善于猜测询问，为患者提供述说熟悉的人或事的机会，并鼓励家人多与患者交流。

(2)运动功能训练：运动功能的训练一定要循序渐进，对肢体瘫痪的患者在康复早期即开始做关节的被动运动，以后应尽早协助患者下床活动，先借助平行木练习站立、转身，后逐渐借助拐杖或助行器练习行走。

(3)协调能力训练：协调能力训练主要是训练肢体活动的协调性，先集中训练近端肌肉的控制力，后训练远端肌肉的控制力，训练时要注意保证患者的安全。

37. 老年糖尿病患者的护理要点有哪些？

答：(1)饮食和运动：老年人的饮食最好按一日四餐或五餐分配，运动应量力而行、持之以恒，餐后散步20～30分钟是改善餐后血糖的有效方法。

(2)用药护理：老年人用药应避免使用经肾脏排出、半衰期长的降糖药物，加用胰岛素时，应从小剂量开始逐步增加。血糖控制不可过分严格，空腹血糖宜控制在9mmoL/L以下，餐后2小时血糖在12.2mmol/L以下即可。

(3)心理护理：老年糖尿病患者常存在焦虑心理，老年人要保持稳定的情绪，积极配合治疗护理。

(4)健康指导：增强老年人的自护能力，提高生活质量的关键。注意用通俗易懂的语言耐心细致地讲解，同时配合各种教学辅助工具，教会老年人及家属正确使用血糖仪，掌握正确洗澡和足部护理的方法。

38. 老年外科患者的术后常见并发症及护理要点有哪些？

答：(1)术后肺功能不全：指导患者咳嗽，将痰咳出，预防肺炎，定期低流量吸氧，缓解缺氧状态。

(2)肺梗死：对危险大的病例术后避免压小腿，鼓励患者早期做下肢运动或下床活动，防止下肢静脉血栓形成，并预防性肝素治疗。

(3)术后肺部感染和肺不张：指导患者咳嗽，将痰咳出，预防肺炎。

(4)术后尿潴留：避免反复安插及长期留置尿管，留置尿管应定时放尿。

(5)其他：切口感染。

39. 老年人听力障碍护理要点有哪些？

答：(1)帮助老年人建立健康的生活方式：清淡饮食，多吃新鲜蔬果和有助于延缓耳聋发生的食物，坚持体育锻炼，使内耳的血液供应得到改善，戒烟。

(2)创造有助于交流的环境和方式：对老年人说话要清楚且慢，不高声喊叫，使用短句表达意思，给电话听筒加增音装置，帮助老年人把需要解释和说明的事记录下来，使因听力下降引起的交流障碍影响减至最小，多与老年人交谈，让老年人的情绪得到宣泄。

(3)定期做听力检查与对应治疗：老年人一旦发觉耳鸣或听力下降，就要到专门的耳鼻喉科门诊做听力检查，尽早发现和治疗。佩戴适当型号的助听器，使老年人能正常地参与社会生活。

(4)健康指导：指导老年人早期、积极治疗慢性疾病，如高血压、冠心病、动脉硬化、高脂血症、糖尿病，减缓对血管的损伤。避免服用具有耳毒性的药物，在必须使用时，用药剂量不可大，时间不可长，并加强观察药物的副作用。加强个人防护，避免长期的噪声刺激。

40. 老年人视觉减退的护理要点有哪些?

答: (1)定期接受眼科检查,年龄>65岁的老年人,应每年一次接受眼科检查。患糖尿病、心血管疾病老年人应每半年检查一次。近期自觉视力减退或眼球胀痛伴头痛的老年人,应马上做相关视力检查。

(2)提高室内照明度,弥补老年人视力下降所造成的困难;居室阳光要充足,晚间用夜视灯以调节室内光线。

(3)避免用眼过度疲劳,尤其是精细的用眼活动最好安排在上午进行,看书报、电视的时间不宜过长,为老年人提供的阅读材料要印刷清晰、字体较大,最好用淡黄色的纸张,避免反光。

(4)帮助老年人熟悉日常用品放置的位置,为老年人创造一个物品放置固定、有序的生活环境。

(5)外出活动安排在白天进行。从暗处转到亮处时,要停留片刻,待适应后再行走,反之亦然。

41. 老年人口腔干燥护理要点有哪些?

答: (1)采用有益于唾液分泌的措施:对服用药物所致的唾液减少,应减少药物剂量或更换其他药物。如唾液腺尚保留部分分泌功能,可咀嚼无糖型口香糖、含青橄榄或无糖的糖果以刺激唾液分泌。患干燥综合征的老年人,应多食用滋阴清热生津的食物,饮食以少量多餐为宜,忌食辛辣、香燥、温热食品,严禁吸烟。

(2)保持口腔清洁:早晚正确刷牙、餐后漱口,养成餐后使用牙线的习惯。有口腔溃疡者,可经常用金银花、白菊花或乌梅甘草汤等代茶泡服或漱洗口腔。

(3)重视对牙齿、牙龈的保健:养成每日叩齿、按摩牙龈的习惯,保持牙齿的稳固。每年做1~2次牙科检查,及时治疗口腔疾病,修复缺损牙列,做1~2次洁齿治疗,促进牙龈的健康。少食甜食,睡前不吃糖果、糕点。

(4)健康指导:多食用滋阴清热生津食物;忌食辛辣、香燥、温热食品;正确刷牙;牙刷的选择和保管;叩齿和按摩牙龈,促进牙体和牙周组织血液循环。

42. 临终老年人的心理特征是什么?

答:临终老年人大多要经历否认、愤怒、协议、忧郁、接受等复杂的心理变化过程。除有以上各种心理体验外,还具有个性的心理特征:

(1)心理障碍加重：如暴躁、孤僻抑郁、意志薄弱、依赖性增强、自我调节和控制能力差等。当进入临终期时，心理特点以忧郁、绝望为主要特征。

(2)思虑后事：留恋配偶、子女儿孙。大多数老年人倾向于个人思考死亡问题，比较关心死后的遗体处理还会考虑家庭安排，财产分配；担心配偶的生活、子女儿孙的工作、学业等。

43. 老年患者临终前疼痛的护理要点有哪些?

答：控制疼痛应及时、有效，正确使用"三阶梯法"。对无法口服止痛药造成的不安与痛苦，可使用如皮肤贴片、舌下含服、静脉或肌内注射等各种方式给予止痛药。除了药物止痛，还可采用其他方法缓解疼痛。此外，如果疼痛难以控制，没有食欲，不要勉强患者进食，以免增加患者的负担与痛苦。

44. 如何护理临终老年人?

答：(1)解除患者的疼痛和精神上的忧伤。

(2)提高生活质量，尽量减轻肉体的痛苦，使其舒适。

(3)尽量满足临终老年人的需求。

(4)了解临终老年人心理状态，满足身心需求。